KB088676

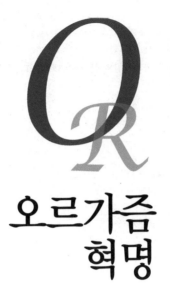

오르가즘
혁명

지은이 **이여명**

고려대학교 영어영문학과, 원광대 동양학대학원 기공학과 석사과정, 원광대대학원 기학(氣學) 박사과정을 졸업했으며 동원대학교 뷰티디자인학과의 외래교수로 재직한 바 있다.

방중양생학의 세계적 전문가로서 한국 최초로 멀티 오르가즘 이론을 전개하며 1997년부터 성인 성교육을 시작했다. 또한 세계 최초로 타오수련에 입각한 4브레인 힐링시스템을 체계화하여 보급했으며, 이를 손쉽고 과학적인 심신 수련법으로 자리매김하고 국민 건강요법으로 널리 전하는 데 힘쓰고 있다.

현재 타오월드협회 회장을 맡고 있으며, '살리는 성' 국민운동을 펼치며 한국 남녀의 성 의식·성 건강을 향상시키기 위해 '살리는 성' 교육 사이트인 타오러브(taolove)를 운영하며 타오러브 섹서사이즈를 전문 지도하고 있다.

· **저서** 〈복뇌력〉〈배마사지 30분〉〈뱃속다이어트 장기마사지〉〈자유명상〉 외 다수
· **역서** 〈장기 氣마사지 I, II〉〈멀티 오르가즘 맨〉〈치유에너지 일깨우기〉〈골수내공〉 외 다수
· **논문** 〈장기 기마사지가 상기증 해소에 미치는 영향〉(석사논문)
　　　　〈빌헬름 라이히의 성이론 연구〉(박사논문)
　　　　〈A Pimple Management Method through Organ Massage Inner Beauty〉
　　　　(Journal of International Society of Life Information Science)

개인과 사회의 병리를
뿌리뽑는 **오르가즘 테라피**

오르가즘 혁명

초판 1쇄 발행 | 2014년 8월 20일

지은이 | 이여명
펴낸이 | 이영주
펴낸곳 | 도서출판 타오월드

편집 | B트리디자인

등록 | 1993.4.23. 제10-812호
주소 | 서울 종로구 북촌로21(재동) 3층
Tel | (02)765-3270, Fax | (02)765-3271
이메일 | healingtao@naver.com
홈페이지 | www.taoworld.kr, www.taolove.net

© 타오월드 2014, Printed in Korea.
ISBN 978-89-85501-30-9 13510

값 32,000원
■ 잘못 만들어진 책은 바꾸어 드립니다.

개인과 사회의 병리를
뿌리뽑는 **오르가즘 테라피**

오르가즘
혁명

글 이여명 박사

타오월드

목차

제3장 빌헬름 라이히 성이론의 기본개념과 전개

제4장 빌헬름 라이히 성치료의 실제

그림 차례

표 차례

머리말

개인과 사회의 병리를 동시에 뿌리뽑는 오르가즘 테라피로의 초대

필자가 동양의 성에 관심을 갖게 된 것은 20대 후반부터였다. 그 계기는 20대의 10여 년 동안 행한 금욕 수행의 부작용으로 극심한 상기증과 신체 허약을 겪었기 때문이다. 성적 본능을 자연스럽게 만족시키면서도 성에너지를 건강과 정신적 차원으로 승화시키는 길은 없을까 하고 고민하는 중에 만난 것이 바로 동양의 방중양생학(房中養生學)과 도가의 음양쌍수단법(陰陽雙修丹法)이었다.

그 당시 만난 책이 중국계 기전문가 만탁 치아의 『멀티 오르가즘 맨』이었는데, 동양의 성수행법을 가장 과학적이고도 체계적으로 소개하고 있었다. 필자는 책을 통해 공부하고 만탁 치아를 만나 직접 가르침도 받았다. 성에너지를 방출하지 않고 온몸으로 순환시키는 환정보뇌법(還精補腦法)은 깊은 성적 만족을 주면서도 성에너지를 오히려 몸의 활력과 정신적 충만감으로 돌려주어 여간 매력적인 사랑의 도(道)가 아닐 수 없었다. 급기야 필자는 1997년에 『멀티 오르가즘 맨』 책을 번역하여 소개했고, 국내에 남성의 멀티 오르가즘 붐을 일으켰을 정도로 큰 반향을 불러일으켰다.

뜨거운 독자들의 반응에 힘입어 필자는 그때부터 국내 최초로 성인 성교육을 시작했다. 그 당시만 해도 성이야기는 금기시되었으며 더구나 성인 성교육을 공공연하게 행하는 것은 크나큰 용기가 필요한 일이었다. 지인들의 우려와 만류에도 불구하고 필자는 더욱 바람직하고 심오한 동양 성지식의 보급이 우리사회에 절실하다고 판단되어 성인 성교육을 강행했다. 워낙 미개척 분야인지라 초기에 많은 어려움이 있었으나 16년이 지난 지금에도 국민 성의식 향상을 위해 열심히 성교육에 임하고 있다.

필자는 성교육을 해오면서 좀더 폭넓고 과학적인 성지식과 성실천법을 체계화하기 위해 동서 고금의 다양한 성지혜를 공부해왔다. 그런 과정에서 만난 인물 중의 하나가 서구의 기(氣)과학자 빌헬름 라이히(Wilhelm Reich)이다.

빌헬름 라이히는 바로 프로이트의 무의식론의 핵심인 리비도론을 심리학에서 탈피하여 생물학적, 사회학적, 자연과학적 성이론으로 심도 있게 발전시킨 사람이다. 의사로서 활동하였던 20대에 라이히는 이미 프로이트의 수제자 중 한 사람으로 손꼽혔으나, 프로이트에 안주하지 않고 성격분석 이론으로 프로이트의 정신분석을 발전시키면서 생물학적 토대를 갖춘 오르가즘론으로 리비도 이론을 한층 심화했다. 여기에 그치지 않고 사회의 계급 해방을 추구한 맑스주의를 결합하여 인간 주체의 욕망 해방과 함께 그것을 방해하는 사회 환경을 동시에 변혁하려 했다. 급기야는 1930년대 후반에 이르러 우주적 생명 에너지인 오르곤에너지를 발견함으로써 그의 성이론과 생명사상, 전일적 의학은 더욱 포괄적이고 심오한 개념으로 발전하게 된다.

필자가 처음 라이히를 접하고 크게 놀란 것은 이미 1900년대 초반에 혁명적 성이론을 다방면으로 전개하여, 개인의 성혁명뿐 아니라 사회적으로는 성정치까지 펼쳐나갔다는 점이다. 또한 인간의 성에너지를 우주적 오르곤에너지에까지 연결시켜 동양의 기(氣) 개념에 접근했고, 이를 과학적 실험을 거쳐 증명하고 임상 치료에 응용하기까지 했다. 이를 통해 본다면 라이히는 성을 심신건강에서부터 과학적, 사회적, 정치적 영역에까지 확대한 최초의 인물이라 할만하다.

필자는 빌헬름 라이히가 전개한 성이론의 탁월한 점을 현시대에 재조명하여 오늘날의 왜곡되고 혼란스런 성문화를 바로잡는 시사점으로 삼고자 한다. 따라서 이 책에서는 성행위가 심신건강에 미치는 영향을 중심으로 라이히의 오르가즘론, 성혁명, 성정치 등을 살펴봄으로써 실제적인 성기능 향상과 성생활의 개선을 이룰 수 있는 방법론까지 성찰하고자 한다. 다른 한편으론 동양의 성의학과 필자의 성수행, 그리고 다년간의 실제적인 성교육과 성상담 경험에 비추어 라이히의 한계를 보완하고 극복하려는 시도도 하고자 한다.

라이히는 성에너지를 생명에너지를 넘어 우주 오르곤에너지로 확장해 나감으로써 삶의 본능에너지를 영혼의 날개로 펼쳐나가는 과정을 몸소 보여 주었다. 그러므로 라이히의 연구는 심리학, 사회학, 생물학, 자연과학, 우주 에너지학에 이르기까지 광범위하게 걸쳐 있다. 그러기에 독자들은 자칫 독서의 어려움을 호소할 수도 있지만, 여러 학문들이 성이론에서 만나 하나로 관통되고 조화되는 통쾌함과 통찰도 맛보게 될 것이다. 바로 본능과 이성, 자연과 문명, 신체와 정신, 성과 종교, 과학과 예술 등이 하나의 진리의 다양한 꽃피움이라는 통찰을 얻는다면, 이원론에 의해 분열된 인류의 불행과 병리에 맞서 싸워 온 라이히의 치열한 탐구가 헛되지 않을 것이다. 하지만 독서의 재미를 위해 자신의 관심 분야부터 읽어나가는 것도 좋은 방법이 될 것이다.

이 책의 제목을 붙인 경위에 대해 한마디 덧붙이겠다. 라이히는 생전에 자신의 성이론에 따른 치료법을 '오르가즘요법'이라 부르고 싶어 했다. 그런데 라이히는 세상을 의식하여 자신의 요법을 '생장요법'으로 에둘러 표현했다고 토로한 적이 있다. 이런 라이히의 뜻에 따라 그의 사후 60여 년이 지난 현시대에서 이 책의 제목을 '오르가즘 혁명'이라고 붙인다. 라이히 이후 여전히 성적 불만족으로 고통받고 있는 현대 사회야말로 새로운 오르가즘 혁명이 필요한 때라고 사료된다.

원래 이 책은 필자의 박사학위 논문을 단행본으로 펴낸 것이다. 라이히와 성학에 대한 관심과 연구가 더욱 활발하게 이뤄져, 더욱 건강하고 행복한 사회가 도래하길 바라는 마음에서 폭넓게 보완할 사이도 없이 부랴부랴 책으로 엮어내게 되었다.

박사학위 논문을 쓰는 과정에서 원광대학교 김낙필 지도교수님의 세심한 지도에 감사드린다. 또한 여러 잘못을 바로잡아 주고 보완해주신 유성태 심사위원장 이하 이성전, 박상권, 김학권 교수님들께도 깊이 감사드린다. 마지막으로 라이히의 책을 국내에 다수 번역하여 출간해주시고 필자의 자료수집에도 도움을 주신 전남대학교 윤수종 교수님께도 감사드린다.

2014년 7월
지은이 이여명

제1장

들어가는 말

제1절 연구의 목적과 필요성

성(性)은 식욕과 함께 인간의 가장 원초적 본능이다.[1] 하지만 성은 단순하게 생물학적인 욕구에 그치지 않는다. 성(sexuality)은 성교를 포함한 다양한 성적 표현과 행동을 지칭하는 포괄적 개념으로, 생물학적 자연현상이면서 사회문화현상이기도 하다. 더 나아가서는 인간의 심리와 감정, 정신 활동과도 관련이 깊다.

성은 생물체의 가장 근본적 본능인 종족보존에서 출발하였지만 그 생명을 창조하는 원천에너지는 창조의 즐거움과 함께 인간 삶의 원동력으로 작용하고 있다. 그러므로 성에너지와 성욕구는 인간 삶의 다양

---

1) 『맹자』에서 고자(告子)는 "식욕과 성욕은 인간의 본성이다."(食色, 性也)『孟子 · 告子上』라고 했으며, 『禮記 · 禮運』에서는 "음식과 남녀관계는 사람들이 크게 바라는 바다."(飮食男女, 人之大慾存焉)라고 했다. 성(性)과 성욕의 개념은 제3장 2절의 프로이트와 라이히의 성개념에서 자세히 논의된다.

한 차원으로 펼쳐질 수 있는 잠재력이기도 하다.

이런 엄청난 힘을 지닌 창조에너지를 깊이 이해하지 못하고 오용한다면, 건강을 해치고 수명을 단축시킬 뿐 아니라 정신이 피폐해지며 가정과 사회의 화합과 안녕까지 위협하게 될 것이다. 성리학(性理學)을 집대성한 주희(朱熹, 1130~1200)가 "세상에 인욕(人慾)보다 더 위험한 것이 없으니, 몇 사람이나 이런 경우에 이르러 평생을 그르쳤던가?"[2]라고 지적한 것도 욕망의 위험성을 경고한 것이다. 이런 의미로 볼 때 성의 본질에 대한 참다운 이해와 함께 즐겁고 건강한 성생활에 대한 탐구는 인간의 행복을 성취하고 인류의 평화를 가꾸어가기 위한 가장 중요한 작업이라고 할 수 있다. 이제 사생활이라는 신비의 베일을 벗어던진 성은 음침한 뒷골목이나 조잡한 매체에서 뛰쳐나와 공공의 담론들 속에서 당당히 논의되어야 마땅하다.

일찍이 동양의학에서는 성생활을 방중양생학(房中養生學)의 분야로 깊이 발전시켜 건강과 장생, 우생과 우육의 양성 수단으로 활용한 유구한 전통이 있다. 물론 서양에서도 고대 그리스와 로마 이래로 금욕의 엄격한 규칙이 아닌 '자기도야'와 '자기통제의 기술'로 성을 연구하고 긍정적으로 활용한 전통이 있었다. 이에 대해서는 현대사상의 거장인 미셸 푸코[3]가 그의 역작 『성의 역사』에서 심도 있게 탐구했다.

---

2) "世路無如人慾險 幾人到此誤平生"(『御纂朱子全書』 卷六十六.) 이 글은 이이(李瀷)의 『성호사설(星湖僿說)』 제12권, 인사문(人事門), 호담암(胡澹庵) 조목에 나오는 계색(戒色) 고사에서도 인용되었다.

3) 미셸 푸코(Michel Foucault, 1926년~1984년). 프랑스의 철학자. 콜레주 드 프랑스 대학의 교수로 재직했으며 그의 글은 인문학, 사회과학의 많은 영역에 걸쳐 지대한 영향을 주었다. 푸코는 다양한 사회적 기구에 대한 비판, 특히 정신의학, 의학, 감옥의 체계에 대한 비판과 성의 역사에 대한 사상

『성의 역사』 3부작 중 특히 자신이 사망한 해인 1984년 내놓은 『성의 역사』 제2권 및 제3권인 『쾌락의 활용』과 『자기 배려』는 부정적으로만 정향된 욕망 담론에 대항하는 새로운 담론으로 소크라테스로 대변되는 고대 그리스의 쾌락의 활용 개념을 검토한다. 쾌락의 활용은 스스로를 형성하고 변형시키는 실존의 미학, 주체화에 종속되는 적극적이고도 긍정적인 자기의 테크놀로지이다. 쾌락의 활용은 고대 그리스에 있어 욕망에 대한 이성의 우위를 증명해야 할 헬라적·남성적·시민적 미덕으로 이해된다.[4]

그런데 서구사회에서 성과 사랑이 아카데미 담론에서도 중요한 주제로 부각된 것은 프로이트[5] 이후라고 할 수 있다. 이후 빌헬름 라이히

을 통해 널리 알려졌다. 저서로는 『정신병과 심리학』(1954), 『광기의 역사』(1961), 『말과 사물』(1966), 『감시와 처벌:감옥의 역사』(1975), 『성의 역사』(Histoire de la Sexualité) 1:지식의 의지(La Volonté de Savoir), 2:쾌락의 활용(L'Usage des Plaisirs), 3:자기 배려(Le Souci de Soi) 등이 있다.

4) 미셸 푸코, 문경자·신은영 역, 『성의 역사2-쾌락의 활용』 (나남, 2010), 이혜숙·이영목 역, 『성의 역사3-자기 배려』 (나남, 2010) 참조.

5) 지그문트 프로이트(Sigmund Freud, 1856년~1939년). 오스트리아의 정신과 의사이자 철학자이며 정신분석학파의 창시자. 프로이트는 무의식과 억압의 방어 기제에 대한 이론, 환자와 정신분석자의 대화를 통하여 정신 병리를 치료하는 정신분석학적 임상 치료 방식을 창안한 것으로 매우 유명하다. 또 그는 성욕을 인간 생활에서 중요한 동기 부여의 에너지로 새로이 정의하였으며 자유연상, 치료 관계에서 감정 전이 이론, 그리고 꿈을 통해 무의식적 욕구를 관찰하는 등의 치료 기법으로도 널리 알려져 있다. 주요 저서로는 『히스테리 연구』(1895), 『꿈의 해석』(1899), 『일상생활의 정신병리학』(1901), 『성욕에 관한 세 편의 에세이』(1905), 『농담과 무의식의 관계』(1905), 『토템과 터부』(1913), 『정신분석 강의』(1917), 『문명 속의 불만』(1930) 등이 있다.

가 프로이트의 성이론을 심도 있게 발전시켰으며 마르쿠제[6], 킨제이[7] 등의 고전적 논의로부터 푸코를 거쳐 루만[8], 기든스[9], 울리히 벡[10] 등의 사회학자에 이르기까지 논의의 폭은 더욱더 넓어지고 두터워졌다.

---

6) 헤르베르트 마르쿠제(Herbert Marcuse, 1898년~1979년). 독일의 철학자이자 사회학자. 20세기 후반 정치적 좌파에 대한 강력한 영향력을 가진 사상가로, 헤겔·마르크스·프로이트의 연구가로, 고도산업사회의 비판적 이론가로, 1960년대 후반 세계적 규모의 학생운동의 긍정적 이데올로그로서 평가되었다. 그는 철학 상으로는 헤겔의 변증법, 사회이론으로는 마르크스의 노동의 소외 사상, 문명론으로는 프로이트의 에로스 사상을 통합하여 현대의 고도산업사회와 산업문명에 대한 변증법적인 부정철학이론인 '비판이론'을 개진하였다. 저서로는 『에로스와 문명』(Eros and Civilization, 1955), 『일차원적 인간』(One-Dimensional Man, 1964), 『비판철학 연구』(Studies in Critical Philosophy, 1972) 등이 있다.

7) 앨프리드 찰스 킨제이(Alfred Charles Kinsey, 1894년~1956년). 미국의 동물학자. 보든 대학교를 졸업하고 인디애나 대학교 동물학 교수를 지냈다. 동 대학 및 록펠러 재단의 지원으로 인간의 성적 행동을 광범위하게 연구하여 그 결과를 담은 『킨제이 보고서』의 저자로 유명하다.

8) 니클라스 루만(Niklas Luhmann, 1927년~1998년). 독일의 사회학자며 사회이론가. 사회적 체계 이론의 주창자로 불리며, 이 이론은 20세기 사회학의 탁월한 고전에 속한다.

9) 앤서니 기든스(Anthony Giddens, 1938년 1월 18일~). 영국의 사회학자로 국내에는 저서 『제3의 길』로 유명해졌으나, 세계적으로는 이미 70년대 이후 발표한 사회학 이론인, 구조화 이론(Structuration Theory)으로 잘 알려져 있다. 저서로는 『자본주의와 현대사회이론』, 『현대 사회학』, 『현대성과 자아정체성』 등이 있다.

10) 울리히 벡(Ulrich Beck, 1944년~). 독일의 사회학자. 뮌스터 대학과 밤베르크 대학 교수를 거쳐 현재는 뮌헨 대학의 사회학연구소장을 맡고 있다. 1986년 『위험사회』란 저서를 통해 서구를 중심으로 추구해 온 산업화와 근대화 과정이 실제로는 가공스러운 '위험사회'를 낳는다고 주장하고, 현대사회의 위기화 경향을 비판하는 학설을 내놓아 학계의 주목을 받았다. 90년대에 들어와서도 『정치의 재발견』(1996), 『적이 사라진 민주주의』(1998) 등의 저작을 통해 근대성의 한계를 극복하고 새로운 근대 혹은 그가 말하는 '제2의 근대'로 나아가는 돌파구를 일관되게 모색한 바 있다.

목하 사회의 주된 담론의 하나로 부상하고 있는 페미니즘 역시 여성의 성과 신체에 대한 논쟁으로 뜨거운 상황이다 보니, 서구사회에서 섹슈얼리티에 대한 관심은 과연 '유행'이면 유행이라고 할 수 있겠다.[11]

하지만 서구의 성담론들은 우리 사회의 실상과는 부합하지 않는 면이 있다. 또한 성학들 대부분이 실제적인 성문제나 성기능 향상의 문제보다는 철학적이고 사변적인 언변에 그치거나, 반대로 생물학적 탐구나 현상적인 통계 조사에 치우치는 경향이 있다. 반면에 동양의 성은 부부화합과 건강, 양생을 목적으로 기(氣)에너지 개념을 도입시켜 심층적으로 탐구하고 실제적인 양성법(養性法)을 제시하여 교접지도(交接之道)의 실천을 강조한 탁월함이 엿보이지만, 이를 과학적으로 증명하거나 사회적 측면으로 확대하지 못한 한계가 다분히 보인다.

그런데 이 논문에서 논구하고자 하는 빌헬름 라이히(Wilhelm Reich)의 성이론은 동서양의 성학을 통합해 놓은 듯한 탁월함이 보인다. 라이히는 흔히 맑스의 변증법적 유물론과 프로이트의 정신분석학을 통합한 인물로 통한다. 그는 성문제를 개인의 심신건강 문제를 넘어 사회 문제와 연관시켜, 개인의 성혁명뿐 아니라 사회적으로는 성정치까지 펼쳐나갔다. 또한 인간의 성에너지를 우주적 오르곤에너지에까지 연결시켜 동양의 기(氣) 개념에 접근했다. 그 과정에서 라이히는 인간의 성에너지와 우주의 오르곤에너지를 추상적 개념이나 이론으로만 설명하는 데 그치지 않고 과학적 실험을 거쳐 증명하고 이를 임상 치료에 응용했다. 이를 통해 본다면 라이히는 성을 심신건강에서부터 과

---

11) 앤소니 기든스, 배은경, 황정미 옮김, 『현대사회의 성 사랑 에로티시즘』(새물결, 2001), p.12.

학적, 사회적, 정치적 영역에까지 확대한 최초의 인물이라 할 만하다.

많은 사람들은 내가 심층심리학, 사회학, 생리학, 그리고 이제는 심지어 생물학과 같은 다양한 분야에서 동시에 활동할 수 있다는 것을 이해하지 못한다. 몇몇 정신분석가들은 내가 정신분석학으로 돌아오길 바란다. 사회학자들은 나를 자연과학으로 추방하며, 생물학자들은 나를 심리학으로 추방한다.

'성'이라는 주제는 본질적으로 모든 과학적 연구 분야를 가로지른다. 이 주제의 중심적인 현상인 성오르가즘에서, 우리는 생리학뿐 아니라 심리학, 사회학, 생물학 등 각 분야에서 생겨나는 문제들과 만난다.[12]

성문제는 단순히 사변적으로, 혹은 심리적, 정신적 차원에서만 해결될 문제가 아니다. 성에 대한 인식의 변화와 함께 몸의 변화를 통해 성기능이 향상되어야 성적 성숙이 가능하고 남녀의 성적 조화와 만족을 이룰 수 있다. 이러한 성생활의 변화는 인간의 행복한 삶을 성취하고 가꾸어 가기 위한 가장 중요한 기초 작업일 뿐 아니라 자유롭고 평등한 사회와 민주주의 국가를 만드는 참다운 혁명이 될 것이다.

개인의 성혁명이 사회혁명을 이끈다고 본 라이히의 통찰은 지금 이 시대에도 여전히 유효하다. 성욕망에 근거하여 자율적 인간주체의 형성과 노동민주주의[13]라는 새로운 사회에 대한 구상을 제기해 나갔다

---

12) 빌헬름 라이히, 윤수종 역, 『오르가즘의 기능』(그린비, 2005), p.19.
13) 노동민주주의는 정당이나 정치가들 또는 특정 집단들이 부과하는 이데올로기적 체계가 아니라 자유로운 개인들로 구성되고 자유로운 공동체를 구성하며 스스로를 관리하는, 즉 스스로를 통치하는 자치 사회이다. '노동민주

는 점, 즉 프로이트(주체)와 맑스(사회관계)를 결합해 새로운 문제 제기를 했다는 점은 라이히의 높게 평가할 만한 특징이다.[14]

라이히의 성이론을 탐구하고자 하는 가장 큰 이유는, 라이히 이후 많은 성담론들이 생겨났지만 라이히만큼 성문제를 근본적이면서도 전체적으로 본 시각이 없었다는 것에 있다. "인간은 동물보다 더 동물적"[15]이라는 엄연한 진리에서 출발하여 성과 오르가즘의 본질 그 자체, 그리고 성의 행복을 구체적으로 탐구하면서도 이를 사회혁명과 연결시킨 점은 라이히의 선구자적 통찰이라고 할 수 있다. 인간의 성적 본질과 추구를 에둘러 다루거나 추상적으로 논하는 것으로는 성문제를 해결하고 성문화를 개선하는 데 그야말로 막연할 뿐이다.

성문제는 일차적으로 성적 만족을 통해서만 해결될 수 있으며, 성적 만족은 성행위 자체의 분석과 성적 능력의 향상으로 얻을 수 있는 성질의 것이다. 인간의 성능력은 라이히의 오르가즘 이론으로 매우 효과적으로 설명된다.

본 연구는 빌헬름 라이히가 전개한 성이론의 탁월한 점을 현시대에 재조명하여 오늘날의 왜곡되고 혼란스런 성문화를 바로잡는 시사점으로 삼고자 하는 데 그 목적이 있다. 따라서 이 책에서는 '성행위가 심신건강에 미치는 영향'을 중심으로 라이히의 성개념, 오르가즘

주의'에 대한 자세한 내용은 제4장 2절의 '라이히의 성정치운동'을 참조하기 바란다.

14) 빌헬름 라이히, 윤수종 역, 『성정치』(중원문화, 2012), p.34.

15) 빌헬름 라이히, 윤수종 역, 『성혁명』(새길, 2000), p.210. 성능력 측면에서 동물은 인간을 따라올 수 없다. 인간은 동물과 달리 언제든 성생활이 가능하고 성을 다양한 방식으로 즐길 수가 있으며, 또한 성을 생식을 넘어 다양한 목적으로 활용할 수도 있다.

론, 성혁명, 성정치 등을 살펴봄으로 실제적인 성기능 향상과 성생활의 개선을 이룰 수 있는 방법론까지 성찰하고자 한다. 다른 한편으론 동양의 성의학과 필자의 성수행, 그리고 다년간의 실제적인 성교육과 성상담 경험에 비추어 라이히의 한계를 보완하고 극복하려는 시도를 해 보고자 한다.

제2절 연구 자료의 검토와 연구 방법

라이히의 성이론을 살펴볼 수 있는 기본 자료는 몇 가지가 있으며, 다행스럽게도 우리나라에도 다수 번역되어 소개되었다. 그의 성혁명이나 성경제학에 대한 것으로는 그의 주저 가운데 하나인 『성혁명』이 『성문화와 성교육 그리고 성혁명』과 『문화적 투쟁으로서의 성』이라는 제목으로 소개되었다.[16] 2000년에 비로소 『성혁명』이 완역되었고, 2005년에 그의 학문을 총괄하는 자전적인 저서인 『오르가즘의 기능』[17]이 번역되어 오르가즘론에 입각한 성경제학, 성경제학에 근

---

16) 『성혁명』의 독일어판 원본은 *Charakteranalyse*(Wien:Zelbstverlag, 1933)과 *Sexualität im Kulturkampf*(Kopenhagen:Sexpol Verlag, 1936)이다. 『문화적 투쟁으로서의 성』은 『성혁명』의 앞부분과 『성격분석』에서 치료기를 발췌하여 엮은 것으로 부분 발췌식으로 소개된 아쉬움이 있었다.
17) 『오르가즘의 기능』의 원서는 *Discovery of the Orgone1:The The Function of the Orgasm*(New York:Orgone Institute Press, 1942)이다. 이 책은 1927년에 출간된 동일한 제목의 『오르가즘의 기능(Die Funktion des Orgasmus)』(Berlin, Wien, Zürich:Internationaler Psychoanalytischer Verlag, 1927)과는 다르며, 1938년 출간된 최초의 독일어판 원본은 현재 구할 수가 없다. 영어 번역본은 번역될 당시 라이히에

거한 성혁명론이 소개되었다.

라이히의 성정치적인 저작들은 소개되지 않다가 2011년에 비로소 『성정치』[18]라는 제목으로 편집되어 소개되었다. 나아가 라이히의 성혁명, 성경제학, 성정치 활동뿐 아니라 그의 학문적 이력과 생애 전반에 대해서는 마이런 새라프(Myron Sharaf)가 쓴 『빌헬름 라이히:세상에 대한 분노(Fury on Earth, 1994)』가 번역되어 소개되었다.

그리고 라이히가 생전에 프로이트와의 관계에 대하여 미국 정신의학자들과 나눈 대화를 토대로 만들어진 대담집 『프로이트와의 대화』[19]가 1982년에 일찍이 번역되어 소개되었고, 성정치론에서 더 나

의해 약간의 수정이 가해졌으나, 수정사항에 대한 기록을 남기지 않았기 때문에 어떤 부분이 수정되었는지는 알 수가 없다.

18) 이 책에 대해 서지사항을 살펴보면, 먼저 영어로 편집 번역된 책으로 Wilhelm Reich, SEX-POLEssays 1929-1934, Vintage Books,1972(Edited, Lee Baxandall;Introduction by Bertell Ollman;Translated by Anna Bostock, Tom Dubose and Lee Baxandall, ISBN 0-394-71791-0(pbk))이 있다. 이 책은 라이히가 1923년에서 1934년 사이에 쓴 여러 가지 성정치적인 글들을 묶고 서문을 써서 출판한 책으로, 1966년에 초판이 나왔고 여러 번 출판되어 왔다. 한글 번역본 『성정치』는 영어본을 참고하면서 역자가 선별하여 독일어본을 다시 편집하는 식으로 번역을 하였다. 이 책에 엮은 글들은 각각 작은 팸플릿이나 책으로 출간된 것들이므로, 각 글을 따로 읽어도 좋다.(빌헬름 라이히, 윤수종 역, 『성정치』, p.8.)

19) 『프로이트와의 대화』의 원서는 Reich Speaks Freud(New York:Farrar, Straus&Giroux, 1967)이다. 이 책은 프로이트 기록보관소를 대표하는 의학박사 R. 아이슬러가 1952년 10월 18일과 19일 양일에 걸쳐 라이히와 인터뷰한 내용으로, 프로이트에 대한 라이히의 생각을 육성으로 고스란히 접할 수가 있다. 또한 라이히 생전에 지인들과 소통한 서간모음과 수필들도 부록으로 첨부되어 있어 그의 진면목을 읽을 수 있는 귀중한 자료이다.

아간 정치적 저작집인 『파시즘의 대중심리』[20]라는 책이 1986년에 소개되었다.

그밖에 참다운 인간과 진리적 삶에 대한 성찰의 책이자 끊임없이 박해받아온 자신에 대한 방어적 성격의 책인 『작은 사람들아 들어라』와 『그리스도의 살해』가 각각 소개되었다.[21]

『작은 사람들아 들어라』는 예수의 『산상수훈』이나 노자의 『도덕경』, 니체의 『짜라투스트라는 이렇게 말했다』, 칼릴 지브란의 『예언자』 등을 떠올리게 하는 책으로[22] 시풍이 가미된 저항적 수필집이다. 이 책에서 라이히는 일반의 지배 관념과 규칙에서 벗어나기를 두려워하여 스스로를 작은 틀에 구속하고 있는 사람들을 모두 '소인배'로 부르며 신랄하게 질타하고 있다. 그러면서 한편으로는 자신을 반대하거나 미쳤다고 하는 모든 사람을 간접적으로 비판하며 자신의 정당성과 위대성을 옹호하고 있다.[23]

---

20) 이 책의 독일어 원본은 *Massenpsychologie des Faschismus*(Kopenhagen, Prag, Zürich:Sexpol Verlag, 1933)로, 2006년에 그린비에서 다시 교정되어 발간되었다. 이 책은 파시즘이란 지도자의 속성에 있다기보다는 파시즘에 빠져드는 대중의 정서구조에 있다는 점을 강조하며, 대중민주주의를 생각하는 탈근대 시대에 여전히 주목받고 있다.

21) 『작은 사람들아 들어라』의 원서는 *Listen, Little Man*(New York:Orgone Institute Press, 1948)이며, 『그리스도의 살해』의 원서는 *The Murder of Christ*(Rangeley:Orgone Institute Press, 1953)이다.

22) 오쇼 라즈니쉬, 류시화 옮김, 『내가 사랑한 책들』(동광출판사, 1991), p.279.

23) 소인배에 대한 비판은 예를 들면 다음과 같은 구절로 신랄함을 느낄 수 있다. "나를 비웃는 허울 좋은 양반들아, 어디서 정치가 성공하는가? 당신들이 세계를 지배하기만 한다면? 비수를 찌르고 살인하는 곳에서 말인가!" (『작은 사람들아 들어라』, p.5)
"당신은 오직 한 가지 점에서 정말로 위대한 사람과 다르다. 위대한 사람 역

『그리스도의 살해』역시 그리스도 살해의 교훈은 현재 사회 실상에 그대로 적용되고 있다고 진단하며, 라이히 자신에 대한 박해와 살해 시도를 그리스도의 살해에 은근히 빗대어 비판하고 방어하고 있다. 라이히는 인간은 모든 시대를 통해 그리스도의 살해에 가담해 왔으며, 어떠한 상황에서라도 동료 인간의 살해에 대해 책임져야 한다고 주장한다. 이 책에는 정서적 전염병의 지배 아래에서 인간은 육체 속에 있는 사랑을 이해하기를 거부하면서 그리스도가 아니라 바라바가 자유로워지기를 원한다고 꼬집으며 인간의 진정한 존재방식, 행동방식, 정서적 반응방식에 대한 솔직한 진실을 진지하게 설파하고 있다.

이 외에도 라이히의 저술로『Discovery of the Orgone2: The Cancer Biopathy』(Orgone Institute Press, 1948)[24],『Ether, God and Devel』(Orgone Institute Press, 1949),『Cosmic Superimposition』(Orgone Institute Press, 1951),『People in Trouble』(Orgone Institute Press, 1953),『Character Analysis』(Farrar, Straus&Giroux, 1972),『Children of the

---

시 한때는 아주 하찮은 인간이었다. 그러나 위대한 사람은 중요한 능력 하나를 개발했는데, 그것은 자신의 생각과 행동의 어떤 면이 미숙한가를 지켜보는 법을 배운 것이다. 그러나 하찮은 인간은 자신이 하찮다는 것을 알지 못하며 그것을 아는 것을 두려워한다. 그는 자신의 미숙과 편협을 다른 사람들의 힘과 크기라는 환영으로 덮어 버린다. 그는 자신의 훌륭한 대장들을 자랑스러워하지만, 자신에 대해서는 긍지가 없다. 그는 자신이 갖지 못한 생각에 대해서는 존경하지만, 자신이 갖고 있는 생각은 존경하지 않는다."(『작은 사람들아 들어라』, p.16)

24) *The Cancer Biopathy*(암의 생체요법)는『오르가즘의 기능』에 이어 오르곤의 발견 2탄으로, 암의 실체를 오르곤에너지 이론에 입각하여 파헤친 저술이다. 라이히는 악성 종양은 나타나기에 앞서 종종 수년 전부터 심리적 체념과 생체에너지적 위축이 기능적으로 통합되어 있고, 특히 성억압이 암과 크게 관련되어 있음을 밝혔다.

Future』(Farrar, Straus&Giroux, 1978), 『The Bion Experiments on the Origin of Life』(Farrar, Straus&Giroux, 1979), 『Genitality』(Farrar, Straus&Giroux, 1980), 『Record of a Friendship』(Farrar, Straus&Giroux, 1981), 『The Bioelectrical Investigation of Sexuality and Anxiety』(Farrar, Straus&Giroux, 1982), 『Passion of Youth』(Farrar, Straus&Giroux, 1988), 『Beyond Psychology』(Farrar, Straus&Giroux, 1994) 등이 있다.[25]

이들 저서 중 『Children of the Future』, 『Genitality』는 성이론을 직접 다루었고, 『Discovery of the Orgone2:The Cancer Biopathy』, 『Ether, God and Devel』, 『Cosmic Superimposition』은 성이론 이후의 사유의 발전상을 보여 주고 있어 이 논고에 많이 참조하였다. 그리고 초

---

25) Orgone Institute Press의 책들은 라이히 생전에 발간한 책이다. 그리고 Farrar, Straus&Giroux(파라, 스트라우스&지루사)의 책들은 라이히 재단의 법적 수탁인인 메어리 히긴스와 체스터 라파엘이 라이히의 모든 저작들에 대해 소위 표준판을 편집해서 출간한 것이다. 따라서 어떤 책은 초기의 독일어 출판물을 영어로 번역한 것이고, 또 다른 책은 라이히 저작물들을 재편집하여 출간한 것이다. 여기서 표기된 발행연도는 초기의 독일어 출판물이 아니라 파라, 스트라우스&지루사가 재발행한 연도이다. 원래의 텍스트들을 그대로 간직하고 있는 초기의 독일어판 출판물이나 원고들은 구하기가 어려우며, 따라서 라이히의 생각과 연구가 어떻게 발전되었는지 정확하게 알려 줄 기록들을 쉽게 구해 볼 수 있는 여건이 절실한 실정이다. 그리고 여기에 소개한 책들 외에도 라이히의 저술들이 많이 있었던 것으로 알려지고 있다. 1950년대에 FDA가 라이히의 재고판본들을 소각할 때 그의 후기 저작물들이 상당수 절판되었다. 라이히의 가장 중요한 저작들, 특히 그의 사유방법(오르곤론의 기능주의), 오라누르(Oranur:Orgone-Anti-Nuclear, 오르곤 에너지와 원자력의 관계에 대한 실험)와 그 여파, 유아와 아동에 대한 다수의 논문들을 접할 기회를 박탈당했다. 라이히의 딸인 에바 라이히가 미국과 해외 몇몇 도서관에 관대하게 기증한 마이크로필름본을 통해서만 이 논문들과 다른 논문들을 접할 수 있는 상황이다.(마이런 새라프, 이미선 옮김, 『빌헬름 라이히:세상에 대한 분노』, p.735.)

기 프로이트의 정신분석에 크게 기여한 『성격분석(Character Analysis, 1933)』은 국내에도 빠른 시일에 번역 소개되기를 바란다.

국내에 라이히의 저술이 적지 않게 번역 소개되었음에도 불구하고 그의 사상, 특히 성이론은 학계나 대중에게 널리 알려지지 않고 있다. 라이히에 대한 국내 학술지논문은 단편적 성격의 몇 편밖에 나와 있지 않으며, 학위논문은 하나도 없는 실정이다. 비록 급진주의적 성이론을 전개했지만, 그의 발상은 현대 인간과 사회의 문제를 바라보고 해결하는 데 의미 있는 쟁점들을 제공해 주고 있으므로 학술적 연구가 절실히 필요하다고 사료된다.

그러므로 우리나라에 번역 소개된 라이히의 책들을 중심으로 아직 국내에 소개되지 않은 『Children of the Future』, 『Genitality』, 『Discovery of the Orgone2:The Cancer Biopathy』, 『Ether, God and Devel』, 『Cosmic Superimposition』 등의 성 관련 책들을 연구하여 그의 성이론의 전모를 파악하고 현대적 과제들을 탐구해 보고자 한다. 여기에다가 라이히를 바라보는 다른 사상가들의 견해를 참고하고, 그의 사상적 모태가 된 프로이트도 참고하고자 한다. 그리고 라이히의 한계를 보충하거나 극복하기 위해 동양의 성의학과 성수행 전통도 이 논고에 끌어들이고자 한다.

사실 라이히의 성이론을 더욱 심도 있게 연구하려면, 라이히의 사상적 모태였던 프로이트와 라이히 이후의 성사상가들에 대한 논거가 더욱 많이 필요하다고 사료된다. 하지만 연구 범위가 너무 방대해지고 필자의 여러 한계 상황으로 라이히의 성이론을 충실하게 드러내는 범위 내에서 논고를 전개하고자 한다.

제2장
빌헬름 라이히의 생애와
성이론의 형성 배경

제1절 생애

1. 박해받은 혁명적 천재 사상가

위대한 혁명적 사상가들이나 예술가들이 동시대 사람들에게 인정을 받지 못하고 멸시를 당하거나 박해를 받는 사례는 종종 있어 왔다. 그 전형적인 예로 빌헬름 라이히를 들 수 있다. 빌헬름 라이히는 그러한 세상의 멸시와 박해를 고분하게 받아들이기보다는 오히려 강하게 조롱하며 되받아치곤 했다.

사실 어느 정도 당신은 '천재'를 갖고 싶어 하며, 기꺼이 그들에게 충성을 맹세하고 신하가 되려 한다. 그러나 당신은 당신의 모든 장애와 한계를 깨뜨리는, 길들지 않은 천재가 아니라, 중용과 예의를 갖춘 안전한 천재, 간단히 말해 적절하게 조정되고 적응된 천재를 원한다. 당신은 얼굴을 붉히지 않고 당신이 살고 있는 도시의 거리를 누비고 다닐 수 있도록 날개가 꺾인 채 정장을 한 천재를 원한다.[26]

빌헬름 라이히는 "나 같은 사람은 천 년에 한 번 태어날까 말까 하지."[27]라고 혼잣말을 할 정도로 자기 자신을 탁월한 천재로 여겼다. 하지만 자신의 사상이 매우 혁명적 발상이었기 때문에, 길들여지는 천재를 원하는 사회에 의해 끊임없이 박해를 받았다고 항변했다.

빌헬름 라이히는 1897년 유태계인으로 오스트리아-헝가리 제국에 속해 있던 갈라시아 지방에서 태어나, 1957년에 미국 연방형무소에서 생을 마감했다. 생애 동안 그는 20여 권의 책을 저술하였고, 약 400편의 학술논문을 게재하였다. 1930년대에는 그의 이름이 노벨평화상 후보에 거론될 정도로 인정을 받았으나, 1950년대에 들어 신랄한 비난과 중상 그리고 박해에 봉착하였으며 마침내는 불법의료행위라는 죄목으로 감옥에 수감되어 안타깝게도 그곳에서 생을 마쳤다.

2. 유소년기 가정의 비극사

일찍이 라이히는 성에 대해 호기심이 많았고 성적인 경험도 어릴 때부터 시작했다. 그의 자서전인 『Passion of Youth』에서 이미 네 살 때 부모의 여행으로 하녀들의 방에서 잤던 일을 기억했다.[28] 하녀와의 관

---

26) 빌헬름 라이히, 곽진희 역, 『작은 사람들아 들어라』(일월서각, 1991), pp.62~63.
27) 마이런 새라프, 이미선 옮김, 『빌헬름 라이히:세상에 대한 분노』(양문, 2005), p.48.
28) *Wilhelm Reich, Passion of Youth*(New York:Farrar, Straus&Giroux,

계가 삽입까지는 가지 않은 성적인 놀이 수준이었지만, 라이히가 성에 대해 비교적 일찍 눈을 뜨게 된 계기가 되었다.

한참이 지난 후 열 살 반이 된 라이히는 하녀와 성교를 시도했지만 실패했다. 그리고 그는 동물들의 성기를 관찰하기를 즐겼는데, 그럴 때면 발기되어 그것으로 인해 한참동안 고통 받곤 했다. 그가 처음으로 성교를 경험한 것은 대략 열한 살 반 때였다. 상대 여성은 마을에서 고용된 요리사였는데 그녀는 처음으로 그에게 사정에 필요한 삽입 동작을 가르쳐 주었다. 그 당시 사정이 매우 급박하게 일어나 무척 놀랐던 기억을 라이히는 떠올리곤 했다.[29]

그런데 열두 살 무렵 라이히의 미래에 중대한 영향을 미치고 그의 가족에게 큰 위기와 비극을 초래하게 되는 일련의 사건들이 일어난다. 그 사건은 다름 아닌 라이히의 가정교사와 어머니와의 혼외정사였다. 라이히는 자신의 집에서 벌어졌던 그 둘의 밀회를 목격하고 급기야는 그들의 정사장면까지 직접 목격하게 된다.

그 비극은 아버지가 그 사실을 알아챘고 어머니는 독약을 먹고 자살하는 것으로 끝이 났다. 라이히가 그 사건에 대해 아버지에게 넌지시 암시했고, 아버지는 열두 살 된 아들을 내섭게 심문해서 사건의 전모를 실토하게 만들었다. 이후 라이히는 30대가 되어서도 자신이 어머니를 '죽였다'는 생각에 사로잡혀 깨어나곤 했다.[30]

1988), pp.5~6.

29) 위의 책, p.25.

30) 위의 책, pp.26~50. 마이런 새라프, 『빌헬름 라이히:세상에 대한 분노』, pp.67~72.

라이히는 어머니가 세상을 떠난 직후 체르노프치에 있는 남자 김나지움에 다니기 시작했고 아버지와의 관계가 개선되었다. 하지만 이후 아버지인 레온(Leon)도 폐렴을 앓다 결핵으로 이어져 결국 1914년에 세상을 떠났다. 라이히는 아버지가 세상을 떠난 후에도 학교 공부를 중단하지 않은 채 1915년 입학 때까지 혼자서 농장을 꾸려나갔다. 그것은 어머니와 아버지가 모두 세상을 떠나고 우울증과 죄책감에 시달렸다 해도 라이히는 효율적으로 기능할 수 있는 내적인 수완이 있다는 것을 보여 준다. 열일곱 살 때부터 그는 혼자 힘으로 일어서야 했고, 독립할 수 있는 능력(라이히가 심리적인 건강의 중요한 속성으로 간주했던 능력)을 비교적 어린 나이에 얻었다.

매음굴에 출입한 것을 제외하고는 라이히가 사춘기 시절 맺었던 이성과의 관계에 대해 알려진 것이 거의 없다. 한편 1915년에는 러시아 군대가 부코나비를 침공해 가족농장을 파괴했다. 1909년경 어머니의 불륜 발각 이후 라이히가 연속적으로 개인적인 비극에 휘말렸다면, 1915년 이후에는 사회적인 비극에 휘말렸다. 부모를 잃은 그가 농장까지 잃게 되자 부유했던 생활방식이 과거지사가 되어 버렸다. 이후 라이히는 입대할 때까지 빈에서 외할머니의 도움을 받았다.

오스트리아군에 입대 후 라이히는 장차 하게 될 연구의 틀을 잡는데 중요한 역할을 담당할 새롭고 다른 종류의 섹스를 경험하게 된다. 1916년에 주둔했던 이탈리아 마을에서 젊은 여성과 섹스를 했는데 이전에 알았던 경험과는 완전히 달랐다. 처음으로 그는 사랑의 완전한 의미를 경험했다. 또한 처음으로 그는 훗날 '오르가즘 능력'이라고 이름 붙이고 자세하게 설명하게 된 것을 경험했다. 그는 명확한 인식상의 이해 없이 오르가즘을 먼저 경험으로 접한 것이다.

그러므로 어머니의 죽음을 둘러싼 가족의 비극과 전쟁이라는 사회적 격변에 그 자신의 이성애적 삶의 문제가 더해졌다. 이성애적 삶의 문제는 라이히가 어렴풋하게나마 이해하기 위해 안간힘을 기울인 중요한 문제였다.[31]

3. 프로이트 성이론과의 만남

1918년 가을에 제대한 후, 라이히는 빈의 법과대학에 등록했고 가을학기가 시작되기 전에 의과대학으로 옮겼다. 제1차 세계 대전을 거치면서 급진주의자로 변모한 그는 당시 오스트리아에서 권력을 장악한 사회민주당의 청년운동에 깊이 몰두했다.

또한 비엔나 의과대학에서 의사과정을 밟아가던 시절에 라이히는 동료 의과대생들과 함께 성문제를 토론하는 조그마한 스터디그룹을 조직하게 된다. 그 당시만 하더라도 성문제를 공식적으로 토론하고 교육하는 과정은 외과의사나 심리상담사 과정에서도 찾아보기가 힘들 정도였다. 이 소모임의 세미나에 참가한 지 수개월 후에 라이히는 이 모임의 리더를 맡아 활동하였으며, 세미나를 통해 프로이트의 글을 직접 접하게 되었다. 그는 즉시 프로이트의 사유방식에 매혹되었으며, 특히 프로이트의 유아성욕 개념에 끌렸다. 따라서 바로 얼마 후에 그 유명한 프로이트를 자신의 지도교수로 택하게 된다.

프로이트 역시 라이히에게서 매우 깊은 인상을 받았고, 1920년

---

31) 위의 책, pp.80~85.

대 초에 이 젊은 의과대학 학생에게 분석환자들을 진찰하도록 허용했다. 그해 여름 만23세였던 라이히는 '빈 정신분석학회(Vienna Psychoanalytic Society)'의 임시회원이 되었고, 가을 무렵 그는 협회에 『페르 귄트』[32]에 대한 논문을 제출하고 정식회원이 되었다. 그로부터 2년 후에 '프로이트 정신분석 클리닉'에서 프로이트의 보좌관으로서 일하도록 요청받는다. 그는 거의 프로이트의 후계자로 낙점된 상태였다.[33]

4. 성정치를 통해 사회혁명을 꿈꾼 시기

프로이트의 성이론에 매료된 라이히는 성혁명과 함께 사회혁명에 관심을 갖는 계기를 맞이한다. 1927년 7월, 라이히는 비엔나 시내거리를 걸어가다가 노동자들의 파업과 경찰들이 이 시위 군중들을 과격하게 진압하는 살벌한 광경을 목격하게 된다. 경찰은 군중에 무차별 발포하여 백여 명을 죽인 반면, 노동자 보호의 기능을 맡은 사회민주당 방위대들은 그 충돌에서 빠져나와 막사로 돌아간 것이다.

이 사건으로 큰 충격을 받은 라이히는 정신분석의사라는 입장에서 이러한 사회적 측면을 경험해 보고 사회문제를 탐구해 보고자 하는 열

---

32) 정확한 논문 제목은 『페르 귄트의 리비도 갈등과 망상』이다. 『페르 귄트』(Peer Gynt)는 1867년에 노르웨이의 작가 입센(Ibsen)이 쓴 희곡으로 '페르와 베이그'라는 노르웨이의 민화를 토대로 한 작품이다. 몰락한 지주의 아들 페르 귄트가 지나친 공상에 빠져 세계를 방랑한 끝에 고향으로 돌아와 애인 솔베이지의 사랑을 깨닫고 죽는다는 내용으로, 전체 5막으로 되어 있다. 라이히는 정체를 알 수 없는 '베이그(Boyg)'를 '무의식'으로 상정하여 그에 대한 논의를 전개했다.
33) 위의 책, pp.86~94.

망이 생겼다. 파업 후, 라이히는 오스트리아 사회민주당에 가입하고 당의 정책결정 과정에도 참가할 정도로 정치활동에 적극적으로 뛰어들었다. 그리고 라이히는 프로이트가 정신의학으로 이루고자 한 것을 맑스는 경제학으로 이루었다고 하며 맑스에 대해 연구했다.[34]

프로이트와 달리 라이히는, 사람들의 신경증과 불행은 그 사회의 경제적인 구조와 사회적 환경에 의해 근원적으로 만들어지는 것이라고 생각하게 되었다. 따라서 그는 서구 사회체제 자체가 변하지 않으면 현재 당면한 제반 정신적 위기와 사회적 문제들을 해결할 수 없다고 믿게 되었다.

1927년경부터 라이히는 복잡한 심리학 주제에서 탈바꿈하여 대중에게 다가가기 쉽고 더욱 필요한 성생활과 자녀양육 등에 대한 대중강연을 펼쳤으며, 일종의 성교육 지역순회 프로그램을 진행하면서 더욱더 정치적인 현장으로 몸을 던지기 시작했다.

라이히는 가는 곳마다 사람들이 정서적 도움을 필요로 한다는 것을 확인하고는, '비엔나 성위생 및 성과학 연구를 위한 사회주의 협회'를 결성하고 이 협회의 지원 아래 1929년 1월 빈에, '노동자들과 피고용인들을 위한 성위생 진료소'를 세웠다. 이 진료소는 전에 세웠던 상담소를 확대 개편한 것으로, 네 명의 동료 정신분석가들과 세 명의 산부인과 의사들이 합류하였다.

이곳에서는 낙태와 피임 문제, 청소년의 성문제 등이 부각되었다. 처음 이곳을 찾은 환자들 대부분이 원치 않은 임신을 종결시키고자 하

---

34) Wilhelm Reich, *People in Trouble*(New York:Farrar, Straus&Giroux, 1976), pp.22~47.

는 여성들이었다. 라이히는 낙태를 하고 싶지만 '적절한' 수단을 갖고 있지 않은 여성들을 위해 불법적인 낙태를 주선해 주고자 갖은 노력을 다했다. 그런 과정에서 그는 심각한 법적 위험을 감수해야 하는 경우가 많았다.[35]

그리고 낙태문제는 피임문제와 청소년의 성생활과 연결되어 있었다. 진료소와 여러 조직에서 상담을 하면서 라이히는 청소년의 성과 관련한 실천적인 입장의 필요성을 절감했다. 그는 관련 내용을 '청소년의 성투쟁'이란 팸플릿을 만들어 배포하였다. (그 내용의 대부분은 나중에 『성혁명』에 실렸다.) 더 나아가 라이히는 아동의 성문제와 결혼문제가 성해방에서 주요한 문제가 된다는 것을 확신하였고, 성인과 청소년이 겪는 성문제의 심각성에 비추어볼 때 개인적인 치료보다는 대중적인 예방이 절실하다고 생각하게 되었다.[36]

이 무렵 오스트리아의 사회민주당은 점차 실질적으로 다가오기 시작하는 독일 나치당의 위협에 직면하여 자신들이 부르짖던 사회개혁의 기치를 거의 완화하기 시작했다. 이에 실망한 라이히는 1930년에 사회민주당에서 탈당한 뒤 이미 성개혁운동이 활발하게 전개되고 있는 독일 베를린으로 이주하여 독일 공산당에 가담한다. 그 당시 베를린은 히틀러의 나치당에 대항하기 위해 사회주의자들이 대거 모여들었던 핵심 거점이었다.

1930년 9월 독일에서 열린 '성개혁을 위한 세계연맹(WLSR)' 제3차 국제회의에서 '노동자들의 성빈곤'에 대한 라이히의 강연이 이루

---

35) 마이런 새라프, 『빌헬름 라이히:세상에 대한 분노』, pp.204~206.
36) 빌헬름 라이히, 윤수종 편역, 『성정치』(중원문화, 2012), p.19.

어진 이후, 세계연맹이 주관하는 위원회에서 성정치적 강령을 만들었다. 그 안은 세계연맹에서 토의되기 전에 독일 공산당 집행위원회 선전선동부서에 제출되었고, 독일 공산당 집행위는 의료부서의 긍정적인 결정에 근거하여 라이히의 동의 아래 몇 가지 수정을 거쳐 그 메니페스토를 받아들였다. 하지만 세계연맹 위원회는 그 메니페스토가 '공산주의적'이라고 하여 거부하였다.[37]

베를린에 도착한 직후 라이히는 빈에서 활동했던 것과 마찬가지로, 베를린의 젊은 정신분석가들과 함께 기술세미나를 만들었고, 정치조직이나 각종 단체에서 공개연설을 하는 동시에 성상담 진료소도 조직했다. 진료소에서 하는 일은 성교육 토론회와 피임정보, 단기 개인상담이었다. 라이히는 사람들이 진료소로 찾아오기를 기다리지 않고 직접 사람들에게 다가갔다. 그리고 라이히는 여전히 공산당의 청년조직에서 활발한 활동을 펼쳤다. 그 자신의 일 외에도 라이히는 성개혁에 열성적이었던 독일 내의 수많은 신생단체들에 영향을 미치려고 애썼다.[38]

이런 단체들이 법을 개정하는 데는 실패했을지라도 독일인의 생활전반에는 상당한 영향력을 발휘했다. 1930년에 독일에는 약 80여 개의 단체가 있었고, 3만 5,000명 정도의 회원이 있었다. 라이히는 독일에서 낙태 때문에 기소된 사람들에게 법률적, 정신적 지원을 보내면서 그들의 노력을 지지했다. 동시에 라이히는 기존의 성개혁 단체들이

---

37) Wilhelm Reich and Karl Teschitz, *SEX-POL Essays 1934~1937*, 1973, p.41. 빌헬름 라이히, 『성정치』, p.8에서 재인용.
38) 마이런 새라프, 『빌헬름 라이히:세상에 대한 분노』, pp.242~243.

좀 더 혁명적인 방향으로 가도록 촉구하였다.

그 당시 '성개혁을 위한 세계연맹' 지도자들은 특정 정당에 관계없이 독자적인 명분을 내세우기 위해 정치적인 제휴를 피하고 싶어 했다. 그러나 라이히는 성개혁 조직들과 맑스주의 정치 프로그램을 결합시키고자 하였다. 그는 개별적인 성조직들이 독일 공산당의 문화 대표자들과 함께 연합전선을 결성해야 한다고 제안했다. 독일 공산당 지도부는 라이히의 제안을 받아들여 성정치운동 조직을 이끌 책임 단체 '독일 프롤레타리아 성정치협회(GAPSP:German National Association for Proletarian Sexual Politics)'를 만들었고 라이히는 이사직을 맡았다. 성개혁 세계연맹은 공산주의적이라는 이유로 반대하였지만, 개별적인 단체들 중 다수가 라이히의 성정치 프로그램을 매우 매력적이라고 여겼다.

약 2만 명을 대표하는 여덟 개 단체의 대표들이 1931년 가을에 뒤셀도르프에서 개최된 GAPSP 1차 총회에 참석했다. 여기서 라이히는 일곱 항목의 프로그램을 제안하며 분산된 성정치운동을 조직적으로 전개할 것을 촉구하였고, 자본주의 경제질서의 필수적인 요소인 성억압과 성빈곤에 주목하였다. 피임과 산아제한 허용, 낙태 반대법 폐지, 기미혼의 법적 구분 폐지, 이혼의 자유, 매춘행위 제거, 충분한 성교육을 통한 성병 근절, 신경증과 성장애 예방, 성위생 전문가 양성, 성범죄 처벌보다는 치료 우선, 성인의 유혹으로부터 아동과 청소년 보호 등 자본주의의 성고통과 그 뿌리에 놓인 요소들을 개혁하고자 했다.

총회에 참석한 단체 대표들이 라이히의 협회에 가입했고 다른 성개혁 단체들의 많은 회원이 그의 노력에 열렬한 반응을 보였다. GAPSP 의 지부가 슈체친과 드레스덴, 라이프치히, 샤를로텐부르크에 만들 어졌고 짧은 시간 동안 4만 명의 회원이 가입했다. 라이히는 곧 전국 방방곡곡을 돌아다니면서 진료소 세우는 일을 도왔다.[39]

그 과정에서 라이히가 홀연히 독일 공산당에 대한 호감을 상실하 게 되는 시간이 도래한다. 1929년에 그는 짧은 시간이나마 러시아를 직접 둘러보고 왔는데, 러시아 내에서 육아문제와 성문제 등이 어떻 게 변화했고 또 실행되고 있는지를 알아보고자 했던 것이다. 그런데 1917년 러시아 볼세비키 혁명 이후로 러시아 사회체제 전반에 걸쳐 혁명적인 변화가 진행되고 있었다. 하지만 라이히는 이 새로운 땅에서 진행되고 있는 변화가 애당초 볼세비키 지도자들이 이야기하던 그것 과는 상당히 거리가 있는 것이라는 사실을 발견하게 된다. 새로운 러 시아의 지도자들이 애당초 혁명 당시에 내세운 공약들을 그대로 실행 하는 것에 무리가 있다는 사실을 거의 명백하게 보인 것이다. 또한 스 탈린은 그 자신이 권력을 계속 독점하기 위해 애초에 공산당에서 내세 운 공약들, 즉 동거의 자유, 이혼의 자율화 그리고 남녀평등권 등등을 실제로 무효화시켜가고 있었다. 이러한 변질에 대한 라이히의 비판은 독일 공산당 간부들에게 제대로 먹혀 들어가지 않았다.[40]

독일에서 펼친 라이히의 성정치적 활동은 당 내부 반대파의 반발에 부딪쳤다. 반대파는 성정치 강령에 대해 사보타지 하면서 집행위의 유 력한 인사들, 의료부서, 그리고 기층당원들을 자신들의 관점에 따르

---

39) 위의 책, pp.244~246.
40) 빌헬름 라이히, 『성혁명』, 제2부 소련에서의 새 생활 투쟁 참조.

도록 하였다. 1932년 라이히는 보통 노동자를 위해 성정치적 문제들을 다룬 몇 권의 책을 출판했는데, 이것이 공산당과 큰 알력을 낳는 계기가 되었다.

첫 출판물은 라이히 자신이 직접 쓴 것으로 『청년의 성투쟁(Der Sexuelle Kampf der Jugent)』이고, 그 다음은 라이히의 제안에 따라 부인 애니가 쓴 어머니를 위한 성교육 책 『당신의 자녀가 물을 때(Wenn Dein Kind Dich Fragt)』와 어린이들을 위한 소책자 『분필로 그린 삼각형(Das Kreide-dreieck)』[41]이었다. 세 출판물 모두 노동자 계급에서 굉장한 인기가 있었다. 공산당 토론 지도자들은 아이들을 위해 『분필로 그린 삼각형』을 이용했다. 그러나 『청년의 성투쟁』은 아주 격렬한 논란을 불러일으키는 바람에 결국 라이히는 공산당에서 제명되고 말았다.

라이히는 이 책에서 청소년의 성억압이 경제적, 사회적, 정치적 기능들을 갖고 있다고 밝히고, 그러한 기능들을 명쾌하게 그리고 정치적으로 일관되게 설명하였다. 이러한 종류의 작업을 기다렸던 독일 공산주의 청년동맹과 사전 토론을 거친 후 라이히는 그 책을 당 관리들에게 넘겼다. 그러나 당 관리들에 의한 조직적 방해로 책의 출판이 지체되자, 라이히는 1932년에 직접 '성정치출판사'(Verlag Für Sexualpolitik)를 설립했고, 자신의 민족학적 저서인 『강제적 성도덕의 출현』과 어린이를 위한 두 권의 책 그리고 『청년의 성투쟁』을 출판했다.

---

41) 이 책은 8~12세 사이의 아이들에게 들려주거나 아이들이 읽을 수 있는 성교육 내용을 그 당시로는 매우 솔직하게 다루고 있다. 아기 탄생, 피임 등 아이들이 궁금해 하는 주제를 재미있는 이야기 줄거리로 매우 단순하게 표현했다.

기층단위의 당원들과 관리들, 그리고 젊은이들은 그 책을 열광적으로 받아들였다. 그러나 그 이후 당 관료들 사이에서 라이히에 반대하는 다양한 공박이 있었다. 그러는 와중에 드레스덴에서 지역청년조직이 라이히의 『청년의 성투쟁』에 깊은 동조를 하면서 지역조직 간부들과 라이히 사이의 토론을 제안하였다. 라이히는 이들과 논의하여 1932년 10월 16일 드레스덴의 프롤레타리아 혁명 청년조직 회의에서 결정된 결의안을 발표하며 당 관료들에게 성정치적 작업의 필요성을 역설하였다.[42]

이 결의안이 나오자 당 관료들은 아연실색하여 라이히에 대한 공격을 더욱 강화하였다. 1932년 11월, 당은 그 책들이 '프롤레타리아 계급 도덕'과 아무 관계도 없고 오히려 '청년들의 투쟁 정신을 타락시킨다'고 주장하면서 책의 배포를 금지했다. 그렇지만 청년들은 계속해서 책을 배포하였다. 결국 당의 모든 절차는 라이히를 배제하는 방향으로 나아갔다.[43]

이 무렵 라이히는 이미 베를린에 가면서부터 제기했던 '대중의 자발적 복종'에 대한 문제제기를 나치의 등장과 더불어 구체화해 나갔다. 그는 1930년 초반부터 히틀러의 선동과 보통 독일인이 거기에 넘어가는 이유에 대해 분석했다. 특히 나치 운동이 권력을 획득했을 때를 면밀히 주시했다. 라이히는 히틀러의 프로그램이 보통 인간의 성격 구조를 반영하고 있다는 것을 간파하였다. 성 행복과 자유를 향한 대중의 갈망은 성 행복과 자유에 대한 그들의 두려움과 대립되었다.

---

42) 빌헬름 라이히, 『성정치』, pp.26~27.
43) 위의 책, p.20.

히틀러는 대중의 이러한 모순을 해결하고 대중으로 하여금 스스로 삶을 책임지려는 투쟁에서 벗어나게 해 주었으며, 결국 대중은 히틀러에 의존하려고 하였다는 것이다. 1932년 라이히는 이러한 분석을 발전시켜 『파시즘의 대중심리』라는 자신의 고전적 저서를 썼으며, 이듬해인 1933년에 출판하였다.[44]

1933년 초 히틀러가 권력을 장악하면서 정치적 상황이 더욱 악화되었고, 『파시즘의 대중심리』 책을 출간한 이후로 라이히의 이름은 독일 나치정부의 블랙리스트에 곧바로 올라갔으며, 그의 책은 전부 압수되어 불태워지게 되었다. 11월에는 독일 공산당 신문에 반공산당적인 행동과 반혁명적인 내용을 담은 책을 출판했다는 이유로 당에서 제명되었다는 사실이 공표되었다.

라이히는 제명된 후 1934년에도 여전히 공산당 운동에 충성했지만 당 기구에 대해서는 비판적이었다. 그러면서 새로운 혁명적인 사회기구를 찾기 시작했다. 라이히는 트로츠키의 제4인터내셔널 조직과 접속하였다. 이 무렵 트로츠키 당 지도자들 몇 사람이 그를 찾아왔다. 라이히는 그들이 성정치학에 동조는 하지만, 곧 그것을 중요하게 여기지는 않는다는 사실을 깨달았다.[45]

라이히는 1933년 공산당에서 축출당한 데 이어, 1934년에는 급진적인 성이론과 성정치적 행동으로 그전부터 갈등이 증폭되어 온 국제정신분석협회로부터 공식적으로 파문 제명당하기에 이른다.

라이히에게 1934년은 정치적으로 불확실한 시기였고, 라이히는

---

44) 위의 책, p.28.
45) 마이런 새라프, 『빌헬름 라이히:세상에 대한 분노』, pp.260~262.

스스로 새로운 방향을 정립하려 애썼다. 그는 스웨덴에 있는 동안 그곳에 있는 이주 공산주의자들과 접촉하면서『계급의식이란 무엇인가?』[46]라는 텍스트를 썼고, 거기에서 자신의 조직상의 입장을 명확하게 밝혔다.

당정치와 소련의 사회주의적 변혁에 환멸을 느낀 라이히는 정당 중심의 조직운동을 버리고 대중에 초점을 두는 조직화방식을 탐색하게 된다. 이른바 '노동민주주의'라는 그의 구상이 시작되었다. 그러나 이러한 구상은 실천지형을 확보해 내지 못했다. 결국 이 나라 저 나라 떠돌다가 1939년 미국으로 건너갔지만, 그곳에서도 성정치적 활동을 할 수는 없게 된다.[47]

5. 자연과학 실험연구에 몰두한 노르웨이 시절

『파시즘의 대중심리』책을 출간한 이후로 라이히는 쫓기듯 독일 국경을 탈출하여, 1933년 4월 덴마크의 코펜하겐으로 갔다. 이후 1934년 1월에 다시 스웨덴의 말뫼(Malmö)로 옮겨가 자신들의 학생과 연구를 계속했고『정치심리학과 성경제 저널』을 창간했다.

1934년 5월 스웨덴에서 거주 연장이 거부당하자 라이히는 정신분

---

46) 이 텍스트는 1934년 6월 라이히가 덴마크 망명 중에 팸플릿으로 처음 출간되었다. 이 글은 당시엔 에른스트 파렐(Ernst Parell)이란 가명으로 나왔고, 계급의식을 지도부의 계급의식과 대중의 계급의식으로 나누어 분석하면서 계급의식의 구체적 구성요소들과 방해요소들을 파악하고, 히틀러의 국가사회주의가 그 전 해(1933년)에 압도해 버린 공산주의 정치에 대해 비판한다. 그리고 여성과 노동자 계급 남성들, 청소년과 아동들에게 나타나는 계급의식의 진보적이고 보수적인 측면들을 규명했다.
47) 빌헬름 라이히,『성정치』, p.29.

석가이자 오슬로대학 심리학교수인 쉬젤데룹[48]의 초청으로 노르웨이로 넘어간다. 1934년부터 1939년까지 라이히는 노르웨이에서 머물면서 정신분석을 생물학적 방향으로 몰고 갔으며, 여기서 신체적인 흐름과 긴장을 강조하고 자연과학의 에너지 개념으로 정신 현상을 설명하는 쪽으로 나아갔다. 이때 그는 오슬로(Oslo)대학 심리학연구소의 객원교수로 자리를 잡게 되어, 대학부속 심리학연구소의 실험시설을 이용할 수 있었다.[49]

단순히 성격과 심리상태만을 분석하는 정신분석학적인 접근법만을 고집하지 않고 신체의 생리학적인 변화를 실험을 통해 직접 관찰하는 이러한 생물학적인 접근법을 시도하여, 라이히는 생물학이라는 자연과학의 영역으로 자신의 연구범위를 더욱 확장시켜 나갔다. 실제 라이히는 성기관이 흥분하면 생체전기적 전하가 증가하는 것을 실험을 통해 확인함으로 리비도(성욕)의 생리학적 실체를 발견했다.[50] 더 나아가 식물과 동물에 대한 라이히의 탐구는 성욕뿐 아니라 삶 자체도 긴장과 방출, 팽창과 수축이라는 오르가즘적 유형에 따라 기능한다고 밝혀냈다.[51]

---

48) 쉬젤데룹(Harald Schjederup, 1895~1974). 노르웨이의 심리학자. 1934년 오슬로대학의 심리학과 교수로 재직하던 중 라이히를 만나 그에게 연구소를 빌려주는 등 라이히의 연구를 전폭적으로 도왔으나, 1939년 결별했다. 라이히와 쉬젤데룹의 관계에 대해서는 다음의 책에서 잘 묘사하고 있다.(마이런 새라프, 『빌헬름 라이히:세상에 대한 분노』, pp.324~403.)
49) 빌헬름 라이히, 『오르가즘의 기능』, p.413.
50) 이에 관한 실험 방법 그리고 감정이나 성적 자극에 대한 피부 전위의 생리학적 변화 등의 결과에 대해서는 이 논문 제4장 1절에서 자세히 소개된다.
51) 빌헬름 라이히, 『성혁명』, pp.52~53.

라이히의 이러한 생물학적 연구는 1937년에 이르러 현미경을 통해 생명체의 세포단위에서 생명활동을 직접 관찰하는 데까지 나아간다. 그는 가장 최소단위의 생명체라고 말할 수 있는 아메바와 같은 소위 원생체(protozoa)를 현미경으로 관찰하는 과정에서 '바이온(Bion)'으로 불리는 무생물과 생물의 중간단계를 발견한다. 바이온은 생체전기인 생명에너지(life energy)로 충전된 미세한 수포들이며, 이는 열을 가하거나 물에 불리는 것을 통해 비유기적 물질에서 생겨난다고 보았다.[52] 라이히는 바이온 연구에서 새로운 형태의 에너지에 대한 최초의 암시를 얻게 되는데, 이 에너지를 그는 나중에 '오르곤에너지(Orgonenergy)'[53]라 부르게 된다. 생명에너지(life energy)라고 부를 수 있는 '오르곤에너지'에 대한 발견은 이후 라이히의 모든 이론체계를 하나로 관통시키는 아주 독창적인 이론을 낳는 계기가 된다.

라이히는 또한 노르웨이의 오슬로대학에 머물렀던 시기 동안 정신분석의사와 심리치료사들을 양성하고 교육시키는 데 노력을 기울이는 한편, '생장요법(vegetotherapy)'[54]이라고 이름 붙인 새로운 치료법

---

52) 빌헬름 라이히, 『오르가즘의 기능』, p.432.

53) 오르곤(Orgone)이란 유기물질을 충전할 수 있는 에너지, 즉 살아 있는 유기체 속에 있는 생체에너지이며 생명에너지를 말한다. 오르곤이란 생명조직체(Organismus)와 오르가즘(Orgasmus)이란 단어에서 연유한 말이다. 오르곤에너지란 우주의 보편적 에너지인 동양의 기(氣)와 유사한 개념으로, 살아 있는 유기체뿐 아니라 우주 전체를 관통하여 존재한다고 한다.

54) 생장요법 혹은 성격분석적 생장요법(character-analytic vegetotherapy). 라이히는 환자의 저항과 심리적 방어기제를 해소하기 위해 '성격분석 기법'을 발전시켜 나가면서 억압된 감정이나 기억에 대한 근육적 방어체계인 '근육갑옷(근육무장, Muscuar Armour)'을 해제하기 위해 신체적 적용 방법을 개발했다. 신체의 근육무장을 해소하여 유기체의 생장적 에너지 흐름을 회복시키고, 오르가즘의 잠재적인 힘을 해방시키는 데 초

개발과 연구에 전적으로 몰두하였다. 비엔나와 베를린에서 성정치를 통해 사회주의에 가담하여 적극적으로 활동하던 시절과는 달리, 그는 정치적으로는 이미 중립적인 입장을 취하기 시작했다.

하지만 다른 곳에서와 마찬가지로 라이히는 오슬로에서도 많은 논란거리가 되었다. 그의 생체전기 실험과 바이온 실험의 내용과 결과에 대한 악의 가득한 과학적 비판뿐 아니라 벌거벗은 채 키스하고 있는 남녀에 대한 생체전기 실험 등의 방법론, 그리고 팬티(남성)나 브래지어와 팬티(여성)만 입은 환자들을 진료하면서 신체 움직임과 표현, 체온의 변화를 면밀하게 관찰한 진료 과정 등에 대한 비난도 거세게 받았다. 또 라이히가 가르치고 연구하는 데만 몰두하지 않고 환자들을 치료함으로써 노르웨이 비자의 조건사항을 위반하고 있다는 비난도 받아야 했다. 라이히의 행적들은 통속 신문들과 조용한 도시 오슬로를 흥분시키고도 남을 일이었다. 어떤 신문은 그를 아예 미친 사람 취급하며 국가에 해를 끼치는 자로 낙인찍기까지 하였다.

1938년 2월경 라이히의 비자가 만료되자 절대 비자 연장을 허용해서는 안 된다는 반대자들과 연장해 주어야 한다는 옹호자들 사이에 또한 차례 논쟁이 가열되었다. 라이히는 계속 머물러도 좋다는 허가를 받았지만, 정신분석이나 정신과 진료를 하는 사람은 정부의 특별한 허가를 받아야 한다는 왕령이 갑자기 발효되었다. 결국 라이히는 노르웨이가 더 이상 우호적인 분위기가 아니라고 느꼈고, 1939년 봄에 미

점을 둔 라이히의 치료기법을 '생장요법'이라고 한다. 이에 대해서는 제4장 1절의 '오르가즘 반사의 정립을 위한 성격분석적 생장요법'에서 자세히 논의된다.

국으로 이주하게 된다.[55]

6. 미국에서의 오르곤에너지 연구

1939년 봄에 라이히는 미국에서 건너온 정신의학자인 울프의 도움으로 미국 뉴욕의 '사회연구를 위한 뉴 스쿨(The New School for Social Research in New York City)'로부터 초청을 받게 된다. 그 당시 컬럼비아 의과대학의 정신과에 속해 있던 36세의 울프는 라이히의 글과 접근방법에 깊은 감명을 받고 노르웨이에 있는 라이히에게 직접 치료를 받으며 그의 연구를 배우기로 결심한 터였다. 울프가 라이히를 방문했을 때 더 좋은 분위기에서 연구할 수 있는 미국으로 옮길 것을 권유하며, 라이히가 쉽게 미국으로 옮길 수 있도록 도와주겠다고 제안한 것이다.[56]

미국에 도착한 라이히는 울프와 그의 조수인 가슬란드의 도움으로 뉴욕 주의 포레스트 힐스(Forest Hills)에 집을 얻었다. 그는 집에 실험실과 사무실, 그리고 정신분석실을 갖추어 놓고 노르웨이 오슬로 시절부터 진행해 오던 자연과학적 연구를 이어갔고 '생장요법'을 통한 치료활동도 전개해 나갔다. 그리고 1940년 봄과 1941년 봄에, '사회연구를 위한 뉴 스쿨'에서 '성격형성의 생물학적 측면들'이라는 제목의 강좌를 개설하였다. 이 강좌는 그의 지지자들이 몰려드는 계기가 되었다. 그들 중에는 당시 교사였던 로웬(Alexander Lowen)[57]이 있었

---

55) 마이런 새라프, 『빌헬름 라이히:세상에 대한 분노』, pp.354~363.
56) 위의 책, pp.400~403.
57) 알렉산더 로웬(Alexander Lowen, 1920~2008). 라이히의 제자로서

고, 로웬은 1944년 이후 라이히 방식으로 치료하기 시작했고 그때부터 라이히의 열렬한 신봉자가 되었다.

미국 이주 후 몇 주 되지 않아 라이히는 중요한 동료들을 얻게 되는데, 그의 이주를 도와준 울프가 대표적인 인물이다. 울프는 영어와 독일어에 모두 능통했고 명쾌한 작가이자 번역가였으며 게다가 뛰어난 편집과 출판 능력을 갖추고 있었다. 라이히와 울프는 이미 구식이 된 라이히의 초기 작품이 아닌 새로운 책을 미국에서 처음 출판하기로 했다. 1940년 라이히는 『오르가즘의 기능』을 독일어로 썼고, 울프가 영어로 번역하여 1942년 그들이 설립한 오르곤연구소 출판사(Orgone Institute Press)에서 출간했다. 『오르가즘의 기능』이 출판될 무렵 그들은 노르웨이에서 만든 정기간행물인 『정치적 심리학과 성경제 저널』을 계승하여 『성경제학과 오르곤 연구 국제저널』도 창간했다.[58]

뉴욕에서 라이히의 첫 해는 강의와 저술, 임상 치료 등으로 매우 분주했으며 꽤 성공적으로 진행되었다. 하지만 그는 이내 시끄럽고 번잡한 대도시 뉴욕에 싫증을 느꼈다. 1940년 여름에 라이히는 조용한 시골 지역 메인 주로 캠핑을 떠났다가 그곳의 아름다운 경치와 평화로움

성격과 근육 무장의 생체에너지와의 관련성에 관한 라이히의 계보를 이으며 독자적인 연구를 진행하였다. 비록 이들은 에너지치료사들처럼 에너지를 몸으로 방사하여 치료에 활용하지는 않았으나, 성격과 근육 무장의 해체를 통하여 원활한 생체에너지의 흐름을 조절할 수 있는 방법을 찾고자 노력하였다. 자신의 치료법을 행하는 사람은 반드시 의사여야 한다는 라이히의 주장 때문에, 로웬은 1948년에 스위스의 의과대학에 입학했다. 1950년대 초 미국으로 돌아오자마자 그는 생체에너지론 분야에서 일을 시작했고, 라이히의 치료법을 퍼트리고 대중화하기 시작했다.
58) 위의 책, pp.406~414.

에 매료되어 란젤리(Rangeley) 부근에 오두막을 구입했다.

1942년에는 아예 란젤리에 280에이커의 농장을 구입하여 별장 겸용의 조그마한 개인연구소를 짓고 '오르고논(Orgonon)'이라 이름 붙였다. 그리고 매년 건물을 증축해 갔고, 몇 년 뒤에는 아예 뉴욕생활을 정리하고 이 란젤리의 오르고논에 정착하여 이곳을 전문적인 연구센터로 키워 나갔다. 현미경을 구비한 생물학 실험실과 동물사육실, 그리고 오르곤에너지 현상을 연구하는 전문연구실, 천체물리학적 연구를 위한 관측소 등의 시설을 갖추어 놓았다.

라이히는 란젤리의 오르고논 연구센터에서 오르곤에너지, 육아와 교육 문제, 개인적인 신체언어, 마음과 몸의 상호연관성 등의 다양한 주제들에 대하여 정기적으로 세미나와 강의를 개최했다. 하지만 이 시기의 라이히는 생명에너지이자 우주에너지인 오르곤에너지를 계속 실험적으로 관찰하고 연구하는 작업에 가장 주력했다. 라이히는 1930년대 후반 노르웨이의 오슬로대학 연구소에서 행한 바이온 연구에서 이미 새로운 형태의 에너지에 대한 최초의 암시를 얻었다. 이후에 그가 오르곤에너지라고 명명하였던 이 생명에너지는 전자기 형태의 에너지와 그 성질은 유사한 듯하지만, 그 본질은 근본적으로 전혀 다른 것이다.

아무튼 여러 가지의 실험과 관찰을 통해 라이히는 이 오르곤에너지가 우주적 근원에너지로 모든 살아 있는 유기체 속에 있는 생체에너지이며 곧 생명에너지와 동일하다는 결론을 도출해 냈다. 또한 이 생명에너지의 흐름이 막히거나 균형이 잡혀 있지 않은 상태에서 대부분의 질병이 발생한다는 새로운 전일적 의료개념을 확장시켜 나갔다. 라이히는 초창기의 성격분석이나 생장치료에서 더 나아가 오르곤에너지의 흐름이라는 방향에서 자신의 치료와 생명에너지에 대한 연구를 해나갔다.

라이히는 오르곤에너지와 오르곤에너지를 이용한 치료 이론들을 통틀어 '오르곤론(Orgonomy)', 그리고 오르곤론에 입각한 치료법을 '오르곤요법'이라 이름 붙였다. 오르곤요법은 성격학적인 경직성, 근육의 경직현상에 대한 공격을 통해서 간헐적 경련이나 흐름이라는 신체감각의 경험으로 표현되는 생체에너지의 이완 효과를 얻는 치료법을 말한다.

라이히는 프로이트의 리비도 해방이라는 문제 설정에 착목하여 점차 신체에너지를 해방하는 방향에서 최종적으로 오르곤요법에 이르게 되었다. 그뿐 아니라 이 생명의 근원에너지는 대기 중에도 편재하고 있으며, 우주공간의 가장 근원에너지라는 아주 혁명적인 자연과학적 개념을 제창하기에 이르렀다. 성에너지에서 생명에너지로 나아갔고, 급기야 생명에너지에서 우주에너지로 확장되었으며, 결국에는 그 모두가 하나의 에너지라는 전일적 관념으로 발전시켜나갔다. 라이히 연구의 출발점이 되었던 성적 오르가즘(orgasm)과 그 이후 생명체 연구의 중심이 되었던 유기체(organic)라는 단어에 공통적인 '첫 머리말(org)'을 그대로 본 따서 만든 '오르곤(Orgone)'이라는 명칭을 통해서도 우리는 그의 전일적 관념을 쉽게 파악할 수 있다.

1948년에 라이히는 미국 의학적 오르곤협회(AAMO:American Association for Medical Orgonomy)의 결성을 장려하여 조직이 만들어졌고, 미국과 유럽에 있는 모든 동료 연구자들과 만나서 서로 의견을 교환할 수 있는 기회를 제공하기 위해 1948년 8월 말 제1차 국제 오르곤 총회를 개최했다. 또한 1949년에는 『성경제학과 오르곤 연구 국제저널』을 대신하여 『오르곤에너지 회보』 계간지를 창간하였다. 이렇듯 1940년대는 라이히의 활동이 오르곤에너지에 대한 연구와 치료에 주력하면서 수많은 혁신적인 이론과 개념들이 새롭게 정립된 시기였다.

7. 제도권의 반발과 죽음으로의 길

자유와 관용의 분위기에서 자신의 사상을 마음껏 펼칠 수 있을 것이라는 기대와는 달리, 신대륙 미국에서도 라이히는 유럽의 여러 나라에서처럼 온갖 비난과 박해에 시달리게 된다. 1941년에 라이히가 엘리스 섬에 구금된 일, 여러 비방 기사들, 또 라이히가 미쳤으며 환자들을 오진했다는 소문들이 무성했지만, 라이히는 1940년부터 1947년까지 미국에서 비교적 평온하게 지냈다.

하지만 1947년 5월 26일 『새로운 공화국』에 라이히에 대한 비방 기사가 하나 실리고 나서 모든 상황은 급변했다. '빌헬름 라이히의 이상한 사례'라는 제목에 대문자로 '불만족스러운 성행위 때문에 신경증과 암이 생겨난다고 주장하는 사람이 단 하나의 과학저널에 의해서만 퇴짜를 맞았다'는 부제가 붙어 있었다. 그 후 라이히에 대해 쓴 작가들은 거의 전적으로 그녀가 제시한 정보에 의거해 글을 썼는데, 그들이 주로 인용한 구절은 다음과 같다.

성적 오르가즘을 따서 이름을 붙인 오르곤은 라이히에 의하면 하나의 우주적인 에너지이다. 사실은 그것은 유일한 우주적인 에너지이다. 라이히는 그것을 발견했을 뿐 아니라 그것을 보았고 증명했으며, 그 이름을 따서 마을의 이름을 메인의 오르고논이라고 지었다. 그는 여기서 오르곤 축적기[59]를 만들어 환자들에게 빌려주었다. 환자들은 축적기로부터 '오르가즘 능력'을 끌어낼 수 있다고 여겼다.[60]

브래디는 라이히의 이론과 연구내용을 객관적으로 전하고 있는 듯하지만, 그것을 아주 악의적으로 교묘하게 묘사했다. 이 기사에서는 오르곤 축적기를 일명 '오르가즘 상자(orgasm box)'로 호칭하면서 이 만병통치인 오르가즘 상자를 팔아서 떼돈을 버는 라이히의 이미지를 암시하고 있었다. 라이히가 사기꾼에 과대망상증 환자라는 그녀의 교묘한 암시는 후에 FDA 조사뿐 아니라 오르곤론에 대한 이후의 수많은 기사에 스며들었다.

브래디의 기사는 매우 성공적으로 라이히에 대한 폭발적인 관심을 이끌어냈고, 결국은 FDA가 라이히 문제에 관심을 가지게 되었다. 브래디의 기사가 실리고 나서 약 두 달 후인 1947년 7월 23일부터 FDA가 라이히의 활동에 대한 조사를 착수했다. 한동안 라이히는 FDA의 조사에 협조했지만, FDA가 노골적으로 성급한 판단을 내리자 협조를 제한했다. 그러던 1948년 봄에 조사가 소강상태에 빠지자 라이히는 조사가 완전히 끝난 줄로 여기고 오라누르(Oranur:Orgone-Anti-Nuclear)

---

59) 오르곤 축적기(orgone accumulator)는 대기 중에 퍼져 있는 미지의 에너지인 오르곤에너지를 축적하는 장치로, 라이히가 발명하여 환자 치료에 활용했다. 오르곤 축적기의 발명 경위와 원리는 제5장 2절에서 자세히 소개된다.
60) 위의 책, p.551.

실험을 이어나갔다. 오라누르 실험은 오르곤에너지와 원자력과의 관계에 대한 것으로 오르곤에너지가 핵 방출을 중화시키는 데 도움이 되기를 바라며 진행한 것이다.

이 기간 동안 라이히는 자신에 대한 박해를 방어하고 변론하려는 목적성을 다분히 띤 책 『작은 사람들아 들어라』(Listen, Little Man, 1948)와 『그리스도의 살해』(The Murder of Christ, 1953)를 저술하는 한편, 오르곤에너지로 연구의 지평을 넓혀간 결과물들을 『암 생체요법』(The Cancer Biopathy, 1948), 『에테르, 신과 악마』(Ether, God and Devel, 1949)[61], 『우주의 겹침』(Cosmic Superimposition, 1951)[62] 등의 저술로 쏟아냈다.

하지만 이내 1951년 8월 FDA가 조사를 재개했고, 1954년에 라이히에게 금지명령을 내렸다. 오르곤에너지는 존재하지 않고 축적기는 무용지물이라고 선포한 것이다. 이에 따라 라이히의 출판물들은 수정하거나 파기하라고 요구 당했고, 오르곤 축적기의 판매에 대한 금지조처가 내려졌다. 라이히는 법원의 금지명령에 항의했고, 법원의 출두 명령에 응하지 않은 채 답변서를 제출하는 데 그쳤다. 과학적인 문제를 판사나 배심원들이 결정할 수 있는 권리가 없다는 이유 때문이

---

61) 오르곤론을 공부하는 학생들에게조차 인정받지 못하고 있으나 사실은 중요한 책으로, 라이히의 기능주의적 사유 방법을 가장 완벽하게 보여 준다.
62) 자연현상에 대한 관찰이 많이 담긴 책으로, 에너지와 질량의 복잡한 관계를 다루고 있다. 성적인 포옹에 나타나는 두 유기체의 에너지 겹침으로 시작하여 물질의 형성에서 두 오르곤에너지의 입자가 겹쳐지는 것으로 옮겨갔다. 이 연구에는 은하와 태풍, 오로라 북풍의 발생에 대한 이론적인 공식화도 포함되었다. '자연 속에 이성이 자리잡는 것'에 관한 마지막 장을 제외하고는 일반인들이 이해하기 어렵다.

었다. 라이히는 1956년 5월 3일 금지명령 모독에 대한 소송에 회부되었고, 5월 25일 2년형을 선고받았다. 이후 6월 5일부터는 순차적으로 그의 문서들과 축적기가 소각되거나 파기되었다.

이후 라이히는 항소하고 대법원에 상고했으나 역시 부정적인 판결을 받았다. 라이히는 감옥에 가면 그곳에서 죽을 것이라고 예감하고, 1956년 말과 1957년 초에 유서를 준비했다. 그리고 1957년 1월에는 열두 명의 의사를 만나 오르곤론과 모든 문제들에 대해 어떻게 대처할지 논의했다. 라이히는 말년에 가장 친하게 지냈던 정신과의사 베이커(Elsworth F. Baker)에게 오르곤론의 미래에 대해 책임을 맡아 달라고 요청했고, 그의 딸인 에바를 그의 문서보관소의 유언 집행인으로 임명했다.

1957년 3월 12일 라이히는 코네티컷의 댄베리에 있는 연방교도소로 이송되어 10일 동안 수감된 후, 3월 22일 펜실베이니아 루이스버그에 있는 연방교도소로 이감되었다. 라이히는 형의 3분의 1을 복역하고 난 1957년 11월 10일에 가석방될 수 있는 자격을 얻었으나, 출소를 불과 일주일 앞둔 11월 3일 새벽에 심장마비로 돌연 세상을 떠났다.[63]

수감 중의 라이히의 갑작스런 죽음은 안타까움을 더하지만 그로 인해 그의 혁명적 사상은 더욱 부각되고 위대해진 면도 있다고 사료된다.

지금까지 살펴본 라이히의 삶을 바탕으로 그의 경력은 크게 네 시기로 요약할 수 있다.

---

63) 위의 책, pp.626~725.

첫째는 1918년 빈 대학에 입학하여 프로이트에게 가르침을 받으면서 이른바 '정신분석 2세대'를 형성하여 독창적 정신분석 요법을 실험하던 시기다. 둘째는 1928년부터 1933년까지 맑스의 사회주의의 일환으로 성정치(Sexpol) 운동을 정력적으로 전개하던 시기로, 그의 생애에서 가장 역동적인 시기다. 셋째는 덴마크와 스웨덴 등의 외국으로 전전하면서 망명 생활을 하다가 1934년에서 1939년까지 노르웨이에 정착하여 '자연과학 실험연구'에 몰두한 시기다. 마지막으로 1939년 미국에 최종적으로 정착하여 '오르곤에너지'를 발견하고 그에 관한 과학적 실험에 집중하던 시기다.

제2절 성이론의 형성 배경

1. 프로이트 리비도론의 발전적 계승과 생기론과 기계론의 통합

앞의 절 라이히의 생애에서도 언급했듯이 1918년 가을에 제대한 후 라이히는 빈의 의과대학에 입학했다. 빈 의과대학에서 의사과정을 밟아가던 시절에 라이히는 동료 의대생들과 함께 성문제를 토론하는 '성과학 학생 세미나 그룹'을 조직하게 된다. 라이히는 1920년 10월 빈 정신분석협회에 가입하기 전까지 자연과학과 자연철학뿐 아니라 성학과 심리학 분야에서도 폭넓은 지식을 쌓았다.

세미나 초기에 학생들은 정신분석가를 초청해서 여러 번 강연을 열었는데, 라이히는 성(性)이라는 주제가 다루어지는 방식이 무언가 낮설게 느껴졌고 거부감이 들었다. 그 당시 라이히는 이미 성의 중요성에 대해 자신의 견해를 정립해 놓은 상태였다. 1919년 3월 1일 일기에는 다음과 같이 적혀 있다.

어쩌면 나 자신의 도덕성이 거기에 반대하는 것 같다. 나는 나 자신의 경험, 그리고 나 자신과 다른 사람들의 관찰로부터 성이 개인의 내적인 삶뿐 아니라 사회적 삶 전체의 중심이라고 확신하게 되었다.[64]

10여 년이 지나서 라이히는 거부감이 든 이유에 대해 그 당시에 다뤄지는 방식과 다르게 성을 경험해왔기 때문이라고 회상했다.

처음의 발표들에서 성적인 것은 무언가 기묘하고도 낯선 것으로 다뤄지고 있었다. 자연스러운 성은 없는 것 같았고 무의식적인 것은 오로지 도착적인 충동들로만 가득 차 있었다. 이를테면 정신분석학 이론은 어린 소녀의 일차적인 질 에로티시즘을 부정하면서 여성의 성욕을 다른 충동들의 복잡한 결합에서 생기는 것으로 보았다.[65]

1919년 가을, 세미나의 리더가 된 이후 라이히는 내분비학과 생물학, 생리학과 특히 정신분석학 같은 성과학의 다른 분야들을 공부하는 모임을 더 많이 조직했다. 개인적으로는 블로흐[66]의 『우리 시대의

---

64) 빌헬름 라이히, 『오르가즘의 기능』, p.38.
65) 위의 책, p.38.
66) 블로흐(Iwan Bloch, 1872~1922). 베를린의 피부과 전문의로 성과학

성생활』, 포렐[67]의 『성문제』, 바크[68]의 『성혼란』, 타루피[69]의 『양성체와 생식불능』 등 몇몇 성학 관련 저작들을 구해 읽었다. 그러고 나서 융[70]의 『리비도』를 읽었고, 마침내 프로이트를 읽었다. 프로이트의 『성욕에 관한 세 편의 에세이』[71]와 『정신분석강의』[72]가 그의 작업

분야에서 많은 업적과 저작을 남겨 '성과학의 아버지'라 불린다. 실전된 것으로 알려져 있던 사드의 『소돔 120일』(Les 120 Jounees de Sodome, 1904)의 원고를 발견하여 출간한 것으로도 유명하다.

67) 포렐(Auguste-Henri Forel, 1848~1936). 스위스의 신경해부학자 · 정신의학자 · 곤충학자. 뇌의 구조에 관한 연구에 공헌했으며, 1889년 알코올중독을 치료하기 위해 취리히에 진료소를 열었고, 일생 동안 매독과 알코올중독 같이 정신병을 일으키는 원인을 방지하기 위한 사회개혁에 힘썼다. 1893년 은퇴했으며, 여생을 사회개혁과 개미들의 행동연구에 바쳤다.

68) 바크(Georg Back, 1876~1936). 독일의 정신의학자. 주로 사도마조히즘이나 페티시즘 같은 이상성욕에 관해 연구했는데, 1910년 발표된 『성혼란』(Sexuelle Verirrungen des Menschens und der Natur)은 성충동의 병리학적 특성을 보여주는 일련의 선정적인 도판을 실어 큰 논란을 불러일으켰다. 말년에는 동성애자들의 인권을 옹호하는 데 헌신하기도 했다.

69) 타루피(Cesare Taruffi, 1821~1902). 볼로냐 대학 최초의 해부 병리학 교수. 주로 신체의 기형을 연구했으며 기형학의 역사에 대한 8권짜리 저술 (Storia della teratologia, 1881~1894)을 남겼다.

70) 카를 구스타프 융(Carl Gustav Jung, 1875~1961). 스위스의 정신의학자로 분석심리학의 개척자. 지크문트 프로이트의 정신분석학에 영향을 받아 분석심리학의 기초를 세웠고 외향성 · 내향성 성격, 원형(原型), 집단무의식 등의 개념을 제시하고 발전시켰다. 그의 업적은 정신의학과 종교 · 문학 관련 분야의 연구에 영향을 미쳤다.

71) 프로이트의 성에 관한 다수의 논문들로 구성된 책. 『성욕에 관한 세 편의 에세이』는 『꿈의 해석』과 더불어 인간 삶의 본질을 파악하는 데 가장 크게 기여한 독창적인 작품의 하나로 손꼽힌다. 성적 충동이 인간의 심리 현상을 결정짓는 가장 강력한 동인이며, 유아에게조차 성욕이 존재한다는 프로이트의 주장은 당대 사회에 큰 충격을 몰고 왔다.

72) 『정신분석 강의』는 프로이트 입문서이자 프로이트 이론의 결정체이다. 일상생활에서 일어나는 실수를 분석하고, 꿈이 생성되는 방식을 설명했으며, 강박 행위, 일반적 신경 질환, 리비도 이론, 불안, 성 본능 등 프로이트의

에 결정적인 영향을 미쳤다.[73] 그는 즉시 프로이트의 사유방식에 매혹되었으며, 얼마 후 프로이트의 촉망받는 제자가 된다.

라이히가 곧바로 프로이트의 전적인 추종자가 된 것은 아니다. 그는 프로이트가 발견한 것들을 점진적으로 흡수하면서 동시에 다른 위대한 사람들의 발견도 함께 소화해내고 있었다. 정신분석학에 완전히 몰두하고 그 분야에 전적으로 투신하기 전에 그는 자연과학과 자연철학의 일반적인 지식을 획득했다.

그 과정에서 그는 합리적인 개미 조직에 관한 포렐의 연구, 생명현상에 있어 특별한 생명력(Entelechie)을 상정하는 신생기론(新生氣論)을 주창한 드리슈[74], 삶을 지배하는 창조적 힘의 원리[생명의 도약, elan vital]를 주장한 베르그송[75] 등을 공부하며 기계론자들보다는 생

여러 이론에 대한 정의를 내렸다. 그러나 단순히 입문서로서의 성격만을 가지는 것이 아니고 당시 정신분석학에서 연구된 내용을 집대성한 저술로서 프로이트 이론의 백미로 꼽힌다.

73) 빌헬름 라이히, 『오르가즘의 기능』, p.39.

74) 드리슈(Hans Driesch, 1867~1941). 독일의 실험발생 학자며 철학자. 본래 선구적인 실험발생 연구가였으나 발생연구 과정에서 기계론적 생명론에 의문을 품고, 생명현상에 있어서 특별한 생명력(Entelechie)을 상징하는 신생기론(新生氣論)을 주창했다. Entelechie는 잠재적인 것의 실현이나 현실화를 뜻하는 용어인 '엔텔레케이아(entelecheia)'에서 유래했다. 본래 아리스토텔레스가 질료로부터 형상을 실현시키는 원리를 나타내기 위해 사용했던 용어였으나, 드리슈가 생기론적 생물학과 연관지어 사용하면서 모든 생명체에 존재한다고 가정되는 내적인 완성원리를 가리키게 되었다.

75) 베르그송(Henri Bergson, 1859~1941). 프랑스의 철학자. 『시간과 자유의지』에서 지속 또는 실제 시간 개념을 주장하면서 과학적 시간 개념과 심리적 사실을 양화(量化)해서 계산하는 것 등 인간에 대한 과학적 결정론을 비판했다. 『창조적 진화』에서는 진화란 기계적·목적론적인 것이 아니라 창조적인 것이라고 주장하면서 '생명의 도약'(elan vital)이라는 용어를 제시했는데, 이는 끊임없이 유동하는 생명의 연속적인 분출을 의미하는 것

기론자들[76]을 옹호했다. 이런 사상은 후에 그의 정신-신체적 동일성 및 전체성 이론과 새로운 기능적 정신신체 이론을 형성하는 모태가 된다.

하지만 라이히가 생기론에만 열중한 것은 아니다. 의학적 작업에서 그는 기계론자였고 그의 사고는 지나치게 체계적이고 과학적인 경향이 있었다. 의학 예비과정에서 그는 조직 해부학과 국소 해부학에 큰 관심을 보였고 뇌와 신경계에 대해 완전히 숙달했으며, 신경회로의 복잡성과 신경절의 교묘한 배치에 매혹되었다. 많은 동료들이 그의 '변덕'과 '사고의 비일관성'에 대해 화를 냈지만, 나중에 기계론과 생기론 사이의 모순을 실험을 통해 해결하는 데 성공하고 통합하게 된다.

1919년 여름학기에 그는 성학 세미나에서 『포렐에서 융에 이르는 리비도 개념』이라는 제목으로 최종 보고서를 발표했다. 그는 포렐, 몰[77], 블로흐, 프로이트 그리고 융이 성을 이해하는 방식의 차이들에 대해 개괄했다. 라이히는 여러 학자들이 성을 각기 다르게 보고 있다는 것이 놀라웠다. 프로이트를 제외한 모두가 성이 사춘기에 마치 푸른

으로 모든 생명의 다양한 진화나 변화의 밑바닥에 존재하여 그 비약적 발전을 추진하는 근원적 힘을 말한다.

76) 생기론은 형이상학적인 독트린으로 생명체는 비물질적인 내부의 힘 혹은 에너지를 가지고 있으며 이것이 생명의 특성을 나타낸다는 것이다. 생기론자들은 물리와 화학만으로는 생명의 기능과 과정을 설명할 수 없다고 믿는다. 생기론은 생명은 단지 유기물질의 복잡한 조합으로 생겨난다는 기계론적 유물론과는 반대가 된다.

77) 몰(Albert Moll, 1862~1939). 베를린의 유태계 의사. 성을 연구한 다양한 저작으로 성과학을 알리는 데 기여했으며 독일에 최면술을 보급하는 일에서도 많은 노력을 했다.

하늘에서 뚝 떨어지듯 인간에게 떨어진다고 믿었다. '성에 눈을 뜬다'라고 표현되었지만 그 전에 성이 어디에 있었는지는 아무도 말하려 하지 않았다. 성과 번식(출산) 능력이 똑같은 것으로 간주되었다. 라이히는 이러한 하나의 잘못된 관념이 산더미 같은 사회학적·심리학적 오류들의 배후에 감추어져 있다고 여겼다. 많은 사람들이 심리적이고 성적인 질병에 관해선 아무것도 모른 채 모든 것이 그저 유전적이고 생물학적으로 결정되었다고 말하고는 끝을 냈다. 그리고 그러한 지식의 틈들을 도덕이라는 끔찍한 모습으로 채우기에 급급했다. 라이히는 그러한 형이상학, 도덕철학, '윤리화'를 직관적으로 거부했다.[78]

그런데 라이히는 프로이트의 사유방식에는 즉시 매료되었다. 프로이트는 성을 임상적으로 이해하는 길을 닦아놓았다고 보았다. 삶에서 성이 지니는 중심적인 역할을 확신했으며 성을 출생하면서부터 시작하는 발달 단계로 보고 심리-성적 에너지, 즉 리비도(Libido)의 존재를 긍정하는 프로이트의 작업에 끌린 것이다. 1919년 라이히는 성학 세미나의 문헌을 얻기 위해 프로이트를 찾아갔을 때 그의 첫 인상을 다음과 같이 기술했다.

> 프로이트는 달랐다. 무엇보다 전혀 뽐내지 않았다. 다른 사람들은 교수나 위대한 독심술사 또는 저명한 학자라는 어떤 역할을 하려 했지만 프로이트는 나와 보통 사람처럼 이야기했고, 타는 듯한 명민한 눈을 가지고 있었다. 그의 눈은 예언자의 자세로 상대방의 눈을 파고들려고 하

---

78) 빌헬름 라이히, 『오르가즘의 기능』, pp.40~49.

지 않았으며, 단지 진지하고 진실하게 세상 속을 바라보았다. 그는 세미나에서 우리가 하고 있는 작업에 관해 물어보았고, 그 작업이 매우 적절한 것이라고 인정했다. 그는 우리가 옳다고 생각했고 사람들이 성에 대해 전혀 관심을 기울이지 않거나 허위의 관심만을 보이는 것은 유감스럽다고 말했다. 그는 기꺼이 우리에게 문헌을 제공해 주었다. 그는 자신의 서가 앞에 쪼그리고 앉아서, 부지런히 움직여 몇 권의 책과 팸플릿들을 끄집어냈다. 『충동의 운명』(Triebschicksale), 『무의식』(Das Unbewusste)의 별쇄본들, 『꿈의 해석』, 『일상생활의 정신병리학』(Psychopathologie des Alltagslebens) 등이었다. 프로이트는 빠르고, 전문가답게, 그리고 생기 있게 말했다. 그의 손동작은 자연스러웠고 그의 말은 모든 것을 풍자하는 것처럼 들렸다. 나는 걱정을 하며 찾아갔지만, 즐겁고 행복해 하며 돌아왔다. 그로부터 14년간의 집중적인 작업들을 정신분석학 안에서 그리고 정신분석학을 위해 했다. 결국에 나는 프로이트에 대해 상당히 실망하게 되었지만 다행히도 이러한 실망이 증오와 거부로 나아가지는 않았다. 오히려 반대로 나는 당시의 학생 시절보다 오히려 오늘날 프로이트의 업적을 훨씬 더 잘 그리고 더 높게 평가할 수 있다. 나는 그를 너무 조급하게 비판하지 않고 그의 주의·주장에 완전히 몰입하면서 그렇게 오랫동안 그의 학생으로 있었던 것에서 행복을 느낀다.[79]

라이히는 특히 프로이트의 유아성욕 개념에 끌렸다. 이 개념에 의하

79) 위의 책, pp.56~57.

면 섹스는 단순히 성인의 성능력을 나타내는 것이 아니라 훨씬 더 큰 힘을 나타낸다. 우리는 성의 발달 측면을 추적할 수 있고 성인의 도착과 신경증적 갈등 속에서 어린 시절의 성기능 양식에 대한 고착이나 퇴행을 볼 수 있다. 이런 관점은 라이히 자신이 어린 시절에 경험했던 강력한 드라마와 일치했다. 어머니에 대한 아들의 성적인 사랑, 그리고 아버지에 대한 경쟁자로서의 증오심을 프로이트는 굉장히 강조했다.

프로이트의 사유방식은 라이히가 이미 의과대학 교육과정에서 접했던 생기론과 기계론적인 과학의 두 요소를 결합시키고 있었다. 예를 들어 프로이트는 인간의 정서적 생활의 주요 문제점들을 실험실에서 연구할 수 없다 할지라도 그 문제점들을 다루는 것을 주저하지 않았다. 리비도, 혹은 성적인 본능의 에너지가 실험적으로 연구되거나 양적으로 측정될 수 없다 해도 그는 기꺼이 그 존재를 가정했다. 더구나 프로이트는 리비도 개념이 언젠가는 은유나 유추의 단계를 넘어서서 생화학적인 모체에 뿌리 내리기를 바랐다.[80]

라이히는 프로이트의 '리비도'는 프로이트 이전 연구들의 '리비도'와 같지 않다고 결론을 내렸다. 프로이트 이전 연구들의 '리비도'는 사람들이 감지하는 의식적인 성갈망을 가리키나, 프로이트의 '리비도'는 성충동 에너지일 뿐이다. 사실상 프로이트는 『성욕에 관한 세 편의 에세이』에서 성흥분을 조건 짓는다는 '화학적 물질들'을 가정하기도 했다.[81] 라이히는 그것을 측정할 수 있을지 모른다고 생각했으며, 실

---

80) 마이런 새라프, 『빌헬름 라이히:세상에 대한 분노』, pp.91~92.
81) 지그문트 프로이트, 김정일 옮김, 『성욕에 관한 세 편의 에세이』(열린책들, 2000), pp.336~341.

제로 16년 뒤에 실험을 통해 생체전기에너지와 성에너지가 같다는 것을 증명하기에 이른다.

프로이트의 정신분석 기법은 라이히에게 실제적인 도구를 제공했지만, 정신분석학적 이론 및 치료 그리고 이 새로운 학문 분과와 그것이 성장한 세계의 관계에는 해결되지 않은 문제들과 의문들이 있었다. 이때부터 라이히는 프로이트의 기본적인 임상적 정식들을 확장시키고 보호하기 위해 투쟁하였고, 그렇게 하면서 또한 프로이트와 갈등하게 된다.

프로이트의 초기 문제의식은 성에너지인 리비도를 해방함으로써 신경증에서 인간을 해방한다는 것이었다. 하지만 그는 초기 문제의식을 버리고, 점차 문명을 위해서 초자아를 통해 인간의 충동(이드)을 제압해야 한다는 주장으로 나아갔다.[82] 라이히는, 대담한 리비도 이론을 완화하고 성 반대론자의 테러리즘의 피해에 대한 용감한 고발을 완화하여 결국 부르주아 성도덕 앞에 항복하고 자신의 권위에 의해서 보수 이데올로기를 옹호한 프로이트에게 반발했다.[83] 그뿐 아니라 프로이트의 제자들이 성의 중요성을 희석시키고 다른 논점으로 나아간 것에 대해서도 신랄하게 비판했다.

라이히는 아들러(Adler)와 융(Jung)을 시작으로 스승의 제자들이 정신분석학을 어떻게 '탈성화[거세]'하고 리비도 이론을 희생시키거나 물에

---

82) 이드-자아-초자아에 대한 논의는 이 논문의 제3장 2절의 '프로이트와 라이히의 충동이론'에서 자세히 다룬다.
83) 다니엘 게랭, 윤수종 역, 『성자유』(중원문화, 2013), p.11.

빠뜨렸는가를 보이며, 더욱이 프로이트 자신이 부르주아 여론의 압력에 밀려 청교도주의의 갈채 속에서 어떻게 정신분석학을 부르주아에게 받아들여질 수 있게 했는가를 보이고 있다. 그렇게 성적인 내용이 제거되고 박탈되어 '빈 알곡'으로 된 정신분석학은 라이히의 견해에 따르면 "개량주의자적 사회주의와 스탈린적인 반동 수중에 있는 맑스주의와 동일한 운명을 겪었다."[84]

라이히는 프로이트의 변신에 대항하여 리비도 이론을 '오르가즘론'으로 더욱 발전시켜 성해방으로 이끌어갔다. 이러한 프로이트와의 균열은 이후 라이히가 사회의 계급 해방을 추구한 맑스주의와 결합하여 성정치로 뛰어들면서 더욱 커진다.

2. 맑스의 사회주의 결합

라이히는 오르가즘론에 입각하여 정신분석을 '성격분석'[85]으로 더욱 확장하고 리비도 개념에 신체적, 생체에너지적 토대를 더욱 부과해 나갔다. 하지만 모든 신체적 기능처럼 성적 기능은 사회적 방해에 부딪히고 있었다. 그리하여 라이히는 정신분석을 성격분석으로 발전시키면서 개인치료와 동시에 개인을 구속하는 사회를 해방하려는 '성정치(Sexpol)'에 뛰어들게 된다.

이런 이유로 프로이트와 충돌한 뒤에 라이히는 정신분석학과 맑스

---

84) 위의 책, p.11.
85) 성격분석에 대한 자세한 논의는 제3장 4절의 '저항분석과 성격분석'을 참조하라.

주의를 종합하려고 시도한다. 라이히에게 그 두 가지 학문은 결코 양립될 수 없는 것이 아니었다.

나는 1927년 휴가 기간에 인스부르크에 가까운 랭스라는 도시에서 나의 가족과 머물렀다. 거기서 나는 칼 맑스의 『자본』을 연구하였다. 잉여 가치를 유도하는 처음 백 페이지의 논증을 세밀하게 검토한 후, 나는 맑스는 프로이트가 정신의학에 한 것과 같은 것을 경제학에 대해서 했다는 것을 알았다.[86]

라이히는 프로이트가 정신의학에 한 것을 맑스는 경제학에 했다고 보았다. 정신분석학은 심리학적인 구도에서 맑스주의와 마찬가지로 종교와 부르주아 성 이데올로기의 기초를 파괴하고, 맑스주의는 사회적인 구도에서 경제 혁명과 유물론 철학에 근거하여 낡은 가치를 전복한다.[87]

노동과 성을 유기적으로 결합하고 사회혁명과 성혁명을 함께 추구함으로써 라이히는 프로이트-맑스주의라는 새로운 사조를 낳게 된다. 그는 성신분석과 맑스주의를 접목하여 욕망의 문제를 사회적 관계와 결부시킨 최초의 인물이 되었다. 라이히를 직접 만나보기도 한 프랑스의 아나코-공산주의자인 다니엘 게랭[88]은 그의 업적을 이렇게 평가했다.

---

86) 빌헬름 라이히, 『성정치』, p.129.
87) 다니엘 게랭, 『성자유』, p.13.
88) 다니엘 게랭(Daniel Guérin, 1904~1988). 프랑스의 아나코-공산주의자. 이후 자유로운 맑스주의를 내세우면서 아나키즘 운동에 참여하였다. 『아나키즘』(1965)과 『신도 없고 주인도 없다』(1965)란 책으로 유명하다.

라이히는 프로이트와 맑스주의자의 고참 제자로서 이중적으로 교육을 받아서 맑스주의와 정신분석학 사이에서 예전의 접합점을 찾았다. 이러한 입장은 최근에는 불편한 것으로 두 교회의 열렬한 지지자들의 빈정거림을 샀다. 그러나 그것은 오늘날 그의 더 확실한 영광의 타이틀이다. 성을 자신의 분석에 포함하지 않은 채, 성적인 구도에서 인간을 해방시키지 않은 채, 맑스주의는 스스로 손상되었다. 순전히 생물학적이거나 순전히 임상적인 성학, 즉 사회적 맥락과 변증유물론적 분석을 경멸한 성학은 반(半)쪽의 진실을 말할 뿐이다.[89]

게랭의 말대로 성과 노동, 프로이트주의와 맑스주의는 결합되어야 더욱 완전해진다. 서구의 사회사상 흐름에서 주요한 축을 이루는 것이 맑스주의와 프로이트주의이고, 이 양자를 어떻게 결합할 것인가가 20세기의 중요한 주제가 되어 왔다.[90]

맑스주의와 프로이트주의는 현실제도 속에서는 국가와 가족이라는 두 받침대를 가지고 이 사회를 지탱해 왔다. 계급해방을 위해 계급지

그는 맑스주의와 아나키즘을 결합시키려고 하였고, 나중에 『자유로운 맑스주의』(1969)로 출간하였다.

89) 위의 책, p.16.

90) 라이히 이후 프로이트와 맑스주의의 통합을 시도한 대표적 학자는 프롬(E. Fromm, 1900~1980)과 마르쿠제(Marcuse, 1898~1979)이다. 프롬은 프로이트와 맑스를 연결함으로써 '사회적 성격'이라는 개념을 만들어 내고, 1940년대 이후 사회학화된 프로이트와 인간학화된 맑스를 통합하는 윤리주의적 휴머니즘에 대한 교화자의 길을 걷게 된다. 반면 마르쿠제는 헤겔의 변증법과 사회이론으로는 맑스의 노동의 소외를, 문명론으로는 프로이트의 에로스 사상을 통합하여 현대의 고도 산업사회와 산업문명에 대한 비판이론을 전개한다.

배 장치인 국가를 사멸시키려던 맑스주의가 국가를 강화해 왔고, 욕망해방을 통해 인간해방을 지향했던 프로이트주의는 가족 삼각형(아버지와 어머니, 그 자식의 삼각관계)으로 사람들의 욕망을 옥죄어 왔다.

바로 이러한 흐름에 대해서 반기를 들고 나선 사람이 빌헬름 라이히이다. 라이히는 프로이트주의와 맑스주의의 단순한 결합을 넘어서 인식을 자유로운 영토까지 밀고 나갔다. 그는 문화론적인 프로이트주의와 기계론적인 맑스주의를 공격하고 욕망 해방과 계급 해방을 향해 끊임없이 전진했다. 그는 새로운 인간의 탄생을 희망하며 직접 민주주의의 도래를 예고하는 데로 나아갔다.[91]

지금까지 우리는 라이히의 성이론이 나오게 된 배경을 간략하게 살펴보았다. 어머니의 외도에서 비롯된 가정의 비극사, 그리고 그로부터 형성된 성에 대한 남다른 관심이 빈 의과대학 시절의 성에 대한 탐구로 이어지고, 결국 프로이트를 만나게 됨으로 그의 성이론은 구체적인 구조를 갖게 된다.

하지만 프로이트에 안주하지 않고 성격분석 이론으로 프로이트의 정신분석을 발전시키면서 생물학적 토대를 갖춘 오르가즘론으로 리비도 이론을 한층 심화했다. 여기에 그치지 않고 사회의 계급 해방을 추구한 맑스주의를 결합하여 인간 주체의 욕망 해방과 함께 그것을 방해하는 사회 환경을 동시에 변혁하려 했다.

---

91) 빌헬름 라이히, 『성혁명』, p.31. 다니엘 게랭, 『성자유』, p.18.

제3장

빌헬름 라이히 성이론의 기본개념과 전개

제1절 정신분석에서 성이론으로의 발전과정

프로이트의 후계자로 활동하던 1920년대의 젊은 라이히는 그 당시에는 프로이트의 정신분석학에 깊게 심취해 있었고, 이 방법을 실제로 환자의 심리치료에 그대로 적용하고자 노력했다. 그러나 무의식이라는 새로운 세계를 발견하고 최초로 분석해냈던 프로이트의 독보적인 이론은 이론 자체로는 대단히 독창적인 통찰력을 지닌 것이었지만, 실제적인 정신치료에는 그다지 효용이 뛰어나지 않다는 사실을 라이히는 이내 느끼게 된다.

프로이트의 학설에 따르자면, 환자가 지닌 억압된 심리상태는 꿈이라든지 무의식적으로 내뱉는 말들을 통해서 분석될 수 있다는 것이었다. 이러한 개념에 입각하여 의사는 환자를 상담할 때에 그냥 환자의 말만 수동적으로 듣고, 그 말들을 종합하여 수수께끼를 풀어나가듯이 환자의 무의식을 분석해 나간다. 그 과정에 의사와 환자의 인간적 만남 같은 것은 전혀 개입될 수도 없고 개입되어서도 안 된다. 심지어는 환자는 소파 위에 반듯이 눕고 분석가는 환자 뒤에 앉아 환자가 뒤돌아보는 등 어떤 행위도 하지 못하게 막는다. 뒤돌아보는 행위조차 저항(抵抗)[92]으로 간주되었다. 이렇게 환자가 나타내는 신체적인 습관이나 몸짓 등은 전혀 고려하지 않고 오로지 객관적인 대화만을 통해서 환자의 억압된 무의식을 분석하는 프로이트 식 정신분석 방법이 실제 임상에서는 거의 효과가 없다는 것을 라이히가 심각하게 느끼게 되는 데에는 그다지 오랜 시간이 걸리지 않았다.

이 당시 정신분석학은 점점 더 긴 치료 기간을 필요로 하고 있었다. 내가 처음 환자들을 치료하기 시작했을 때에는 6개월만 해도 긴 시간으로 여겨졌지만, 1923년에는 일 년 동안 치료하는 것이 당연한 일이었다. 2년 혹은 그 이상도 그다지 나쁘지 않을 것이라는 견해가 우세했다. 신경증은 아주 복잡하고도 심각한(중증의) 병이었다. 프로이트는 자신이 5년 동안 치료한 어느 사례에 근거해서 오늘날 유명해진 『유아 신경증의 역사』(Geschichte einer Infantilen Neurose)를 썼다.[93]

상담이 진행되는 동안 환자가 의사를 마치 부모나 사제처럼 생각하고 의지하게 된다는 프로이트의 생각도 실전에서는 도저히 일어날 가

---

92) 저항(抵抗). 정신분석 과정에서 혐오스럽고 두려운 무의식으로 들어갈 때 고통에 직면하기를 회피하는 현상. 혹은 환자가 어떤 정신 질환의 치료에 대해 감정적으로 거슬러 버티는 경향.
93) 빌헬름 라이히, 『오르가즘의 기능』, p.115.

능성이 희박한 것이었다고 라이히는 또 말한다.

> 치료하는 동안 졸음이 오는 것을 가지고 동료들끼리 서로 농담을 했다. 만일 환자가 몇 시간이고 계속해서 어떤 연상도 하지 않는다면 분석가는 잠을 참기 위해 담배를 많이 피워야 했다. 심지어 이런 과정으로부터 어마어마한 이론들을 도출한 분석가들도 있었다. 만일 환자가 침묵한다면 분석가도 몇 시간이든 몇 주든 계속해서 침묵해야 했고, 이것이 '완전한 기법'으로 간주되었다. 처음부터 나는 이것이 근본적으로 잘못된 것이라고 느꼈지만 나 역시 이 '기법'을 따르려고 했다. 하지만 그것으로는 아무것도 나오지 않았다. 환자들에게는 심한 무력감, 양심의 가책, 그리고 그에 따르는 고집만이 깊어졌다.[94]

그리고 치유기법에도 많은 한계와 빈곤을 느꼈다. '자유연상' 기법을 사용해 환자에게 억압된 감정과 사건을 기억하게 하고, 그것들을 개인의 통제에 유용하고 사회적으로 수용되는 행동으로 승화하거나 거부할 수 있도록 무의식적 충동을 의식화시키면 치유가 이뤄진다는 게 프로이트의 기법이었다. 어떤 욕망 자극의 무의식성이 증상의 전제이므로 그 무의식을 의식하게 하는 것이 치유를 가져온다는 것이다.

라이히는 이런 정신분석 치료기법에 의문을 품었다. 왜냐하면 거부나 승화의 요구는 생물학적 본능(충동)은 '나쁘다'는, 그리고 '사회는 불변한다'는 도덕적 판단을 지니고 있었기 때문이다. 무엇보다도 라

---

94) 위의 책, pp.115~116.

이히는, 프로이트는 복잡한 상황의 실타래를 이론적으로 풀어주는 데 달인이었지만 기법적으로는 부족하다고 보았다.

그런데 치료기법에 관한 강의들은 거의 없었다. 나는 환자를 치료하면서 이러한 것이 빠져 있다는 것을 절감했다. 훈련 기관도 없었고 훈련 프로그램도 없었다. 모두들 자기 자신에 의존했다. 종종 나이 많은 동료들에게 조언을 얻으러 찾아갔지만 시원찮은 대답뿐이었다. "좀 참고 더 분석해 보세요, 목적을 달성할 것입니다."라고 할 뿐, 누구도 무엇을 어떻게 달성해야 하는지 정확히 알지 못했다. 억압되어 있거나 침묵을 지키는 환자를 다루는 것이 가장 어려웠다. 이후의 분석가들은 기법문제에서 이러한 '떠다니기'를 그렇게 절망적으로 경험하지는 않았다. 환자가 어떤 연상들도 만들어내지 않고 어떤 꿈도 '꾸지 않으려고' 하거나 그것들에 관해 아무것도 말하지 못할 때 의사들은 무력하게 몇 시간 동안 거기에 앉아 있었다. 저항분석 기법은 사실 이론적으로는 정립되었지만, 진료에서는 사용되지 않았다.[95]

나중에 프로이트는 한 정신분석협회 회의에서 "무의식적 의미가 의식화될 때 증상은 반드시 사라진다."에서 "사라질지도 모른다."로 말을 바꾸었다. 어떤 조건이 '사라질 수 있다'에서 '반드시 사라진다'로 이끄는가? 무의식을 의식화하는 것이 무조건 증상을 제거하지 않는다면, 증상이 사라지도록 하기 위해 과연 무엇을 해야 하는가? 이처럼

---

95) 위의 책, pp.71~72.

라이히는 무의식을 의식화하는 것 외에 증상을 소멸하는 데는 무엇이 필요한가라는 의문을 갖게 되었다.

라이히는 실제 진료를 하면서 이러한 의문들과 씨름하였다. 그 과정에서 그는 자위행위가 동반하는 환상(상상)을 연구하기 시작했고, 환자들이 하는 자위행위 유형에 세밀한 관심을 기울이기 시작했다. 어떤 환자들의 증상은 자위행위건 성교를 통해서건 만족스러운 성경험을 가지면 이내 사라진다는 것을 발견했다. 환자가 성기적 만족[96]을 경험하면 왜 신경증 증상이 사라지는가? 성적인 욕구-긴장이 증진되면 신경증 증상은 왜 다시 나타나는가? 성기적 오르가즘은 생식(출산)과 상관없이 생물학적 기능을 갖는가? 하는 질문을 던지며 라이히는 신경증 증상을 유지시키는 에너지 원천을 찾으려고 노력하였다. 그러던 중 라이히는 그 신체적 에너지를 오르가즘에서 찾았다. 그리고 오르가즘 능력의 자연스런 기능을 강조하게 되었다.

1923년 11월 라이히는 성기 장애는 신경증의 가장 중요한 증상이라고 주장하는 논문을 발표하였다. 그 이후 성능력의 의미에 대해 탐구하면서 "성능력 개념은 경제적, 경험적, 에너지적 측면을 포함하지 않으면 전혀 의미가 없다. 발기능력과 사정능력은 단지 오르가즘 능력의 선행조건이다. '오르가즘 능력'은 어떤 유보도 없이 성적으로 몰입

---

96) 성기적 만족이나 성기적 오르가즘은 성적 만족이나 오르가즘보다 협의의 개념으로 성기 기능에 의한 만족이나 오르가즘을 뜻한다. 성적 만족은 성기 이외의 입, 항문, 기타 다른 신체 성감대 부위에 대한 자극으로 얻을 수 있는 성질의 것이다. 라이히는 직접 성기 자극을 통한 오르가즘의 발산만이 성적 울혈에 따른 심신의 병리를 해소할 수 있다고 강조했다. 이러한 성개념에 대해서는 이 장의 제2절 '프로이트와 라이히의 성개념'을 참조하기 바란다.

할 수 있는 능력이며, 신체의 비자발적이고 쾌락적 진동을 통해 억압된 성자극을 완전히 방출할 수 있는 능력이다. 신경증적인 모든 것은 오르가즘 능력이 없다."는 결론을 도출해 냈다.

라이히는 신경증의 신체적 핵심은 오직 오르가즘에서만 방출될 수 있을 뿐인 '억압된 성에너지'라고 파악하였다. 따라서 오르가즘 불능에 대한 연구가 라이히의 중요한 임상적 연구가 되었고, 치료의 목표는 오르가즘 능력의 회복이었다. 또한 억압된 성의 인식은, 오르가즘 방출 능력과 함께 진행되어야 했다. 라이히는 프로이트의 치료개념에 경제적 에너지 요인을 더하였고, 이것을 묘사하기 위하여 '성경제학(sex economy)'[97]이라는 용어를 사용하기 시작했다.[98]

오르가즘 이론을 정식화하고 실험한 1922년부터 1926년까지, 라이히는 정신분석 기법을 이해하고 개선하려는 노력에 깊이 몰두했다. 하지만 정신분석 치료에서 프로이트의 관점이 점차 변화되고, 라이히가 정신분석학에서 신체적 메커니즘과 성에너지를 더욱 깊게 접목해 나가자 둘 사이는 점점 균열되어 갔다. 이는 정신분석학에 생물학적 토대를 부여해야 한다는 프로이트의 언명과 배치되는 것이었다.

결국 라이히는 정신질환을 이해하고 치료하는 데 정신의학적이고 정신분석적인 접근의 한계와 어려움을 느끼게 되자 고심 끝에 '성경

---

97) '성경제학(sex economy)'은 생체전기에너지가 조절되는 방식, 혹은 한 개인이 성에너지를 가두고 오르가즘적으로 방출하는 조절 방식을 의미한다. 이 조절 방식에 영향을 끼치는 요인은 사회적, 심리적, 생물학적 요인이 있다. 성경제학은 오르가즘 능력을 증강시키는 방향에서 이러한 요인을 다루어 나간다. 성경제학에 대한 자세한 논의는 이 장의 제3절 '성경제학 이론'을 참조하기 바란다.
98) 빌헬름 라이히, 『성혁명』, pp.34~36.

제학적 생장치료'로 나아가게 된다. 이 개념은 심리적인 것과 신체적인 것을 병행하는 생체-정신적 에너지 연구라는 새로운 과학 분야를 포괄한다. 이는 신체적 원인을 강조하는 기계론적인 유물론과 오로지 심리적 원인을 강조하는 형이상학적 관념론을 포괄하는 심신 병행론이다. 성경제학은 신체-정신 관계에 대한 통일적, 기능적 이해 가운데 질병의 원인과 치료법으로 성기능을 중점적으로 다룬다. 따라서 라이히는 성경제학적 생장요법을 '오르가즘요법'이라 부르고 싶어 했다.

> 성경제학은 자연과학의 한 분야다. 성경제학은 성이라는 주제에 대해 부끄러워하지 않는다. 따라서 성경제학은 그 누구라도 성적인 비방에 의해 주입되어 있는 사회적 불안(공포)을 극복하지 못한 사람이라면 성경제학의 대변자로 인정하지 않는다. 성경제학적 치료기법을 묘사하는 '생장요법'이라는 용어는 사실 성문제를 부끄러워하는 세상을 위해 양보한 개념이다. 나는 이 의료기법을 더 정확하게는 '오르가즘요법'이라 부르고 싶다. 이 용어야말로 생장요법이 근본적으로 무엇인지를 말해 주기 때문이다.[99]

라이히는 심리치료 분야에서도 실질적인 환자의 심리분석과 오르가즘 장애 치료에 유용한 새로운 방법을 독창적으로 개발해 나간다. 이 새로운 심리분석 방법을 '성격분석(character-analysis)'이라고 불렀는데, 라이히는 환자의 오르가즘 기능을 방해하고 있는 성격구

---

99) 빌헬름 라이히, 『오르가즘의 기능』, p.21.

조에 대한 탐색과 함께 환자가 은연중에 표현하는 '보디랭귀지(body language)', 즉 '신체언어'에 주목했다. 라이히는 환자와의 의사소통 내용뿐 아니라 침묵, 의사소통 방식, 몸짓, 표정 등 그가 제공하는 모든 것에 관심을 기울일 것을 주문했다.

이와 같이 라이히는 프로이트에서 비롯된 정신분석을 통한 심리치료라는 접근법에서 완전히 벗어나 신체적 생체에너지(life energy)를 회복시킴으로써 환자를 전일적으로 치료하는 전혀 새로운 심리치료법으로 나아갔다. 1934년부터 1939년까지 노르웨이에 머물고 있던 시절 동안 라이히는 일련의 자연과학 실험을 통해 이러한 치료법을 거의 체계화시켰고, 이것을 '성격분석적 생장요법'이라고 불렀다.

결국 성격분석에 따른 생장요법의 본질과 목적은 오르가즘의 잠재적인 힘을 해방시켜 생체물리학적인 균형을 회복함으로써 무의식적인 요소를 의식하게 하는 한편 생장력을 해방시키는 데 있다. 정신분석의 목적은 무의식적인 감정내용에 영향을 미치고자 하는 데 있는 반면, 성경제학적 생장요법의 목적은 성에너지의 균형을 회복시켜 줌으로써 좌절된 성욕을 해방하고자 하는 데 있다.[100]

정신분석은 심리학의 차원이라고 한다면, 성경제학은 성이론이다. 즉, 라이히의 성이론은 성욕구의 생물학적 · 생리학적 · 감정적 · 사회적 과정을 탐구하는 과학이라고 할 수 있다.

---

100) 윤수종, 「오르가즘과 성혁명:빌헬름 라이히의 논의를 중심으로」, 「진보평론」(제40호, 2009 여름호), pp.285~286.

제2절 성개념과 충동이론 및 도덕론

1. 프로이트와 라이히의 성개념

성은 무엇이고, 또 성행위는 어느 범위까지 이르는 말일까? 유아기에는 성본능이 존재하지 않고 사춘기에 가서야 일깨워진다는 일반적 견해와는 달리, 프로이트는 성본능이 유아기에도 존재하며 조숙한 성적 행동이 유년기의 성 발달단계[101]부터 나타난다고 주장했다. 프로이트는 성이라는 개념의 전개 과정에서, 질베러가 은폐의 오류라고 훌륭하게 표현한 모종의 사태가 진행되고 있었음을 날카롭게 꼬집었다.[102]

> 신생아에게 성적인 충동의 배아가 이미 존재하며, 그것은 당분간 계속
> 발달하지만 다음에는 점차적인 억제 과정에 의해 감소되고, 그 다음에

---

101) 인간의 성격이 형성되는 과정에 대한 정신분석 이론이 '심리성적 발달 이론'인데, 구순기, 항문기, 남근기, 잠재기, 생식기 순으로 진행된다고 한다. 구순기(口脣期)는 생후 0~2세 기간으로 구강의 자극과 움직임으로 만족을 느껴 자아 개념이 확립되는 시기이고, 항문기(肛門期)는 3세 전후의 기간으로 쾌감을 느끼는 부위가 입에서 항문으로 바뀐다. 남근기(男根期)는 5세 전후의 시기로 성적 관심이 성기 부위에 집중되는 시기이다. 오이디푸스 콤플렉스가 나타나는 시기이기도 하다. 잠재기(潛在期)는 남근기 이후 12세까지의 시기로 성적 관심이 부분적으로 억압되고 부분적으로 승화되어 아동의 관심이 동성 친구들과 집단 활동에 집중되어 상대적으로 줄어든다. 생식기(生殖期)는 잠재기를 거쳐 12세 이후 성적 충동이 다시 나타나는 시기로, 남근기와는 달리 성적 욕구의 자기만족 방식에서 벗어나 타인과의 관계 속에서 성적 만족을 추구하는 방향으로 발달하게 된다.

102) 지그문트 프로이트, 임홍빈 외 역, 『정신분석강의』(열린책들, 2005), p.411.

는 성발달의 주기적인 진전에 의해 저절로 중단되거나 개인적 특이성에 의해 저지된다는 데 의심의 여지가 없어 보인다. 이 주기적으로 변동하는 발달 과정의 규칙성과 주기성에 관해서는 아무것도 분명하게 알려져 있지 않다. 그러나 아이들의 성적인 생활은 대체로 3세나 4세 정도가 되면 관찰 가능한 형태로 나타나는 것을 볼 수 있다.[103]

유아기 성욕의 표현으로는 손가락 빨기와 젖 빨기, 배변 참기나 오물에 대한 즐거움, 유아기 수음 등이 있다. 이러한 유아기의 성적 행동을 보면 성과 생식이 동일하지 않음을 알 수 있다. 프로이트는 '성적(性的)인 것'과 '성기적(性器的)인 것'은 같지 않으며, '성적인 것'을 성기 자극 이외의 성적 행위를 모두 포함하는 더욱 넓은 의미로 이해하였다.

라이히는 프로이트의 범성욕설에서 착안하여 '전(前)성기적 성'과 '성기적 성'으로 철저하게 구분지어 성을 이해하였다. '전(前)성기적 성'이란 남근기 이전의 구순기, 항문기의 성적 쾌감 형태로 성기 이외의 신체 부위, 즉 구강이나 항문, 근육 등에서 추구하는 성행위인 반면, '성기적 성'은 성기를 통해 쾌감이나 오르가즘 방출을 추구하는 성행위를 말한다.[104]

---

103) 지그문트 프로이트, 김정일 역, 『성욕에 관한 세 편의 에세이』, p.290. 이 인용문의 각주에서 프로이트는 이미 자궁 안에 있을 때부터 태아는 성적 특성들을 갖는다는 것을 암시하고 있다. 현대에 들어 임신부들의 자궁 초음파검진에서 태아가 고추를 만지는 등의 성적 행동을 보이는 사실들이 종종 관찰되고 있다.

104) 오르가즘에 대해 과학적으로 접근한 현대 저술인 『오르가슴의 과학』에서는 '전(前)성기적 성'인 '비성기적 오르가즘'을 비교적 자세하게 기술했

프로이트는 '전(前)성기적 성'을 '사전(事前) 쾌락'이라 하여, 성감대 자극을 통해 흥분 쾌락이 증가하는 사이 성기를 통한 성행위의 완성으로 달려가도록 하는 긴장을 유발한다고 보았다. 그런데 예비적인 성과정인 사전 쾌락의 어느 시점에서 쾌락이 너무 크고 긴장의 요소가 너무 작으면, 성과정을 더 이상 진전시키지 않고 그 과정에 고착되어 버릴 수 있다. 이렇게 전(前)성기적 성에 고착되면 마치 유아기 성행태에 머무르는 것처럼 관음증, 페티시즘, 마찰도착증과 같은 성도착증이 유발된다고 한다. 프로이트는 아동기의 성적 발달단계를 순조롭게 거치면 전(前)성기적 흥분이 성기적 쾌감으로 자연스럽게 연결된다고 보았다.[105]

라이히는 오르가즘 능력을 충분하게 끌어올리는 데 있어 성기적 경험능력을 특별히 강조했다. 오직 성기 기관만이 오르가즘을 일으키고 생물학적 에너지를 충분히 방출시킬 수 있다는 것이다. 유년기 초기의 전(前)성기적 활동과 환상들, 즉 빨기, 물기, 사랑받으려는 욕구, 항문 습관 등에 너무 치우쳐 있으면 성기적 경험능력은 해를 입는다고 보았다. 애무와 같은 성기결합 이전의 행위들인 전(前)성기적 성은 생장적 긴장만을 증가시킬 뿐이며, 성행위나 자위행위에 비성기적인 흥분들이 혼합될 때마다 오르가즘 능력은 약해진다는 것이다. 또한 성행위 중의 모

다. 저자들은 절단된 발에서 오르가즘을 느낀다고 기술한 한 남자의 환지 오르가즘, 코 오르가즘, 무릎 오르가즘 같은 특정 신체 부분들의 오르가즘을 소개하면서, 오르가즘적 쾌락의 성질은 성기에서만 지각될 수 있는 것이 아니라 호흡기와 다른 부분에서도 인지될 수 있다고 강조한다.(베리 R 코미사룩 외, 오르가슴연구회 옮김, 『오르가슴의 과학(The Science of Orgasm)』(어드북스, 2009), pp.243~247 참조.)
105) 지그문트 프로이트, 『성욕에 관한 세 편의 에세이』, pp.333~335.

든 심리적인 생각은 흥분에 몰두하는 것을 방해할 뿐이라고 보았다.

라이히는 성기적 성과 전(前)성기적 성 사이의 질적인 차이를 바로 오르가즘의 기능에서 인식했고, 성기적 흥분은 전(前)성기적 혼합물로부터 해방되고 순화되어야 한다고 주장했다.[106] 이런 주장은 확실히 성기적 흥분이 구순적, 항문적인 전(前)성기적 흥분들의 혼합물로 이루어져 있다는 견해들과 차이가 있다.

라이히가 성기적 성과 전(前)성기적 성을 뚜렷이 구분하고자 한 것은 성기적 성의 특징적인 존재와 역할을 더욱 강조하기 위한 것으로 보인다. 성기적 성이 비성기적 흥분으로 구성된다고 보면, 이는 성기적 성의 특징적인 존재를 부인하는 것이 되고, 급기야 비성기적 흥분이나 만족으로 성기적 만족을 대체할 수 있다는 견해에 이르기 때문이다. 하지만 이상적이고 건강한 성은 전(前)성기적 흥분이 성기적 절정으로 자연스럽게 연결되는 것이므로, 이 두 과정이 적절하게 조화를 이루어야 한다는 데는 라이히도 반대하지 않을 것이다.

실제로 라이히의 후기 저작에서는 오르가즘은 지속적으로 증가하는 흥분 파동의 결과이며, 오르가즘의 총체적인 에너지 방전은 더 작은 기쁨들이 오랫동안 지속적으로 형성되어 자연적으로 발생하는 결과라고 강조하고 있다. 그러므로 찌르기, 누르기 등의 과격한 삽입 동작보다는 삽입에 이르기 전의 달콤하고 녹는 듯한 부드러운 느낌의 접촉이 선행되어야 한다고 기술했다.

---

106) 빌헬름 라이히, 『오르가즘의 기능』, pp.162~165.

총체적인 유기체 흥분이 특정한 성기흥분에 앞서 일어난다. 오르가즘 능력은 이러한 총체적인 육체적 기쁨에서 자라나지 성기적인 기쁨에서 자라나지 않는다. 성기관은 최종적인 충족 전에 오르곤에너지 장의 상호결합이 오랫 동안 일어난 뒤에 신체적 삽입의 수단일 뿐이다. 접촉은 부드럽다. 그들에게 움켜잡기, 꽉 쥐기, 비틀기, 누르기, 밀기, 짜내기, 찌르기는 없다.[107]

달콤하고 녹는 듯한 느낌이 동시에 증가하지 않은 채 성기결합이 결국 이루어진다면, 그들은 나중에 그것을 후회할 것이다. 그것은 그들의 기쁨을 어둡게 할 것이고 기쁨을 영원히 파괴할 수도 있다. 그러므로 충분한 최고의 기쁨을 안전하게 보호하는 것이 여성과 남성의 오르곤적 겹침에서 자기조절적인 행위의 가장 좋은 보호대이다.[108]

요약하자면, 프로이트와 라이히 모두 성행위를 '성적(性的)인 것'과 '성기적(性器的)인 것'으로 구분하여 보았으며, '성적인 것'을 성기 자극 이외의 성적 행위를 모두 포함하는 더욱 넓은 의미로 이해하였다. 프로이트는 '성적인 것'을 '사전(事前) 쾌락'이라고 했고, 라이히는 이를 '전(前)성기적 성'으로 불렀다.

성에 대한 이러한 구분은 성행위의 범위를 넓힌 동시에, 유아적이고 도착적인 성행위와 성숙되고 건강한 성행위를 판단하는 기준을 제

---

107) 빌헬름 라이히, 윤수종 역, 『그리스도의 살해』(전남대학교출판부, 2009), p.70.
108) 위의 책, p.71.

공한다는 데 있어 의의가 크다고 할 수 있다. '사전(事前) 쾌락', 즉 '전 (前)성기적 성'에 너무 치중하거나 고착되면 유아적 성에 머물러 성숙된 성행위로 발달하기 어렵다. 건강하고 이상적인 성행위는 성감대 자극을 통해 흥분 쾌락이 증가하는 사이 성기를 통한 성행위로 완성되는 과정이라 하겠다.

2. 프로이트와 라이히의 충동이론

욕망과 욕망에서 파생되는 충동은 인간과 생명을 이해하는 기본개념이 된다. 과연 욕망은 무엇이며, 어디에서 생기며, 욕망은 선한 것인가 악한 것인가, 아니면 삶의 원동력인가 괴로움의 뿌리인가? 인간의 근본적인 욕망을 어떻게 받아들이고 다루느냐에 따라 인간 삶의 행과 불행이 결정되므로 이런 욕망의 문제는 종교와 철학, 심리학, 생물학 등 모든 학문영역에서 다루는 근본 주제가 되어 왔다. 그러니만큼 욕망을 어떻게 보고 다루느냐에 대한 수많은 다양한 관점이 있다.[109]

프로이트와 라이히는 욕망 문제를 기본적으로 '성충동(성본능)'에서 찾았다. 프로이트는 충동은 일정한 발전단계들을 거친다고 보았다. 식욕과 같은 자기보존충동과 성충동(성욕), 그 외에 다른 충동들이 있는데 인성형성에 가장 중요한 충동으로 성충동을 꼽았다. 프로이트는 성적 행동이 유년기의 발달단계부터 나타나며, 인간의 심신발달에 지대한 영향을 끼친다는 사실을 보여 주었다.

---

109) 욕망의 다양한 시각에 대해서는 『욕망, 삶의 원동력인가 괴로움의 뿌리인가』(박찬욱 기획, 김종욱 편집, 운주사, 2010)를 참고하기 바란다. 초기불교, 유식불교, 선불교, 서양철학, 심리학, 생물학 등의 분야에서 욕망에 대한 다양한 관점을 보여 주고 있다.

본능적 충동에는 프로이트가 '리비도(libido)'라 일컫는 에너지 기능이 내재해 있었다. 프로이트는 그것이 화학적 성질의 것이라고 추측하였지만 그것의 실체는 당시 증명되지 않고 있었다.[110]

발정선이 성적인 흥분을 일으키고 성적인 특징들을 생성하는 데 관계된 유일한 기관이 아닐 수도 있다는 것은 이미 어느 정도 설득력을 지니고 있다. 어느 경우든 우리가 성욕에서 갑상선샘에 의해 이루어지는 부분에 대해 이미 알고 있는 것은 이 새로운 생물학적 발견과 부합한다. 그러므로 성선의 간질 부분에서 특별한 화학물질들이 생겨나며, 다음에는 이 물질들이 혈류를 타고 옮겨져 중추신경계의 특별한 부분을 성적인 긴장으로 채운다는 것이 그럴듯한 설명으로 보인다(우리는 이미 외부로부터 체내에 도입된 다른 중독성 물질들이 중독 상태를 어느

110) 리비도의 화학적 근거에 대한 가설이 이후 성호르몬의 발견으로 증명되었다. 현대의 내분비학에 의하면 테스토스테론과 도파민 등은 성충동을 자극하고, 옥시토신과 바소프레신 등은 성교 중에 분비되어 애착과 친밀감을 높여주며, 성적 절정 시에는 엔도르핀과 프로락틴, 도파민 등의 천연 환각제가 다량 분비되어 황홀감을 일으킨다. 연애 초기에 페닐에틸아민이 다량 분비되어 마음을 설레게 만들지만, 3~5년이 지나면 그 농도가 정상치로 떨어져 설레던 감정이 사라진다. 이처럼 성욕과 황홀한 행복감을 일으키는 데 관여하는 호르몬이 50여 가지가 넘는다고 하는데, 바로 호르몬은 살아가는 내내 불꽃을 튀기며 희로애락을 불러일으킨다.
성욕과 호르몬, 뇌구조의 관련성에 대한 흥미롭고도 쉬운 접근은 『사랑할 때 당신의 뇌가 하는 일(Sex on the Brain)』(대니얼 G.에이멘, 김승현 옮김, 크리에디트, 2008), 『호르몬은 왜?(Feuerwerk der Hormone)』(마르코 라울란트, 정수정 옮김, 프로네시스, 2010), 『브레인 섹스(Brain Sex)』(앤 무어, 데이비드 제슬, 곽윤정 옮김, 북스넛, 2009), 『오르가슴의 과학(The Science of Orgasm)』(베리 R 코미사룩 외, 오르가슴연구회 옮김, 어드북스, 2009) 등의 저서를 참고하라.

특정한 기관에 작용하는 자극으로 바꾸는, 그와 유사한 변화를 잘 알고 있다.)

성감대의 자극에서 성적인 흥분이 어떻게 생겨나며 중추신경 기관이 언제 성적인 긴장으로 채워지는가 하는 질문과, 이러한 성적인 과정에서 순수한 중독성 자극과 생리적인 자극 사이에 어떤 상호작용이 일어나는가 하는 문제는 모두 현재 우리의 지식수준으로는 가설적으로도 다루어질 수밖에 없는 것이다. 우리는 성의 과정에 대한 이 견해에서 본질적인 것, 즉 성적인 대사 작용을 통해 특별한 종류의 물질이 생겨난다는 가정을 고수하는 정도에 그쳐야 할 것이다.[111]

확실히 프로이트의 '리비도'는 프로이트 이전 연구들이 말하는 '의식적인 성갈망'과는 다르다. 프로이트의 '리비도'는 성충동 에너지로서 심리적, 생리적 의미를 모두 포함한다. 프로이트는 리비도의 '화학적 물질들'을 가정했고, 그것의 정신적 표현을 '자아 리비도(Ich-libido)'라고 불렀다. 그러고는 자아 리비도의 생성, 증가와 감소, 분배와 치환 등은 관찰된 성심리적 현상을 설명할 기회를 제공해 줄 것이라고 보았다.[112]

하지만 후반으로 갈수록 프로이트는 리비도 개념에서 생리화학적 특성들과 자연스런 성충동 요소들을 제거해 나간다. 프로이트는 처음에는 신경증을 본능적인 성충동과 그것을 억압하고 금지하는 부정적 사회 사이의 갈등의 결과로 이해하였다. 환자에게 관찰되는 증상은 무

---

111) 지그문트 프로이트, 『성욕에 관한 세 편의 에세이』, pp.339~340.
112) 위의 책, p.342.

의식적 심리수준에서 왜곡된 형태로 관철되는 이러한 충동의 표현으로 여겨졌다. 어쨌든 프로이트의 충동이론에서 가장 기초가 되는 부분은 리비도 이론, 즉 성충동 이론이다.

하지만 프로이트는 나중에 '성충동'에 '파괴충동'을 대치시키고 '죽음충동'을 끌고 들어온다. 이제 '죽음본능(타나토스)'이 '성본능(에로스)'과 양대산맥을 이루는 인간의 근원적 본능이 되었다. 나중에 자세히 설명하겠지만, 이 죽음충동을 끌어들여 프로이트는 인간과 사회의 모든 부정적 현상, 즉 파괴충동이나 공격성, 환자의 부정적인 치료반응[113] 등을 설명하는 근거로 내세우게 된다. 그리하여 성본능을 만족시키는 '쾌락원칙'을 점차 버리고, 현실에 적응하기 위해 고통을 견디거나 본능을 억압 혹은 승화해 나가야 한다는 '현실원칙'을 강조한다. 여기에서 충동(나중에는 이드)을 억제하는 것이 문명을 발달시킨다는 '문화이론'으로 발전한다.

마음이론에서 프로이트의 중요한 발견은 인간 마음의 거대한 근원인 '무의식(無意識, Unconsciousness)'에 대한 것이다. 무의식은 지각하

---

113) 부정적 치료 반응(negative therapeutic reaction)이란 치료가 되어가는 과정에서 일시적으로 악화되는 현상을 말한다. 프로이트(1923)가 처음으로 제시한 임상적 현상으로, 내담자가 치료 과정에서 진전을 보인 이후 갑자기 치료시간에 늦게 오거나 약속을 잊어버리거나 자기탐색을 잘하리라 기대하였는데 꼬투리나 잡으면서 시간을 보내거나 지난 시간에 무슨 일이 있었는지 거의 기억하지 못하는 식으로 나타난다. 부정적인 치료반응의 이면에는 내담자의 무의식적 죄책감, 시기심, 파괴성 등이 도사리고 있는 경우가 많다. 프로이트는 이 억압된 자아방어기능 현상에서 '무의식적 죄책감', 나아가서는 '처벌욕구'를 끌어냈고, 결국 '죽음충동'을 도입하게 되었다. 라이히는 이것을 삶과 성을 부정하도록 길들여진 사람들의 만성적인 근육경련에 의한 생리학적 '쾌락불안'이자 유기체적 '쾌락불능'으로 보았다.

지 못하는 경험과 기억으로 구성되어 있으나 행동을 결정하는 주요인으로 본능에 의해 지배된다고 보았다. 프로이트는 무의식의 문턱으로 들어가는 영역으로서 의식과 무의식의 중간지대인 '전의식(前意識, Preconsciousness)'을 설정하여 '의식-전의식-무의식'의 구도를 설정한다. 무의식은 의식화될 수 없는 금지된 원망 및 반사회적인 욕구, 충동들과 관념을 저장해 놓은 넓은 바다와 같은 영역으로 묘사된다. 또한 무의식은 본능적 충동에 의해 지배되는 영역으로 적절하게 억압되어 의식세계로 표출되어야 한다는 것이다. 이처럼 무의식 이론은 억압가설과 함께 간다.

그런데 무의식 이론에서 한발 더 나아가 프로이트의 마음이론은 후에 '이드(id)-자아(ego)-초자아(superego)'의 도식으로 발전한다.[114] 여기서 '이드(id)'는 '쾌락원리'를 따르는 모든 본능의 저장소로, 본능적 충동인 '리비도'의 영역과 동일하다. '자아(ego)'는 현실을 인지하고 조정하여 '현실원리'에 따라 합리적 역할을 수행한다. '초자아(superego)'는 초월적인 '도덕원리'에 따라 개인의 양심과 이상에 따라 작동한다. 억압은 자아와 이드 사이에서 일어나는 하나의 과정이 되고, 충동과 사회의 대립 위에서 억압은 '충동의 승화'로 나아가기도 한다. 억압의 원동력은 자아의 자기보존충동, 처벌공포로써 '초자아'의 작동이라고 제시된다. 『토템과 터부』[115] 이후에 프로이트는 무의

---

114) 현대 정신분석학은 초기의 '의식-전의식-무의식'의 구도를 '지형 이론'이라고 하고, 후기의 '이드(id)-자아(ego)-초자아(superego)'의 도식을 '구조 이론'이라 하며, 그 두 이론을 상호 보완적으로 사용하고 있다.

115) 『토템과 터부』(Totem und Tabu, 1913). 이 책은 『꿈의 해석』(1900)과 『정신분석학 입문 강의』(1916~1917) 사이에 자리 잡는 가장 중요한 저

식적 도덕과 무의식적 죄책감에 대해 말하기 시작한다. 더 나아가 『쾌락원칙을 넘어서』[116)]에서 '현실원칙'을 내세우고 '죽음충동' 가설을 끌어들인다.[117]

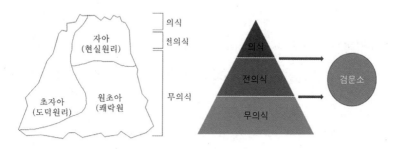

〈그림 1〉 프로이트의 의식 수준 및 성격의 구조

술이면서 『정신분석학 입문 강의』의 내용을 예견하게 할 뿐 아니라 프로이트의 사회인류학과 아울러 사회심리학에 대한 지대한 관심을 보여 주는 작품이기도 하다. 프로이트는 터부가 이중적인 사회적 태도에서 기인하는 것이며, 실제로는 사회적으로 금지된 행동을 무의식적으로 끝없이 갈망하는 경향을 보여 주는 것이라고 주장하여, 외견상 불합리하게 보이는 터부의 속성을 가장 독창적으로 설명했다.

116) 『쾌락원칙을 넘어서』(Jenseits des Lustprinzips, 1920). 프로이트는 쾌락원리보다 더 근원적이고 쾌락원리와 무관한 경향들이 쾌락원리 너머에서 작용한다고 가정한다. 프로이트에 의하면, 우리의 정신과정의 흐름은 번번이 불쾌한 긴장을 완화시키는 방향으로, 즉 불쾌를 피하거나 쾌락을 유발하는 방향으로 접어든다는 것이다. 그러나 다른 한편으로는 모든 생명의 목표는 죽음이기 때문에, 모든 생명체들이 내부적인 원인으로 죽어서 무기체 상태로 돌아가는 것을 예외 없는 경험으로 받아들인다는 것이다. 따라서 프로이트는 생물이 무생물 상태, 최초의 생명이 없는 상태, 생명이 생기기 이전의 상태로 돌아가려는 욕동, 죽음욕동이 쾌락원리 너머에서 지배한다고 가정한다.

117) 윤수종, 『오르가즘과 성혁명:빌헬름 라이히의 논의를 중심으로』, 『진보평론』(제40호, 2009 여름호), p.284.

라이히는 프로이트의 초기 리비도 이론을 계승하여 성욕의 억압이나 승화가 아닌 '자연스런 욕망의 해방'으로 나아간다. "성적 긴장은 다른 긴장들의 불쾌한 본성과는 달리, 쾌락적 성격을 갖는다."[118]는 프로이트의 언급에 주목한 라이히는 충동 속에서 '쾌락의 운동적 측면'을 보게 되었다. 충동은 그 자체가 '운동적 쾌락'이며, 성충동은 이미 경험한 쾌락에 대한 운동적 기억이라는 것을 임상관찰 속에서 파악하고, 충동의 본질은 '쾌락'이라고 보았다. 쾌락은 또한 흥분의 양과 쾌락의 질 사이의 기능적 통일로 나아간다고 보았다.[119]

또한 라이히는 리비도, 즉 성충동의 본질은 측정 가능한 것으로 보고 실제로 성흥분에 따른 피부 전위 변화 실험을 통해 '생체전기에너지'와 '성에너지'가 같다는 것을 증명하기에 이른다. 이 성에너지는 신체 전체에서 작용하지 생식기의 간선에서만 작용하는 것은 아니라고 보았다. 프로이트가 화학적 성질의 것으로 예견한 리비도의 본질을 라이히는 '생체전기에너지'로 실험을 통해 밝힌 것이다.[120] 이를 통해 라이히는 심리적 성질의 리비도가 생물학적인 성질의 것임을 강조하였고, '생체전기에너지' 개념을 통해 심리와 생리의 전혀 다르게 보

---

118) 지그문트 프로이트, 『성욕에 관한 세 편의 에세이』, p.336.
119) 빌헬름 라이히, 『오르가즘의 기능』, pp.75~77.
120) 성충동의 본질을 '생체전기에너지'로 규명한 것은 화학적 성질의 것, 즉 성호르몬의 작용으로 성충동을 설명하는 서양의학적 방식보다 훨씬 포괄적이고 근본적인 접근이라고 생각된다. '생체전기에너지'는 동양의 기(氣)와 동일한 개념으로서, 동양의학에서 말하는 성에너지는 물질적인 정액, 성호르몬, 그리고 생식에 관여하고 성적 흥분을 유발하는 비물질적인 정기(精氣)를 모두 포괄하는 개념이다. 정액과 정기 혹은 성에너지의 관계는 제4장 3절의 '빌헬름 라이히와 동양 성의학의 성치료 방법 비교'에서 더 자세히 논의된다.

이는 두 세계를 하나로 통합하는 길을 열게 된다.

라이히는 프로이트의 리비도 이론을 계승하려 했으나, 성해방을 통한 욕망 해방의 방향으로 치료기법이 진전되면서 프로이트와 대립하게 된다. 라이히는 신경증의 경제적 양적 요인, 즉 에너지문제를 연구하게 되면서 신경증의 신체적 핵심을 찾고자 했다. 그러한 과정에서 인간의 가장 근본적인 본능에너지인 성에너지와 그와 관련한 성기 기능, 오르가즘에 관심을 두게 되었다.

충동이론과 관련하여 라이히는 프로이트가 충동을 '이원적인 구조'(억압받은 반사회적 충동과 표면적 충동)로 본 것에 대해서, '3중 구조'를 제시하게 된다. 프로이트는 무의식을 주로 반사회적인 충동으로 구성된 것으로 보고, 그 반사회적인 충동들이 인간의 내면에 있는 것으로 상정하였다. 이에 대해서 라이히는 '반사회적인 충동들'은 인간의 '생물학적인 자연스런 충동'이 사회에서 억압되어서 왜곡되어 나타난 것이라고 주장하였다. 즉, 라이히는 프로이트의 욕동으로 넘실대는 무의식을 두 부분으로 나누어 '자연스런 일차적 충동-반사회적인 이차적 충동-표면적 충동'이라는 3중 구조로 충동이 인간 내면에 사리 잡고 있다고 보았다.

여기서는 이미 왜곡된 '반사회적인 충동들'을 억압하는 문명론은 문제해결의 부차적인 방식이 되어버린다. '자연스런 일차적 충동'이 건강하고 유쾌하게 펼쳐져 나가게 하는 것이 문제해결의 핵심이 되는 것이다.[121] 그러므로 라이히는 반사회적인 충동층을 뚫고 인간의 생물

---

121) 윤수종, 『오르가즘과 성혁명:빌헬름 라이히의 논의를 중심으로』, 『진보평론』(제40호, 2009 여름호), pp.285~286.

학적 핵심층인 때 묻지 않은 본성으로 들어갈 것을 강조했다.

자연스런 것, 정상적인 것, 건강한 것이 위치해 있는 핵[건강한 생물학적 본성]에 도달하기 위해서는, 당신은 중층[반사회적인 이차적 충동들]을 통과해야 합니다. 중층 속에서는 테러가 도사리고 있습니다. 그뿐만이 아닙니다. 그곳엔 살인이 기다리고 있습니다. 프로이트가 죽음의 본능이란 것 밑으로 포섭하려고 노력한 모든 것이 바로 그 중층에 존재해 있습니다. 그는 그것이 생물학적이라고 생각했습니다. 그것은 생물학적인 것이 아니었습니다. 그것은 문화적인 인위물입니다. 그것은 인간이라는 동물에 대한 구조적 악의입니다. 그러므로 프로이트가 에로스라 부른 것, 혹은 내가 오르곤의 흐름 내지는 원형질의 흥분(생에너지 조직의 기본적 원형질 활동)이라고 부르는 것에 도달하려면, 당신은 지옥을 통과해야만 합니다. …… 인류는 그 핵에, 그 생명력에 충일하고 건강한 핵에 도달하려고 노력하고 있습니다. 그러나 그것에 도달하려면, 인류는 살인, 살해, 파괴라는 이러한 국면을 통과해야 합니다. 프로이트가 파괴본능이라고 불렀던 것이 그 중층 속에 있습니다. 그것이 좌절될 때 황소는 미쳐 날뛰어 파괴적이 됩니다. 인류 역시 마찬가지입니다. 그것은 진실한 것-사랑, 생명, 이성-에 도달하기 전에 당신은 지옥을 통과해야 한다는 것을 의미합니다.[122]

지금까지 살펴본 라이히의 충동이론을 정리해 보면, 인간 본래의

---

122) 빌헬름 라이히, 황재우 역, 『프로이트와의 대화』(종로서적, 1982), p.104.

생물학적 충동은 자연스런 본능이며, 이 본능의 만족, 즉 오르가즘에 이르는 길이 반사회적인 충동들이나 신경증을 극복하는 근본적인 해결책이라는 것이다. 그러므로 라이히가 말하는 욕망 해방은 일반인들이 우려하는 바와는 달리, 무분별하게 욕망을 탐닉하는 것이 아니라 인간 본래의 자연스런 본능을 만족시키려 하는 데 있다는 사실을 인식할 필요가 있다.

3. 프로이트의 문화이론과 라이히의 성경제학적 도덕

프로이트의 문화이론은 충동을 억압하거나 거부함으로써 문화가 성립된다는 주장이다. 그는 인류가 불을 발견하는 과정을 설명하면서 자신의 견해에 정당성을 부여하고 있다. 그의 기본적인 사고는 문화적인 성취는 성에너지를 승화한 결과이며, 그로부터 성억압 내지는 성억제는 모든 문화 형성의 필수불가결한 요소라는 것이다.[123]

이런 충동(나중에는 이드)을 억제하는 프로이트의 문화이론은 그가 초기 시절에 추구했던, 리비도(성충동) 해방을 통해 개인의 병리현상을 해소해야 한다는 리비도 이론과는 대립되는 것이다. 라이히는 프로이트의 변화된 후기 이론을 그 당시 사회와의 타협의 결과라고 단호하게 비판했다. 성과 문화의 절대적 대립이 도덕, 철학, 문화, 과학, 심리학, 심리치료 전체에서 건드릴 수 없는 도그마로 자리 잡고 있었기 때문이다.

프로이트는 초기에 "성의 억압은 사람들을 병들게 하고, 노동력을

---

123) 빌헬름 라이히, 『성혁명』, p.73.

감소시킬 뿐 아니라 동시에 문화의 창조를 불가능하게 한다.”는 혁명적인 이론을 주장했다. 그런데 그의 초기 주장은 엄청난 소동을 야기하며 유럽 부르주아들에게 불안감과 위기의식을 심화시켰다. 지금까지 충동 억압에 근거하여 존속해 온 국가와 종교, 가정 체계의 위계질서를 몽땅 허물어뜨리는 결과를 초래하게 될까 두려웠기 때문이다. 프로이트가 삶의 에너지를 노동이 아니라 성생활로 소모시킬 것을 설파하자, 유럽 부르주아들은 그가 미풍양속 및 윤리를 위협하고 있다며 프로이트를 향해 신랄한 비난을 가했다.

이런 사회의 거센 항의에 봉착하자 프로이트는 충동 해방에서 방향을 틀어 충동 승화나 거부를 통해 문화의 담지자가 된다는 이론으로 나아간다. 프로이트는 충동 억압과 충동 포기에는 오래전에 형성된 무의식적 도덕과 무의식적 죄책감이 내재해 있기 때문이라고 설명한다.[124] 이로써 프로이트는 간접적으로 지금까지 지배해 온 권위주의적이고 강제적인 성윤리를 정당화하게 된다.

바로 여기서 그 유명한 오이디푸스 콤플렉스 이론[125]이 등장한다.

124) 이에 대한 논의는 프로이트의 저술 『토템과 터부』에 잘 나타나 있다.
125) 오이디푸스 콤플렉스(Oedipus complex). 정신분석이론에서 이성 부모에 대한 성적 접촉 욕구나 동성 부모에 대한 경쟁의식을 가리키는 말. 프로이트의 심리성적 발달과정에서 매우 중요한 단계이다. 이 용어는 그리스 신화에 나오는 테베의 영웅 오이디푸스의 이름에서 따온 것으로, 그는 모르는 상태에서 자기 아버지를 죽이고 어머니와 결혼했다. 여성에게 나타나는 이와 비슷한 현상은 엘렉트라 콤플렉스라고 하는데, 이 용어 역시 자기 어머니의 살해를 도운 또 다른 신화 속의 인물 이름을 딴 것이다. 프로이트는 오이디푸스 콤플렉스를 약 3~5세 아동들의 특징으로 보았다. 그는 보통 이 단계가 아동이 자기 자신을 동성 부모와 동일시하고 자기의 성적 본능을 억제하게 되었을 때 마무리된다고 했다. 성인의 의식 있는 정신을 지배하는 도덕 원리인 초자아도 오이디푸스 콤플렉스를 극복하는 과정에 그 근거를 두고

프로이트는 인간의 무의식적 죄의식을 원시시대에 있었던 부친 살해 사건으로 설명하고 있다. 오이디푸스가 부친 라이오스를 살해하고 어머니 요스카데를 차지하려는 욕구는 단지 역사적 사건일 뿐 아니라 오늘날 인간의 심리발달 과정과 사회 조직, 도덕적 금기, 그리고 종교에서도 유사한 형태로 나타난다고 보았다. 자식은 권력과 성에 대한 욕망을 억압하기 때문에 아버지를 사랑하면서도 증오한다. 결국 아들은 아버지를 살해하지만, 아들의 마음속에 솟구쳐 오르는 것은 후회의 감정이다. 아들은 아버지의 대용물인 토템을 죽이기를 망설이게 되며, 자유를 되찾은 여자들(특히 어머니)과 정상적으로 성관계를 치르지 못한다. 아들은 근친상간의 금지 및 토템 동물에 대한 살육의 금지라는 두 가지 계명을 창조하는데, 아버지를 죽였다는 죄의식은 노이로제라는 병적 증세를 처음부터 내재하고 있다고 한다.[126]

라이히는 인류의 문명과 문화를 오이디푸스 콤플렉스로 짜 맞추려는 프로이트의 가설을 반박했다. 라이히에 의하면 프로이트의 오이디푸스 콤플렉스 이론은 과거에 실존한 구체적인 역사적 사실을 근거로 하지 않고, 프로이트가 머릿속에서 추상적으로 만들어 낸 산물이라고 보았다. 왜냐하면 성억압은 전혀 없고 완전히 자유로운 성생활을 하면서도 고도의 문화를 지닌 사회가 있기 때문이다.

실제로 라이히는 그의 저서『강제적 성도덕의 출현』에서 1929년에 출판된 인류학자 말리노프스키(B. Malinowski)의『미개인의 성생활』

있다. 프로이트는 오이디푸스 콤플렉스에 대한 반작용을 인간정신의 가장 중요한 사회적 성취라고 생각했다.

126) 박설호,『지배 이데올로기, 혹은 해방으로서의 성』,『문화과학』(1995, 봄호), pp.172~173.

이라는 책을 토대로, 원시시대에 존재했던 씨족 집단의 성생활을 기술하고 있다.[127]

말리노프스키는 멜라네시아의 트로비안드 섬에 살고 있는 트로비안더 미개인의 성생활을 오랫동안 추적하여 그들의 억압 없는 자유로운 성풍습을 그렸다. 어른들은 옛날에 성행했던 군혼생활은 사라졌지만, 마음에 드는 상대를 얼마든지 골라서 그들의 자식이 보든 말든 성행위를 하였다고 한다. 청소년과 소녀들은 둘씩 짝을 지어 성행위 연습을 해도 좋았으며, 다만 어른이 성교할 때는 그들은 머리를 땅바닥 아래로 내려놓아야 했다고 한다. 이는 성행위의 수치심 때문이 아니라 아이들의 떠들썩한 소리에 어른들이 방해받지 않으려는 이유에서 내려진 조처였다.

여기서 라이히가 밝히고자 한 것은 다음의 두 가지 사항이었다. 그 하나는 트로비안더 원시인들에게 남녀 사이의 질투심, 소유욕 그리고 노이로제 등의 현상이 전혀 나타나지 않았다는 사실이요, 다른 하나는 이들 집단에서 결혼지참금(결혼지참물)이라는 풍습이 생겨남으로써, 모계혈통 중심주의는 서서히 자취를 감추고 가부장적 부권사회가 등장하게 된다는 사실이다.

문제는 트로비안더 원시인들에 관한 인류학적 논의 자체가 아니다. 오히려 여기서 중요한 사항은 라이히가 말리노프스키의 인류학을 바탕으로 프로이트의 오이디푸스 콤플렉스를 전적으로 비판한 사항이다. 한마디로 오이디푸스 콤플렉스에 대한 라이히의 비판은 생물학

---

127) B. Malinowski, *The Sexual-Life of Savages in Northwesten Melanesia*, 1929. 라이히는 1930년 발간된 말리노프스키의 다른 저서 *Sex and Repression in Savage Society*(『미개사회의 성과 억압』, 한완상 역, 삼성출판사, 1990)도 가끔 인용하고 있다.

적, 인류학적 사실에 근거하여 프로이트는 인류학 연구에 바탕을 둔 사실적 요건들을 전혀 고려하지 않고, 다만 머릿속에서 추측해 낸 사변적인 패러다임을 역사와 문화의 이론 등에 추상적으로 적용하고 있다는 것이다.[128]

이러한 이론에서 사회학적으로 볼 때 오이디푸스 콤플렉스는 사회가 어린이들에게 강요하는 '성의 제한'의 원인이라기보다는 결과이다. 따라서 성의 억압은 전체 문화 형성의 토대가 아니라 모든 형태의 문화 속에 나타나는 어떤 특정한 문화, 즉 가부장적 문화의 대중심리학적 기초가 될 뿐이라는 것이다.

프로이트의 문화이론은 성충동의 억압과 포기를 전제로 한다. 프로이트에 의하면 성충동이 억압되고 거부되는 근본적인 이유는 오이디푸스의 죄의식 때문이다. 그런 죄의식 때문에 사람들은 '쾌락원칙'을 버리고 '현실원칙'을 강요당하게 된다. 그러므로 욕망을 억압하는 '쾌락원칙'을 바탕으로 문화 및 문명세계가 만들어진다는 것이다. 그런데 개인의 충동이 억압당하면 당할수록 노이로제나 히스테리 증상이 더욱 발병하듯이 욕망의 억압과 포기를 통해서 이루어진 한 사회의 문화 역시 암울하며 파괴적 성향을 지니고 있다고 한다.[129]

라이히는 프로이트의 문화이론이 애초의 충동이론에 대한 포기를 통해 스스로 문화에 적응하게 되었다고 강하게 비판한다. 그리고 성의 억압과 포기가 문명과 문화의 발전을 가져오고 노이로제를 낳았다

---

128) 박설호, 「지배 이데올로기, 혹은 해방으로서의 성」, 『문화과학』 (1995, 봄호), pp.174~175.
129) 이에 대한 논의는 프로이트의 저술 『문명 속의 불만』에 잘 나타나 있다.

면 우리가 어떻게 노이로제의 예방책을 기대할 수 있을 것인가 반문한다. 프로이트의 문화이론에 의하면 노이로제라는 병리 현상은 문화의 발전을 위한 필요악이기 때문이다.

라이히는 프로이트와 달리 인간의 무의식적 충동을 반사회적이고 악한 것으로만 보지 않고 두 가지 형태로 구별했다. 하나는 인간의 자연스러운 생물학적 욕구인 일차적 충동이요, 다른 하나는 사회의 인위적 도덕을 통해 만들어진 반사회적 충동이다. 자연스러운 생물학적 욕구가 권위주의적 도덕이나 윤리에 의해 억압되면 만족되지 않은 리비도가 노출증, 치정 살인충동, 변태성욕과 같은 반사회적이고 사악한 충동을 낳게 된다는 것이다. 의식화될 수 없는 금지되고 억압된 원망 및 반사회적인 욕동들을 저장해 놓은 넓은 바다와 같은 영역으로 프로이트가 묘사한 무의식은 바로 '억압된 리비도'일 뿐이며, 그 아래 인간의 자연스런 생물학적 욕구층이 존재한다는 것이다.[130]

대부분의 사람들은 인간의 생래적인 자연스런 충동을 억압하고 거부한 대가로 비교적 어린 나이부터 중증의 신경증에 시달리고, 성과 노동 능력이 심각하게 손상된다. 문화에 적응하려고 어린이는 자신의 충동을 억제해야 하지만, 충동을 억제하다 보면 신경증이 유발되고 이 신경증이 다시 어린이의 문화적 능력을 손상시켜서 결국 어린이 자체를 비사회적으로 만들어 버리는 모순이 발생한다는 것이다.

따라서 라이히는 자연스러운 '생물학적인 일차적 충동'과 도덕의 규제에 의해 양산된 '반사회적인 이차적 충동'을 철저히 구분해야 한

---

130) 빌헬름 라이히, 『성혁명』, p.81. 프로이트의 유망한 제자였던 융도 무의식에는 부정적인 역할뿐 아니라 긍정적인 역할도 있다고 주장했다.

다고 주장했다. 동시에 사회는 인간이 자연스러운 욕구를 완전히 성취할 수 있도록 도와주어야 한다는 것이다. 어릴 때 지나치게 성억압을 강요받지 않고 자위행위 등의 성기적 만족이 용인되면, '성울혈'이 생기지 않아 오히려 병적이거나 비사회적 충동을 거부할 수 있게 된다. 현재 비사회적인 무의식적 충동들이 도덕적 규제에 의해 양산됨으로, 그 규제가 사라지면 성억압과 함께 도착적이고 비사회적인 충동도 생기지 않을 것이다.

강제적 도덕의 관점은 성과 문화, 자연과 문명, 충동과 사회가 대립되고 모순되는 것으로 보고, 도덕적 규제의 필요성을 주장한다. 사람들이 도덕을 없애 버리면 동물적 충동이 난무하여 사회의 혼란을 가져오기 때문이라고 한다.

하지만 라이히에 의하면 도덕은 비사회적 충동들이 난무하기 이전에 지배 계급에 의해 생겨났다고 본다. 도덕은 원시사회에서 경제적으로 강력한 힘을 확장하던 상층 계급이 자연스럽고 그 자체로는 사회성을 파괴하지 않는 욕망을 억압하려는 일정한 이해 관심을 갖는 데서 생겨났다. 강제적인 도덕적 규제는 자신이 생산했던 조건들(반사회적인 이차적 충동들)이 실제로 사회생활을 위협하게 된 순간에 자신의 실존의 정당성을 얻었다.[131]

도덕적 세계는 수천 년 동안 특히 초기에 가부장제가 시작된 이래, 자연적인 생식욕을 억압해왔다. 따라서 그것은 이차적인 혹은 뒤틀어지고

---

131) 위의 책, p.86.

도색적인 동기를 창출해왔다. 그러므로 도덕적 세계는 애초에 자연적인 성욕을 억압함으로써 빚어진 도색 문학적인 인간 정신을 또다시 제어하기 위해 위생학적으로 손해가 막심한 도덕적 법률과 규칙으로 장벽을 쌓아 올리지 않을 수 없었다.[132)

그러므로 라이히는 '강제적이고 가부장적인 도덕'을 없애고 '자율적인 성경제학적 도덕'으로 대치시켜야 한다고 주장했다. 기존의 도덕은 반사회적 충동과 자연적인 생물학적 충동을 구분할 수 없기 때문에 자연스런 충동까지도 희생당하고 있다고 보기 때문이다. 하지만 자율적인 규율에 따라 행동하는 인간 성격 재구조화 과정은 오랜 시간이 걸리기 때문에, 권위주의 사회에서 자유로운 사회로 이행하는 과도기에서 이차적이고 비사회적인 충동에는 '도덕적 규제'를, 자연스러운 생물학적 욕망에 대해서는 '성경제학적 자기조절'을 하는 것이다.

발전의 목표는 점진적으로 이차적인 충동들과 이것들을 동반하는 도덕적 강제를 기능하지 못하게 하며, 이차적인 충동과 도덕적 강제를 완전히 성경제학적인 자기조절로 바꾸는 것이다.

성경제학은 도덕적 규제만큼이나 '도덕적인 행동'을 열망한다. 그러나 성경제학은 도덕적 행동을 다르게 확립하기를 바라며 도덕에 대해 완전히 다르게 이해하고 있다. 즉 자연에 대해 정면으로 반대하는 어떤 것이 아니라, 자연과 문명의 완전한 조화로 이해하고 있다. 성경제학은 강

---

132) 빌헬름 라이히, 『프로이트와의 대화』, p.66.

제적인 도덕적 규제에 대해 싸우지만, 삶을 긍정하는 도덕에 대해서는
그렇지 않다.[133]

그렇다면 '자율적인 성경제학적 도덕'이란 무엇인가? 그것은 어린
이와 청소년에 대한 금욕, 절대적이고 영원한 정조, 강제적 결혼제도
와 같은 외부적 규제가 아니라 자연스러운 욕망을 긍정하며 이를 온전
히 누릴 수 있을 때 창조해 낼 수 있다. 이는 강제적 규제나 억압이 없
으면 심적 유기체는 스스로 조절된다는 사실에 근거하고 있다.

예를 들면, 오르가즘 만족을 누릴 수 있는 사람은 자연스럽게 긴장
을 완화시킬 수 없는 사람과 비교할 때 일부일처의 성관계에서 더욱
탁월한 능력을 나타낸다. 그러나 이런 일부일처적인 태도는 일부다처
적인 자극을 억제하거나 도덕적 규율에 근거하지 않고, 오히려 어떤
특정한 상대와 생기 있고 행복감 넘치는 성관계를 언제나 반복해서 체
험하려는 성경제학적인 원칙에 근거하고 있다. 이에 대한 전제 조건은
상대와의 완전한 성 일치감이다. 하지만 어떤 특정한 상대가 지배적인
조건 아래서 규칙적으로 성생활을 유지할 수 없게 되면, 자신에 맞는
상대를 찾기 위하여 제어하지 못할 정도로 방황하게 된다.[134]

또 한 예를 들면, 자연스런 질투심과 소유하려는 질투심을 구분하
는 방식에서 성경제학적인 자기조절 원리를 이해할 수 있다. 자기가
사랑하는 상대가 남의 품에 안겨 있다고 생각할 때, 우리는 고통과 질
투심을 느끼는데 이러한 감정은 지극히 자연스러운 것이다. 그러나 결

---

133) 빌헬름 라이히, 『성혁명』, p.89.
134) 위의 책, p.70.

혼생활에서나 오랜 동거생활에서 전혀 성관계를 갖지 않는 사람이 자신의 상대로 하여금 어떤 다른 방법으로 관계를 맺는 것을 금지하는 것은 지극히 부자연스러우며, 이차적 충동과 일치하는 것이다.

결혼 의무와 가족 권위에 바탕을 둔 강제적 도덕은 자연스러운 사랑의 힘을 체험할 능력이 없는 만년 겁쟁이나 성불구자들의 도덕이며, 오직 경찰이나 혼인법의 도움으로만 헛되이 자신의 사랑을 추구하려는 도덕이다. 이처럼 성경제학적인 규제의 본질은 절대적인 규정이나 규범을 피하고, 삶의 의지 내지는 삶의 욕망에 대한 관심을 인간의 공동적 삶의 규제자로서 인정하는 것이다.[135]

한마디로 라이히의 성경제학적 도덕은 인간의 본능을 자연스런 것으로 보고 그 스스로의 규제와 자율적인 조절력을 무한히 신뢰하는 바탕에서 내세운 도덕이다. 이처럼 인간 내면의 양심과 규율을 강조한 점은 외적 억압과 규제, 도덕으로 양산된 현대 문명의 병폐인 각종 신경증과 불합리, 불평등을 해소하고 자연과 어우러진 행복한 문명을 창조하는 데 귀중한 시사점이 될 것으로 보인다.

제3절 오르가즘론

1. 성경제학 이론

빌헬름 라이히는 현대적인 성교육과 성의학을 최초로 개척한 사람

---

135) 위의 책, pp.92~94.

으로 평가되어야 할 정도로 성이론을 생리학적, 심리적, 사회적으로 다방면에 걸쳐 심도 있게 연구하고 체계화시켰다. 그가 생애 후반기에 제창하게 되는 몸과 마음의 전일성, 생명에너지로서의 오르곤에너지, 전인적 대체의료 등 혁명적인 다양한 이론과 연구들도 모두 최초의 성문제를 풀어가는 과정에서 실제적으로 그 실마리를 끄집어낼 수 있었다.

라이히는 많은 비난에도 불구하고 "오르가즘은 해안선과 같아서 다른 모든 것이 거기로부터 뻗어나간다."[136]고 보았다. 이는 성에너지[精氣]를 생명력의 원천으로 보는 동양의학적 사고와 통하는 데가 있다. 그러므로 라이히는 오르가즘을 통해 성충동을 건강하게 충족시켜 나가는 삶을 강조한다. 성을 부정하는 것은 곧 삶을 부정하는 것으로 심신의 다양한 병리뿐 아니라 사회적 병리도 양산한다고 보았다. 그는 먼저 성을 긍정하고 성에너지를 적절하게 조절해 나가는 삶을 '성경제학적 삶'이라고 하며 '성경제학(sex-economy) 이론'을 주창했다.

성경제학은 생체전기적 에너지가 조절되는 방식, 즉 한 개인의 성에너지를 조절하는 방식을 의미한다. 라이히는 '경제'라는 말을 '제

---

136) Wilhelm Reich, *Ether, God and Devil*(New York:Orgone Institute Press, 1949), 1장. 니체는 다른 말로 표현했다. "인간의 성생활의 정도와 유형은 정신의 마지막 정상까지 올라간다."(롤프 데겐, 최상안 역, 『오르가슴』(한길사, 2007), p.31에서 재인용.) 인도의 성자인 오쇼 라즈니쉬(1931~1990)는 성의 본질을 다음과 같이 간파했다. "성행위의 결과로 그대는 잉태되었다. 첫 번째 세포는 성(性)세포였고, 이 세포로부터 나머지 세포들이 생겨났다. 모든 세포는 기본적으로 성적이다. 그대의 몸 전체가 성세포로 만들어졌다."(오쇼 라즈니쉬, 손민규 역, 『남성』(지혜의 나무, 2006), p.31.)

기능에 대한 운영 및 통제'라는 의미에서 사용했다. 따라서 성경제학은 유기체 내의 생물학적 에너지에 대한 경제, 즉 유기체가 그 성에너지를 통제하고 균형 짓는 능력을 다루는 지식이라고 정의한다.

일반적으로 경제학의 가장 핵심 개념은 수요와 공급, 즉 생산과 소비라는 가장 기본적인 경제활동을 기반으로 한다. 언제나 필요한 만큼의 소비 즉, 수요가 있어야만 생산 활동이 지속적으로 이루어질 수 있다. 소비는 전혀 되지 않는데 생산 공장이 계속 가동되고 있다면, 결국 경제가 원만하게 돌아갈 수 없게 된다.

라이히는 이러한 경제적인 개념을 성에너지 현상에 도입한 것이다. 생명 유기체는 살아 있는 동안 생명력의 원천으로 성에너지(프로이트의 리비도)를 지속적으로 생산해내고 있다. 생산된 에너지는 자연스럽게 소비해야 한다. 자연스럽게 소비하지 않고 누적되면 이어서 새로운 재생산이 활발하게 진행될 수 없고, 결국 에너지 생산시스템 전체가 혼란에 빠지게 된다. 경제의 원리가 생산과 소비의 원만한 순환시스템을 기반으로 하듯이 성욕구도 결국은 이러한 성에너지의 원만한 순환시스템을 유지하기 위한 생물학적인 본능이라고 그는 보았다.

그런데 성에너지를 가장 자연스럽게 소비하며 완전히 해방시키는 체험이 바로 오르가즘이라는 형태로 표현된다는 것이다. 결국 오르가즘이란 이 성에너지를 완전히 방전시켜서 다시 인체 내에서 에너지가 새롭게 재충전될 수 있도록 만드는 역할을 수행한다는 것이다. 성적 오르가즘의 조절방식에 영향을 끼치는 것은 사회적, 심리적, 생물학적 요인들이 있는데, 성경제학은 바로 오르가즘 능력을 증강시키는 방향에서 이러한 요인을 다루어 나간다. 정신분석을 심리학의 영역이라 한다면, 성경제학은 성욕구의 생물학적·생리학적·감정적·사회적 과정을 탐구하는 성과학이라고 볼 수 있다.

성을 긍정하는 삶, 즉 성경제학적 삶과 관련하여 라이히는 다음과 같은 연구결과를 강조한다.

① 심리적(정신) 건강은 오르가즘 능력, 즉 자연스러운 성행위에서 성 흥분의 절정을 경험하고 그것에 빠져들 수 있는 정도에 달려 있다.

② 사랑능력에 대한 비신경증적인 성격태도가 정신건강의 토대를 이룬다. 삶의 힘은 강제적 의무나 강제적 도덕 없이도 자연스럽게 조절된다. 반사회적 행동들은 자연스러운 삶을 억압함으로써 생겨나는 이차적 충동에서 연유하며, 이 충동들은 자연스러운 성과 모순된다.

③ 정신질환은 자연스러운 사랑능력이 방해받아 생긴 결과이다. 수천 년 동안 사회의 성적 무질서는 인간을 현존하는 존재조건에 정신적으로 종속시키고 삶의 외적인 기계화를 내면화시키는 기능을 했다.

④ 압도적인 다수의 사람들이 고통 받고 있는 오르가즘 불능에서는 생물학적 막힘(울혈)이 발생하는데 이것이 비합리적 행동의 원천이 된다. 삶과 성을 부정하도록 길들여진 사람은 만성적인 근육경련에 생리학적으로 결박되어 있는 쾌락불안을 지니게 된다.[137]

이처럼 성경제학적 삶은 생리학적·감정적·사회적 영역 모두에서 성욕구를 경제적 방식에 따라 조절하며 건강하게 펼칠 것을 강조한다.

---

137) Reich, Wilhelm, *Genitality, Farrar, Straus and Giroux*, New York, 1980. 윤수종, 『오르가즘과 성혁명:빌헬름 라이히의 논의를 중심으로』, 『진보평론』(제40호, 2009 여름호), pp.287~288에서 재인용.

일찍이 라이히는 정신분석학적 아이디어를 확장한 성격학 연구에 대한 기여로 명성을 얻었다. 이러한 성격학 연구와는 달리 오르가즘 능력에 대한 라이히의 연구는 전례가 없는 독창적인 이론임에도 불구하고 1920년대부터 현재까지 정신분석학계 안팎에서 조롱거리가 되어 왔다. 그는 '오르가즘을 전파하는 예언가'나 '성기 유토피아의 창시자'라고 불리곤 했다.[138] 이제라도 성이론을 다방면으로 탐구한 라이히를 성과학의 선구자라고 재평가할 때라고 사료된다.

2. 오르가즘 능력

라이히는 성기능에서 중심적인 역할을 하는 것은 '오르가즘'이라고 보았고, 완전하고 반복적인 성기적 만족을 통해서 신경증을 극복할 수 있다고 주장했다. 여기에서 다시 한 번 비성기적 성이 아니라 성의 본론인 성기적 만족을 강조하고 있음을 주목해야 한다.

모든 종류의 정신질환에서 그 심각성의 정도는 성기 장애의 심각성과 직접적인 관련이 있다. 치료의 전망과 성과는 성기적으로 만족할 수 있는 충분한 능력을 확립할 수 있는가에 직접적으로 달려 있다.[139]

우리는 인간의 심층구조에 대한 성격분석적 탐구로부터 인간을 계속 제한하는 것은 그의 기본적인 성기 장애, 그의 오르가즘 불능이라는 것

---

138) 마이런 새라프, 『빌헬름 라이히:세상에 대한 분노』, p.135.
139) 빌헬름 라이히, 『오르가즘의 기능』, p.127.

을 알고 있다.[140]

라이히가 이런 결론에 도달하게 되는 것은 1920년 12월 프로이트가 치료하라고 보낸 한 어린 학생의 임상경험에서부터 시작된다. 그는 반추강박증, 셈강박증, 강박적인 항문환상, 습관적인 자위행위, 심각한 신경쇠약 증상 등으로 고통 받고 있었다. 라이히는 수개월 동안 그를 치료했지만 반추강박증은 강박증적인 연상으로 이행했고, 전혀 희망이 없는 듯 보였다. 그때 근친상간 환상이 나타났고, 그 환자는 처음으로 만족스럽게 자위를 했으며 그 증상들이 단번에 사라졌다. 이후 증상들이 몇 차례 반복되었으나 라이히는 자위행위에 대한 그의 죄책감을 밝혀내 교정하는 데 성공했다. 총 9개월의 치료 후에 그는 일상생활을 할 수 있을 정도로 아주 호전되어 퇴원했으며, 이후 결혼했고 건강하게 살았다.[141]

또한 라이히는 스물다섯이 되던 1922년에 성기적 논문에 대한 첫 논문 「자위형식의 특수성에 관하여」(Über Spezifität der Onanieformen)를 썼고, 이는 1922년에 『국제정신분석학지』에 실렸다. 논문에서 그는 "어떤 환자도 자위행위를 하면서 자연스러운 성행위를 통해 쾌락을 경험한다는 상상을 하지 못했다."는 점을 주목했다. 여기서 라이히는 남성 환자들의 자위 환상이 두 부류로 구분될 수 있다는 것을 알았다. 첫 번째에서는 페니스가 기능을 하고 발기해서 적극적인 행동을 하지만 살인무기나 힘을 증명하는 가학적인 구실을 했다. 두 번째에서

---

140) 빌헬름 라이히, 『그리스도의 살해』, p.62.
141) 빌헬름 라이히, 『오르가즘의 기능』, p.113.

는 페니스가 축 늘어진 상태이고, 맞거나 묶여 있거나 고문당하는 피학적인 환상이 존재했다.

라이히는 이러한 관찰에서 환상과 사실조작 속에서 드러나는 행위의 형식이 무의식적 갈등에 접근하는 데 도움이 된다는 사실을 알게 되었고, 신경증 치료에서 성기적 성욕이 지닌 역할을 추적할 수 있었다. 예를 들면 건강한 자위에는 '자위했다'는 행위에 그치지 않고 건전한 이성애적 성교에 대한 환상이 동반되어야 한다고 가정했다.[142]

1923년 1월 라이히는 한 심인성 경련 환자의 병력을 발표했다. 그 환자는 횡격막 경련을 지닌 나이 든 여성으로, 성기 자위를 하도록 하여 그 경련을 개선했다. 그리고 1923년 11월 28일, 라이히는「정신분석적 진단 및 치료법의 관점에서 본 성기적 성에 관하여」(Über Genitallität, vom Standpunkt der psychoanalytischen Prognose und Terapie)를 발표했다. 이는 그가 3년 동안 관찰한 내용이었는데, 이 역시 1924년에『정신분석학지』에 실렸다.

발표하는 동안 그전과는 달리 회의의 분위기가 냉담했다. 토론시간에 사람들은 성기 장애가 신경증의 중요한, 나아가 가장 중요한 증상이라는 라이히의 주장이 틀렸다고 말했다. 또한 성기적 성을 평가해야만 진단과 치료를 제대로 할 수 있다는 주장에 대해서도 반박했다. 분석가 두 명은 '완전히 건강한 성기생활'을 하는 많은 여성 환자들을 알고 있다고 완강하게 주장했다.

라이히는 이러한 논쟁에서 불리한 입장이었는데, 왜냐하면 겉으로

---

142) 마이런 새라프,「빌헬름 라이히:세상에 대한 분노」, pp.136~137.

보기에는 어떠한 성기 장애도 없는 것처럼 보이는 남성 환자들이 많이 있다는 것을 인정해야 했기 때문이었다. 성기 기능이 건강한 신경증 환자가 많이 있다는 반박은 라이히로 하여금 '성기적 건강'에 더욱 주목하게 하였다. 성기 행위에 대해 명확히 분석하는 것이 정신분석에서 엄격하게 금지되어 있다는 것은 믿기 힘든 일이긴 하지만 사실이었다. 그러니 자연스러운 오르가즘의 기능에 관해 무엇인가를 아는 사람은 당연히 아무도 없었다. 라이히 스스로 이 문명화된 수줍음에서 완전히 벗어나, 사람들이 '교미하기'를 '사랑스런 성행위'와 혼동한다는 것을 깨닫는 데에는 2년 이상의 경험이 필요했고, 오르가즘 장애를 완전히 이해하여 그것을 기술적으로 올바르게 제거하는 것을 배우기까지는 10여 년이 걸렸다.[143]

> 내 환자들이 자신들의 성행위 시의 행위와 경험을 정확하게 기술하면 할수록, 그들 모두가 예외 없이 성기 기능의 심각한 장애를 가지고 있다는 나의 임상적 확신은 더욱 확고해졌다. 특히 그것은 가능한 한 많은 여성들을 소유하거나 정복하려 하고, 하룻밤에 여러 번 '할 수 있다'고 크게 떠벌리기를 좋아하는 남성들에게 들어맞았다. 그런 남성들은 비록 발기능력은 대단하지만 사정 순간에 전혀 쾌감을 경험하지 못하거

---

143) 빌헬름 라이히, 『오르가즘의 기능』, pp.128~132. 성기적 건강에 대한 이런 논쟁은 개방적인 현대사회에서 더욱 가열될 수 있다. 성생활이 가능하고 자주 성관계를 갖는다고 하여 건강하고 만족스런 성기능을 수행하고 있다고 생각하는 건 크나큰 오류를 범할 수 있다. 잘못된 방식으로 성생활을 행하면 자기 자신뿐 아니라 상대방에게 큰 해를 끼치는 경우를 종종 목격하곤 한다.

나 아주 적은 쾌감만을 경험하고 심지어는 정반대의 것, 즉 혐오감과 불쾌감을 경험하기도 한다는 것이 명백해졌다. 성행위 동안의 환상을 정밀하게 분석한 결과, 남성들은 보통 사디스트적이거나 떠벌리는 태도를 취하며, 여성들은 불안이나 억제 혹은 남성성 체험을 한다는 것이 밝혀졌다. 이른바 능력 있는 남성에게 성교는 여성을 뚫고, 압도하고, 정복하는 것을 의미했다. 그런 남성들은 아직 자신의 능력을 증명하고 싶어 하거나 자신의 발기 지속에 대해 경탄받길 원할 뿐이다. 이 '능력'은 그 동기들을 밝힘으로써 쉽게 파괴할 수 있었고, 그 배후에서 심각한 발기 장애 및 사정장애가 드러났다.[144]

라이히는 성 수행능력을 과시하는 수단으로 성행위가 왜곡됨으로써 남성들의 오르가즘 능력은 심각하게 훼손되고 있다고 보았다. 그 당시 로하임[145]은 여성들에게 질염을 유발시킬 정도로 여성을 품을 수 있는 능력이 곧 남성의 성능력이라고 정의하기까지 했다. 이런 사람들은 성행위를 성욕을 배설하거나 여성을 정복하는 수단으로 생각할 뿐이다. 사실 남녀의 성관계에서 이미 지배와 피지배라는 대립과 권력관

---

144) 위의 책, pp.131~132.
145) Géza Róheim(1891~1953). 헝가리 태생의 미국 정신분석학자이자 인류학자. 프로이트의 정신분석이론을 문화해석에 적용한 최초의 인물로, 유아와 어린이가 가지는 어머니에 대한 장기간의 의존심은 정서적·사회적 유대로 귀결되며 이것이 문화의 기반이라고 주장했다. 그의 주요 저작으로는 『정신분석학과 인류학』(Psychoanalysis and Anthropology, 1950), 『꿈의 문』(The Gates of the Dream, 1952), 『주술과 정신분열증』(Magic and Schizophrenia, 1955) 등이 있다.

계가 은근하게 시작된다.[146] 가장 사적이고 기본적 관계인 부부 생활에서 계급사회의 이데올로기가 시작되고, 또 다시 사회적 이데올로기는 사적인 부부 생활에 영향을 강력하게 미친다. 이러한 대립과 지배와 피지배라는 권력관계에서 참다운 성적 조화나 오르가즘 만족을 기대하기는 어려울 것이다.

그렇다면 라이히가 말하는 오르가즘이란 무엇이며 성기적 만족은 어떻게 달성될 수 있는가? 우선 그는 오르가즘 이론이 탄생한 해인 1923년까지는 사정과 발기능력만이 성학과 정신분석학에 알려져 있었을 뿐이며, 그런 능력은 오르가즘 능력의 전제조건일 뿐 정상적인 성능력의 모든 것은 아니라고 강조한다.

> 에너지적 · 경제적 · 경험적 구성요소들과 관계 맺지 않은 성능력 개념은 어떤 의미도 갖지 못한다. 발기와 사정능력은 오르가즘 능력에 필수불가결한 전제조건일 뿐이다. 오르가즘 능력은 어떤 억제도 없이 생물학적인 에너지 흐름에 몰입할 수 있는 능력, 즉 본능적인 쾌락적 신체경련을 통해 막혀 있던 성흥분을 완전히 방출할 수 있는 능력이다. 신경증 환자는 이런 오르가즘 능력을 가지고 있지 않으며, 압도적으로 다수의 사람들은 성격신경증적으로 병에 걸려 있다.[147]

---

146) 케이트 밀렛의 『성 정치학』(김전유경 옮김, 이후, 2009)은 성관계에서의 권력관계, 즉 '지배하고 싶어 하는 충동'이 성의식의 주요한 힘으로 작용하고 있음을 잘 보여준다. 그녀는 1969년에 저술한 그 책에서 남녀 간의 관계는 우선 권력관계이며 모든 정치적 관계의 기본적이며 광범위한 모델로 간주되어야 한다고 주장했다. 이후 『성 정치학』은 여성해방 운동의 주요 저작의 하나로 자리 잡았다.

147) 빌헬름 라이히, 『오르가즘의 기능』, p.133.

라이히는 오르가즘 쾌락의 강렬도는 성기에 집중된 성 긴장의 양에
달려 있으며, 흥분의 '하강'이 크고 가파를수록 쾌락은 더욱 강렬하다
고 보았다. 그리고 그는 오르가즘 만족에 이르는 성행위의 전형적인
형태를 다음과 같이 자세히 정식화했다. 라이히는 우선 오르가즘에 이
르는 성행위의 전형적인 과정을 10단계로 나누고, 그 과정을 크게 '쾌
락증가의 자의적 통제국면(1~5번)'과 '무의지적(불수의적)인 근육수
축 국면(6~10)' 두 부분으로 나누었다.

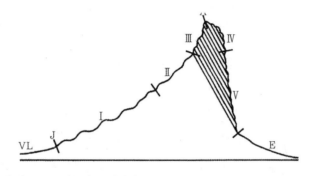

VL(1,2)	= 사전(事前) 쾌락(전희)
J(3)	= 남성 성기의 삽입
I (4,5)	= 흥분 증가의 자의적 통제와 아직 해롭지 않은 지연의 국면
II (6a~d)	= 무의지적 근육수축과 흥분의 자동적 증가국면
III(7)	= 절정(A)으로의 갑작스럽고 가파른 상승
IV(8)	= 오르가즘. 빗금친 부분은 무의지적 신체경련의 국면을 나타낸다
V(9,10)	= 흥분의 가파른 하강
E	= 쾌락적 이완. 5~20분간 지속

〈그림 2〉 남성과 여성 모두에게 오르가즘 능력이 있는 성행위의 전형적인 단계[148]

---

148) 위의 책, p.135.

VL(1,2) 단계는 전희 과정이다. 남성은 장기간의 금욕이나 조루가 아니라면 과도하게 흥분되지 않으며, 여성의 성기는 밀집된 혈액과 생식샘들의 풍부한 분비를 통해 전형적인 방식으로 축축해진다. 남성과 여성은 병리적인 자극들이 없는 한 서로에 대해 다정다감하다. 발기능력이 탁월한 상당수의 강박신경증 환자들에게서 보이는 것처럼 사디스트적 충동들을 원인으로 갖는 공격성 그리고 수동적-여성적 성격의 비활동성은 병리학적 일탈이라고 볼 수 있다. 일반적으로 알려져 있는 여성의 수동성은 병리적인 것이며 대개는 마조히스트적 강간 환상의 결과이다.

J(3) 단계는 남성 성기의 삽입 과정이다. 전희활동 동안 대략 균일한 수준으로 유지되던 쾌락 흥분은 삽입과 함께 남성과 여성 모두에게서 동일하게 급격히 상승한다.

I(4,5) 단계는 흥분 증가의 자의적 통제와 아직 해롭지 않은 지연의 국면이다. 상호적이며, 점진적이며, 자연발생적이고, 긴장하지 않은 마찰을 통해서 흥분은 남성 성기의 표면과 귀두에, 그리고 여성은 질 점막의 뒷부분에 집중된다. 그러나 조루가 아니라면 아직까지는 정액의 방출을 예고하는 특별한 감각은 전혀 나타나지 않는다. 그리고 체위의 변화, 마찰의 종류와 리듬, 그리고 상이한 이전의 개인적 경험들에 근거하여 가능한 모든 쾌락의 가능성을 탐색하고 오르가즘이 시작되기 전에 긴장의 최고점에 도달하려는 시도를 하면서 능동적으로 성행위에 참여한다.

성능력이 뛰어난 남성과 여성들의 한결같은 견해에 따르면, 마찰이 느리고 부드러울수록 그리고 서로가 서로에게 조율할수록 쾌락감각은 더욱 강렬해지는데 이것은 상대와 자신을 일치시키는 고도의 능력을 전제로 한다. 이것과 반대되는 병리 현상은 격렬하게 마찰하려는 갈망으로, 이는 성기 무감각증과 사정 불능으로 고통 받는 사디스트적 강박신경증 성격에서 발견되며, 또 한 경우는 신경질적인 성급함으로 조루증을 겪고 있는 사람들에게서 나타난다. 오르가즘 능력이 있는 사람들은 성행위를 하는 동안 애무의 말을 주고받는 것을 제외하고는 몰입에 방해가 되기 때문에 결코 웃거나 말하지 않는다.

II(6a~d)는 무의지적 근육수축과 흥분의 자동적 증가 국면으로, 보통 갑작스럽게 일어나는 성기흥분의 증가로 인해 일어나며 흥분 과정에 대한 자의적 통제는 더 이상 가능하지 않다. 그 특징적인 모습들은 다음과 같다.

a. 흥분의 증가는 인성 전체를 지배하게 되며, 맥박을 빠르게 하고 깊은 날숨을 쉬게 한다.

b. 신체적 흥분은 점점 더 성기에 집중되어 달콤한 감각을 만들어내고 이윽고 성기와 골반 전체에 무의지적 수축을 만들어낸다. 이러한 경련성 수축은 남성의 사정을 촉진하고 여성에게는 질의 부드러운 근육 수축을 유발한다.

c. 이 단계에서 성행위의 중단은 남녀 모두에게 절대적으로 불쾌하다. 중단이 일어나면 오르가즘과 남성의 사정을 매개하는 근육수축이 율동적이지 않고 경련적으로 일어나는데, 이것은 격렬한 불쾌감을 일으키며 종종 골반과 천골에 통증을 유발하기도 한다. 나아가 이 경련의 결과로 리듬이 방해받지 않는 경우보다 더 빨리 사정이 이루어지게 된다. 성행위의 첫 번째 국면(1~5)에서 자의적인 연장은 어느 정도까

지 해롭지 않고 쾌락을 증대시키는 반면, 두 번째 국면에서는 이미 시작된 반사적 반응을 방해하기 때문에 해롭다.[149]

Ⅲ(7) 단계는 절정(A)으로의 갑작스럽고 가파른 상승 국면이다. 무의지적 근육수축이 훨씬 강화되고 빈도가 증가하면 흥분은 그림의 Ⅲ에서 A로 급격하게 절정에 이른다. 일반적으로 이것은 남성의 사정을 촉진하는 첫 번째 근육수축과 동시에 일어난다.

Ⅳ(8) 단계는 드디어 오르가즘 국면으로, 빗금친 부분은 무의지적 신체경련의 국면을 나타낸다. 이 지점에서 다소 강하게 의식이 흐려지고, 완전히 삽입하고자 하는 갈망은 사정을 촉진하는 모든 근육의 수축과 더불어 강해진다. 여성에게도 근육수축은 남성과 동일한 방식으로 이루어지는데, 단지 건강한 여성은 절정 동안 그리고 절정 직후에 '완전히 받아들이고' 싶어 한다는 정신적 차이가 있을 뿐이다.

Ⅴ(9,10) 단계는 흥분의 가파른 하강 국면이다. 오르가즘 흥분이 신체 전체로 퍼져나가고 전신의 근육조직에서 생동적인 경련을 일으킨다. 긴장의 해소 내지는 운동적 방출로 경험하는 것은 주로 흥분이 성기에서 신체로 역류해서 생긴다. 즉, 절정 이전에는 흥분의 방향이 성기로 향하며 절정 이후에는 반대 방향으로 향한다. 흥분의 완전한 역

---

149) 동양의 방중술이나 인도 탄트라 수행 전통에서는 흥분에너지를 몸 전체로 순환시키는 환정보뇌(還精補腦) 수련을 통해 사정하기 직전의 최고조기에서도 사정을 부담 없이 멈출 수 있다. 그때 쾌감은 약간 떨어질 수 있으나 몸 전체에 걸친 흥분에너지의 충전을 통해 곧 새로운 차원의 더욱 깊은 쾌감으로 나아간다. 흥분된 성에너지의 순환을 충분히 만끽한 후 최종적으로 사정에 이르기도 하고 사정하지 않고 에너지가 충만한 상태에서 성교를 끝내기도 한다. 이에 대해서는 제4장 3절의 '빌헬름 라이히와 동양 성의학의 성치료 방법 비교'에서 자세히 논의된다.

류만이 만족을 발생시키는데, 이것은 흥분이 신체로 흘러 들어가는 것과 성기 기관이 이완되는 것을 동시에 의미한다.

영점에 이르기 전, 흥분은 부드러운 곡선을 그리면서 사라지고 곧장 신체적, 심리적으로 편안하고 이완되어 대개는 강한 수면 욕구가 생겨난다. 감각적인 관계는 사라지지만 파트너에게 '충분히 만족한' 다정다감한 태도는 지속되며 여기에 고마운 감정이 더해진다. 이와는 반대로 오르가즘 불능인 사람은 무기력한 피로, 거북함, 반감, 싫증을 느끼거나 파트너에 대한 무관심, 때로는 증오를 느끼기도 한다. 남성 음란증과 여성 음란증의 경우에는 성적으로 흥분한 상태가 가라앉지 않는다.

성행위의 두 국면을 다시 한 번 살펴보면, 첫 번째 국면은 대체로 감각적인 쾌락경험이라는 특징이 있는 반면, 두 번째 국면은 운동적 쾌락경험이라는 특징이 있다는 것을 알 수 있다.[150] 바로 쾌락은 '감각적 요소'와 '운동적 요소'가 하나로 합쳐져 있는 것으로 라이히는 파악했다.

1960년대 미국의 산부인과 의사인 마스터스와 존슨 부부는 18세에서 89세까지의 남녀 약 600명을 대상으로 성행위 중에 일어나는 생리해부학적 관찰을 바탕으로 남녀의 성반응주기(sexual response cycle)를 제시하였다. 그 모델은 '흥분기'에서 시작하여 '고조기', '오르가즘기'를 거쳐 '해소기'에 끝나는 4단계로 구성되어 있다는 이론으로[151],

---

150) 위의 책, pp.134~139.
151) 하재청 외, 『새 性의 과학』(월드사이언스, 2003), pp.91~101. 윌리엄 야버 외, 박혜성 외 역, 『인간의 성』(경향신문, 2012), pp.120~122.

라이히가 제시한 성행위의 전형적인 단계와 거의 흡사하다.

하지만 라이히는 오르가즘에 이르는 과정을 연구하면서 오르가즘을 생체전기적 기능으로 이해하기 시작하고 오르가즘의 원리를 이끌어낸다. 즉, 성경제학이 근거하고 있는 오르가즘에 이르는 과정을 '기계적 긴장→생체전기적 충전→생체전기적 방전→기계적 이완'의 네 과정으로 파악하고 이것을 '오르가즘 정식'이라고 부른다.[152] 이후 라이히는 이러한 오르가즘 정식을 더욱 다양한 생물의 활동을 이해하는 데 적용해 나아간다.

라이히는 성에너지와 오르가즘의 관계를 마치 전기에너지의 충전과 방전현상과 거의 흡사한 것으로 비유하여 설명했다. 성적 전희와 마찰로 강한 흥분을 유도하는 것은 마치 전기에너지를 배터리에 서서히 충전시키는 것과 같다. 배터리에 충분하게 에너지가 충전되면 순간적으로 번개를 번쩍이는 고압방전이 발생한다. 이 고압방전이 바로 오르가즘의 순간이다. 성에너지의 완전한 방전, 즉 충만한 오르가즘은 새로운 형태의 에너지 재충전으로 이어지는데 충전과 방전 그리고 재

---

152) 빌헬름 라이히, 『오르가즘의 기능』, p.317. 성행위에서 나타나는 현상과 전기에너지의 충전과 방전이라는 자연과학적 현상과의 유사성에 주목한 라이히는 실제로 성행위 시의 미약한 인체전기를 측정해보는 실험을 실시하게 된다. 이러한 실험연구를 통해 결국은 성행위 시에 전기에너지와 유사하지만, 전혀 다른 생명에너지인 오르곤에너지, 즉 동양적 개념으로는 기에너지가 실질적으로 충전되고 또 방전된다는 사실을 알게 된다. 그 이후로 라이히의 연구는 이 생명에너지의 존재를 규명하고 또 연구하는 전혀 새로운 차원으로 바뀌어 나가게 된다. 확실히 오르가즘의 반응을 기술하는 데 생체전기, 즉 생명에너지의 개념을 도입한 것은 혈액순환과 그에 따른 성기관의 변화에만 주목하는 현대 성의학보다 한층 포괄적이고 진보적이다. '오르가즘 정식'과 관련한 실험연구에 대해서는 이 논문의 제4장 1절에서 자세히 논의된다.

충전이라는 시스템을 통하여 에너지가 끊임없이 자연스럽게 순환하는 것이 섹스와 오르가즘의 참된 기능이라는 것이다. 한마디로 유기체의 무의지적인 생체에너지적 경련을 통해 흥분의 완전한 해소 여부가 오르가즘 능력의 가장 중요한 지표들이라고 라이히는 보았다.

생체전기적 충전과 방전, 그리고 신체적 긴장과 이완으로 오르가즘의 정식을 규정한 라이히의 견해는 많은 사람들의 오르가즘 반응과 전문가들의 오르가즘 정의를 거의 모두 포괄하고 있다.

"성반응의 최고 절정에서 일어나는 신경근 긴장의 방출"[153]

"성적 반응으로 발달된 혈관수축과 근육긴장의 상승으로부터의 순간적인 신체적 방출상태"[154]

"① 외인성 또는 내인성으로 활성화된 내장 또는 체강벽의 감각 수용기의 구심성 및 원심성의 자극, ② 보다 높은 차원의 인지 과정에 이어지는 흥분의 방출 및 해소 등에 의해 발생하는 흥분 최고 극단; 이러한 정의에 따른다면 오르가즘은 생식 계통의 특징이면서 생식 계통에만 국한되어 발생하는 것은 아니다."[155]

"다양하고 일시적이며 최고 절정에 이르는 강렬한 쾌감, 변화된 의식

153) Kinsey et al., 1953. 베리 R 코미사룩 외, 오르가슴연구회 옮김, 『오르가슴의 과학(The Science of Orgasm)』(어드북스, 2009), p.15에서 재인용.
154) Masters와 Johnson, 1966. 위의 책, p.15에서 재인용.
155) Komisaruk & Whipple, 1991. 위의 책, p.16에서 재인용.

상태를 야기하며 일반적으로 골반에 위치한 질 주변 횡문근육의 무의식적이고 규칙적인 수축에 의해 시작된다. 이와 더불어 자궁 및 항문의 수축이 동반되는 경우가 많으며 성적으로 유발된 혈관충혈을 해소하는 근긴장과 일반적으로 행복감과 만족감을 주는 근긴장을 수반하는 경우가 많다."[156]

하지만 라이히의 오르가즘론을 신체에 반응하는 생체전기적 개념으로 국한하여 이해해서는 안 된다. 라이히는 오르가즘을 체험할 때의 질적 측면, 즉 의식상태의 변용과 몰입을 무엇보다도 강조했다. 의식차원에서도 역시 긴장과 이완이라는 오르가즘의 정식이 그대로 적용된다. 오르가즘은 심리적 긴장이 해소되고 더 나아가 자아의식 자체가 사라져 최고의 쾌감과 절정을 경험하는 순간이다.

> 오르가즘, 그것은 포옹 자체, 혹은 성교만을 의미하지 않는다. 그것은 두 유기체가 하나가 됨에 따라 나타나는 본래적인 감정 경험, 당신의 에고가 사라지고 당신의 정신적 자아 전체를 상실하는 실제적인 감정 경험이다.[157]

오르가즘은 두 행위자의 성감이 자극의 최고점에 동시에 다다를 때 특히 강렬해진다. 오르가즘의 동시 체험은 자신의 성적 부드러움과 관능성을 한 파트너에 집중하고, 또 그에 상응하는 반향을 그 파트너로부터

---

156) Meston,Levin, et al., 2004. 위의 책, p.16에서 재인용.
157) 빌헬름 라이히, 『프로이트와의 대화』, p.33.

얻어내는 사람들에게서 자주 일어난다. 그리고 이러한 것은 사랑의 관계가 내적으로나 외적으로나 전혀 방해받지 않을 때 일반적인 것이 된다. 오르가즘의 상태에서는 적어도 모든 넓은 의미의 정신활동이 중단된다. 자아는 분리되지 않은 채, 즉 총체적으로 쾌락 감지에 몰입한다. 많은 모순에도 불구하고 정서적 인성 전체를 오르가즘 경험에 집중할 수 있는 능력은 오르가즘 능력의 또 다른 특성이다.[158]

이처럼 라이히는 상대와의 교감 작용, 더 나아가 상대와의 합일에 따른 에고, 즉 자아가 사라지는 체험이 궁극적인 오르가즘 체험이라고 보았다. 이런 완전한 합일감에 의한 총체적 오르가즘을 경험하기 위해서는 상대와 성적 행위에 자신을 던지고 용해시키며 몰입하는 능력이 필수적이다. 그리고 내외적으로 방해받지 않아야 하며 무의식적인 환상활동 역시 완전히 중단되어야 한다.

더 나아가, 총체적 오르가즘은 우주와 합일되는 것과 유사한 느낌을 지니는 데까지 행위자를 추동한다. 오르가즘은 모든 유기체가 우주와의 교감을 통해 지니게 되는 생장적 에너지의 순환 과정의 결정적 계기를 의미한다. 라이히에게 성 오르가즘은 상대방과 하나가 되고 궁극적으로는 우주의 원초적 에너지와 온전히 하나가 되는 느낌을 획득함으로써 개개인이 고립감을 극복하게 되는 최고의 경험을 의미한다.[159]

라이히에게 "성과정, 다시 말해서 팽창적인 생물학적 쾌락 과정은

---

158) 빌헬름 라이히, 『오르가즘의 기능』, p.140.
159) 이희원, 『무감각은 범죄다』(이루, 2009), pp.235~236.

전적으로 생산적인 삶과정이다."[160] 그리고 오르가즘 능력은 인간이 모든 생물과 똑같이 가지고 있는 원초적이고 근본적 기능으로, 무의식적인 수축과 흥분의 완전한 방출을 통해 자신의 성능력을 완전하게 표출하는 능력을 의미한다.

이처럼 얼핏 난해하게 보이는 오르가즘 능력과 복잡한 오르가즘 체험을 수축과 팽창, 긴장과 이완이라는 간단하지만 명쾌한 정식으로 도출해낸 라이히에게서 우리는 또 다시 엉킨 실타래가 풀리는 듯한 통찰을 엿볼 수 있다.

3. 오르가즘 불능(성울혈)과 신경증과의 관계

삶의 자연스런 원초적인 욕구인 성욕이 억압되거나 오르가즘 체험이 결핍되면 어떻게 될까?

라이히는 "한 인간에게 생식기의 기능은 그의 생명에너지의 표현입니다. 보통 정신분석학자들의 경우처럼 그것이 혼란되어 있다면, 그는 제대로 기능하지 못합니다."[161]라고 설파했다. 인간은 자연스러운 성행위 시 성흥분의 최고 정점인 오르가즘을 통해서 생물학적 에너지를 조절하므로, 오르가즘 능력은 인간의 정신적, 신체적 건강을 좌우한다. 따라서 성적으로 건강하지 않고 오르가즘 체험이 결핍된 인간이 어떠한 양태를 보여줄지는 뻔하다.

어떤 사람이 너무 오랫동안 금욕적인 생활을 계속 하다 보면 어떤 일이

---

160) 빌헬름 라이히, 『오르가즘의 기능』, p.25.
161) 빌헬름 라이히, 『프로이트와의 대화』, pp.119~120.

일어나는가에 대해 당신도 알고 있습니다. 그는 불결해집니다. 마음이 불결해져 호색적인 사람이 되며, 노이로제 증상이 생기는 등 좋지 않은 증세를 많이 일으킵니다. 나는 절대로 그런 일이 나에게 일어나도록 방치하지 않았습니다. 사람이 자연(본성)에 반하여 살게 되면 움츠러들기 마련입니다.[162]

라이히는 모든 종류의 정신질환에서 그 심각성의 정도가 성기 장애의 심각성과 직접적인 관련이 있다는 것을 발견하였고, 치료의 전망과 성과는 성기적으로 만족할 수 있는 충분한 능력을 확립할 수 있는가에 직접적으로 달려 있다고 보았다. 수년에 걸친 광범위하고 치밀한 작업 결과, 여성은 100% 질 오르가즘 장애를 갖고 있었고, 남성의 경우 60~70%가 성기 장애를 가지고 있었으며 성행위 시 발기불능이나 조루로 인한 고통을 겪고 있었다. 이러한 임상경험 속에서 라이히는 신경증 에너지의 원천, 즉 신경증의 신체적 핵심은 꽉 막힌 성에너지일 수밖에 없다고 판단하였다.

여기서 오르가즘 불능 연구는 성경제학의 주된 임상적 영역으로 떠올랐고, 성경제학에서 '오르가즘 불능의 역할'은 정신분석학에서 '오이디푸스 콤플렉스의 역할'과 유사하다고 라이히는 파악하였다. 따라서 오르가즘 불능에 대해 정확히 이해하지 못하는 사람은 인간의 쾌락불안도, 성곤궁과 비참한 결혼생활도, 성과정과 삶과정의 동일함도, 그리고 파시즘적 비합리주의 따위를 이해할 수 없기 때문에

---

162) 위의 책, p.98.

성경제학자로 이해받기를 포기해야 한다고 했다.[163]

라이히는 이러한 '성울혈신경증'이라 부른 개념을 애초에 프로이트에게서 단초를 찾았다. 프로이트는 현재의 성생활 장애로 인해 생긴 질병을 현실신경증[164]이라고 불렀다. 현실신경증의 두 형태인 불안신경증과 신경쇠약증은 '정신적 원인'을 갖지 않는 질병이며 억눌린 성의 직접적인 표현이라고 주장했다. 이러한 질병의 증상은 항상 구체적으로 이해할 수 있는 성적인 내용을 보여 주었다.

프로이트는 불안신경증은 성절제 혹은 성행위 중단 때문에 생기고, 반대로 신경쇠약증은 등의 통증과 요통, 전반적인 흥분, 기억장애 및 주의장애 등의 증상을 보이는 것으로 과도한 자위행위 등의 성남용에 의해 생긴다고 보았다. 그러므로 프로이트는 불안신경증은 성절제 혹은 성교 중단을 제거함으로써, 신경쇠약증은 과도한 자위행위를 제거함으로써 치료하였다.

> 신경쇠약이나 불안신경증 같은 질환이 취한 형태는 관련된 성적 해독의 본질과 일정한 관계가 있는 것으로 나타났다. 신경쇠약의 전형적인 사례들에서는 성기적으로 자위를 하거나 끊임없이 정액을 방출한 이력을 찾아낼 수 있었고, 불안신경증에서는 성교 중단, 해소되지 못한 흥분 같은 요인들과 다른 조건들이 발견되었다. 그러므로 어느 경우에나

---

163) 빌헬름 라이히, 『오르가즘의 기능』, p.127.
164) 신경증 가운데 주로 자율신경계의 불완전성, 내분비변화, 신체적 피로 등을 일으키는 기능장애를 말하며, 특히 그 원인이 과거가 아닌 현재인 경우, 불안신경증, 신경쇠약증, 건강염려신경증 등이 포함된다. 프로이트가 사용한 용어지만 현재는 통용되지 않는다.

생성된 리비도를 제대로 해소하지 못했다는 공통적인 요인이 있는 것으로 보였다.[165]

여기서 과도한 성억제와 성남용 모두가 문제를 일으키는 것으로 파악한 프로이트의 통찰을 주목할 필요가 있다. 과유불급(過猶不及)이란 말이 있듯이 성남용도 성억제만큼이나 해가 된다. 라이히가 성남용에 대해서는 그다지 언급하지 않은 것은 그 당시 과도한 성억압적 사회 분위기 때문이라고 생각된다.

한편 프로이트는 또 다른 한 쌍의 신경증인 '정신신경증'(히스테리와 강박신경증)을 연구했는데, 이 증상은 어린 시절의 성적인 갈등에서 생겨난 것으로 파악하였다. 1905년에 프로이트는 "정상적인 성 역사를 가지고 있는 사람에게 신경증이 생겨나는 것은 불가능하다."[166]고 밝혔다.

프로이트는 현실신경증과 정신신경증을 예리하게 구분했으며, 정신신경증의 치료는 성치료를 행한 현실신경증과는 달리 정신분석적으로 이루어져야 한다고 했다. 이러한 구분에도 불구하고 현실신경증과 정신신경증의 관련을 인정하고, 모든 정신신경증은 '현실신경증적 핵'을 둘러싸고 모여 있다고 생각했다.

165) 지그문트 프로이트, 황보석 역, 『정신병리학의 문제들』(열린책들, 2004), p.48.

166) Sigmunt Freud, "Sexuality in the Aetiology of the Neuroses," *Collected Papers, I*(London:The Hogarth Press, 1924), 276. 마이런 새라프, 『빌헬름 라이히:세상에 대한 분노』, p.138에서 재인용.

정신신경증의 경우에는 유전적 영향이 더 두드러지고, 그 원인을 알아 내기가 더 어렵다. 그러나 정신분석이라는 독특한 연구방법을 통해서, 우리는 이런 질병의 증세들(히스테리, 강박증 등)이 '심인성(心因性)' 이며 (억압된) 무의식의 관념화된 콤플렉스로 말미암아 일어난다는 사 실을 알 수 있었다. 정신분석은 또한 무의식적 콤플렉스가 무엇인지를 가르쳐 주었고, 콤플렉스는 일반적으로 성적 내용을 갖고 있다는 사실 도 알려 주었다. 콤플렉스는 충족되지 않은 성적 욕망에서 생겨나며, 그 것은 또한 좌절된 욕망을 상쇄하는 일종의 대리 만족을 나타낸다. 따라 서 우리는 정신신경증의 경우에도 성생활을 저해하고 성행동을 억압하 거나 그 목적을 왜곡하는 모든 요소를 발병의 원인으로 볼 수 있다.[167]

라이히는 정신신경증과 현실신경증의 긴밀한 연관에 주목하고, 특 히 현실신경증에서 '울혈신경증'으로 나아갔다. 그는 어떤 종류의 심 리적 억압(정신신경증)이 없다면 현실신경증도 있을 수 없다고 주장했 다. 동시에 라이히는 현실신경증이 정신신경증을 추진하는 강력한 핵 심이라고 주장했다. 강박증과 히스테리는 억압된 성에너지로 이루어 진 현실신경증의 핵심에서 에너지를 공급받는다. 즉, 어린 시절의 성 적 갈등인 정신신경증이 성인의 성기적 기능을 방해하여 현실신경증 을 강화하고, 현재 충족되지 못한 성울혈신경증인 현실신경증은 유아 의 정상적 관념 대신 정신신경증을 강화하는 악순환이 끊임없이 되풀 이된다. 그러나 유익한 순환의 가능성도 존재한다. 현실신경증 없이

---

167) 지그문트 프로이트, 강석희 역, 『문명 속의 불만』(열린책들, 2013), p.15.

충족된 성생활을 하면 어린 시절의 갈등에서 촉발된 부정적 에너지가 물러날 수 있다. 어린 시절의 금지가 줄어들면 그 결과 훨씬 더 만족스러운 성인의 애정관계가 조장된다.[168]

울혈이란 생장적 흐름인 피와 혈장의 흐름이 어떤 특정 부위에서 막혀서 움직이지 않고 굳어버린 것을 말한다. 임상관찰을 통해 라이히는 성기 장애에 유발된 '성울혈'이 여타의 장애 가운데 하나의 증상이 아니라, 신경증의 대표적 증상이라는 결론을 내린다. 정신질환은 프로이트적인 넓은 의미의 단순한 '성적(sexual) 장애'의 결과가 아니라, 오히려 훨씬 더 분명하게 '성기(genital) 기능 장애'의 결과이며 엄밀한 의미에서 오르가즘 불능의 결과라고 파악해야 한다고 주장한다.

라이히는 울혈신경증(프로이트의 현실신경증)은 충족되지 못한 성흥분으로 인해 잘못 유도되어 발생한 신체적 장애라고 결론을 내렸다. 따라서 신경증 치료법의 가장 우선적이고 중요한 목표는 의심할 여지없이 오르가즘의 능력, 즉 축적된 성에너지를 축적된 만큼 방출할 수 있는 능력을 정립하는 것이다. 바로 오르가즘 능력의 회복이 성울혈을 뚫어주는 지름길인 것이다. 즉, 환자가 자신의 억압된 성을 의식하도록 만드는 것으론 부족하며, 신경증의 에너지 원천인 성울혈을 제거해야 비로소 치유가 이루어진다.[169]

라이히는 성기 기능이란 개념을 오르가즘 능력 개념으로 정의함으로써 정신분석적 리비도 이론을 성기적 만족 방향으로 더욱 구체적으로 진전시켰다. 다시 말하면, 건강한 성기적 만족인 오르가즘 방출을

---

168) 마이런 새라프, 『빌헬름 라이히:세상에 대한 분노』, pp.138~139.
169) 빌헬름 라이히, 『오르가즘의 기능』, pp.141~147.

통해 성울혈에 의해 유발된 신경증을 실질적으로 극복하는 길을 제시한 것이다.

제4절 성격갑옷과 근육갑옷 및 신경증의 원인

1. 저항분석과 성격분석

성격은 인간의 사고방식과 행동양식을 결정하는 핵심 요소이다. 그러므로 인생에서 개인의 행복추구나 사회생활 중의 대인관계에서 성격의 문제는 항상 중요하게 대두되게 마련이다. 그러므로 모든 심리학자들이나 정신의학자들이 인간의 성격을 부단히 탐구해 왔다.

인간 중심 치료의 창시자인 칼 로저스(Carl Rogers, 1902~1987)는 성격을 모든 경험의 중심이 되는 자아의 실체로, 조직된 항구적이고 주관적인 실체(entity)로 보았다. 세계적으로 유명한 사회심리학자이면서 정신분석학자인 에리히 프롬(Erich Fromm, 1900~1980)은 한 개인의 특징이 되며, 독자성을 만들어 주는 선천적 혹은 획득적인 정신적 특질의 총체라고 말했다. 성격에 관한 정의는 무수히 많으나 성격을 개인의 인간관계 및 사회생활에서 수행하는 적응능력으로 파악하는 데는 이견이 없다.[170]

바로 라이히도 오르가즘 능력을 방해하는 인간 내부의 문제를 해소해 가기 위해서 탐구하기 시작한 것이 바로 '성격분석'이다. 성격분석

---

170) 심리학자들이 주장하는 성격의 기본개념에 대한 비교는 『심리치료와 상담이론 개념 및 사례 5판』(Richard S. Sharf)을 참조하라.

은 애초에 저항분석에서 출발했다. 환자 스스로 억제하여 무의식적 내용을 드러내지 않으려는 저항을 하게 되는데 그것을 없애야 치료를 할 수 있다는 것이다. 프로이트도 무의식에 대한 직접적인 해석이 성과가 없는 경우도 있다는 사실을 알아낸 후 저항분석의 중요성을 이미 강조했다. 프로이트는 저항에 대한 직접적인 해석을 포기했고 대신 억압된 재료들에 대해 세워진 저항을 제거함으로써 무의식을 의식화시키려고 노력했다.

당시의 정신분석가들은 환자들의 저항을 회피하거나 정확히 인식하지 못했으며, 막연히 피해갈 수 있을 것이라고 생각하였다. 동시에 프로이트가 오래 전에 이론적으로 구분했음에도 불구하고 긍정적인 전이[171]만 이해할 뿐 부정적인 전이를 이해하지 못하였다. 분석가들은 환자들에게서 반대 의견과 당혹스러운 비판을 끌어내거나 경청하는 일, 혹은 그것을 확인하거나 부정하는 일을 꺼려했고, 성적 소재와 다루기 힘든 인간 본성 때문에 개인적으로나 인간적으로 쉽게 불안감을 느꼈다.[172]

---

171) 전이(轉移). 정신분석에서, 환자가 과거에 부모 등 주요한 사람과 관련하여 겪었던 감정이나 욕망, 기대 따위를 치료자에게 무의식적으로 나타내는 현상. 이러한 현상은 무의식적이어서 환자는 모르고 있으며 부적절한 감정이나 행동으로 나타나는 것이 보통이다. 분석이 계속되고 이 착각이 심해지면, 치료자가 어릴 때의 부모처럼 느껴지고 유아시절의 욕망의 충족을 치료자에게 요구하고 싶지만 그럴 수 없는 갈등상황에 빠진다. '긍정적 전이(positive transference)'와 '부정적 전이(negative transference)'의 두 가지가 있는데, 긍정적 전이가 생기면 환자는 분석가를 특별히 좋아하고 이상적인 인물로 보게 되는 반면에, 부정적 전이가 생기면 환자는 분석가를 이유 없이 두려워하거나 미워하게 된다.
172) 빌헬름 라이히, 『오르가즘의 기능』, p.150.

확실히 환자들에게는 무의식적으로 적대적인 태도들이 있었고, 이것이 전체 신경증의 기둥을 이루고 있음이 밝혀졌다. 라이히는 환자의 연상 흐름을 방해하는 흔한 형태의 저항에만 주의를 기울인 것이 아니라, 자료의 흐름을 중단시키지 않기 때문에 오히려 더 교활한 저항들까지 강조했다. 환자가 부적절하다거나 너무 당혹스럽다는 이유로 생각을 건너뛰거나 멍해지거나 진료시간에 늦는 것 등 모두 저항으로 고려되었다. 저항은 환상과 기억, 충동이 강력한 감정을 띠고 출현하지 못하도록 막는 구실을 한다.[173]

　라이히는 당시 시행된 분석이 체계적이지 못하고 '혼돈 상태'로 변질되었다고 보았다. 나름대로 '기다리기'와 같은 치료사의 태도는 저항을 이해하고 분석적 수단으로 그것을 제거하려는 노력이지만 대개는 별로 도움이 되지 않았다. 그리고 여전히 환자들의 저항이 생리학적으로 정박되어 있음을 미처 생각하지 못했다.

　결국 라이히는 저항에 대해 연구하는 과정에서 저항을 유발하는 환자의 '방어적인 성격특성'을 이해하게 되었고, 이것을 '성격갑옷(성격무장)'이라고 불렀다. '성격갑옷'은 어린 시절부터 은연중에 형성되어 온 것으로, 완고할 정도의 예의바름, 불안, 회피, 오만 같은 특성들로 표현되는데, 이것은 한때 고통과 좌절, 죄책감과 연관되었던 강력한 정서적 자극을 피하기 위한 방어 메커니즘이다. 환자는 안면경련, 공포증과 같은 자신의 증상이 낯설다고 느끼면서도 신경증적인 성격특성을 자신의 중요한 부분이라고 합리화하는 경향이 있다.

173) 마이런 새라프, 『빌헬름 라이히:세상에 대한 분노』, p.117.

라이히는 분석가가 환자에게 제발 예의를 차리거나 회피하거나 거만하게 굴지 말라고 촉구해서는 안 되며, 환자가 자신의 성격갑옷을 인식하고 그것을 고통스러운 것으로 느끼도록 도와주어야 한다고 강조했다.

성격분석을 할 때 우리는 왜 환자가 속이거나 혼란스럽게 이야기하는지, 왜 환자의 정서가 방해받는지 등에 대해 자문한다. 또 환자의 도움을 받아서 그가 가진 성격특성들의 기원과 의미를 분석적으로 조사할 수 있어야 한다. 그러기 위해서는 환자가 자신의 성격특성들에 대해 관심을 가질 수 있도록 유도해야 한다. 우리가 하는 일은 인식의 층위를 벗어날 정도로 심한 저항을 보여 주는 성격특성들을 들어 올리는 것이다. 그리고 가능하면 환자에게 성격과 증상의 피상적인 관계를 보여 주는 것이다. 환자가 성격을 고치는 일에 자신이 알게 된 지식을 이용할 것인가 아닌가의 문제는 환자에게 맡긴다. …… 우리는 환자가 그것을 객관적으로 보고 고통스러운 증상으로 경험할 때까지 반복해서 환자에게 직면시킨다. 그렇게 해서 성격특성은 환자에게 제거하고 싶은 낯선 몸처럼 경험되기 시작한다.[174]

환자의 방어적인 성격특성들을 반복해서 지적하면 대개 상당한 분노를 불러일으키기 쉽다. 하지만 그렇게 촉발된 분노를 표현하면 환자가 방어태도를 없애는 데 도움이 된다. 또한 성격저항을 분석하는 과

---

174) Wilhelm Reich, *Character Analysis*(New York:OIP, 1949), 4장. 마이런 새라프, 『빌헬름 라이히:세상에 대한 분노』, pp.119~20에서 재인용.

정에 있어 성격의 피상적인 차원에서 좀 더 깊은 차원으로 순차적으로 옮겨가는 것이 중요하다.

이러한 라이히의 성격분석은, 환자가 이끄는 대로 분석가가 따라가야 한다는 프로이트 식 정신분석가들의 원칙과는 달리 매우 능동적이고 적극적인 방식을 취한다. 그것은 저항에 대해 가차 없이 분석하는 적극성이며, 환자가 전달해 주는 정보로부터 세밀하게 자료를 선택하는 적극성을 의미한다. 라이히는 분석가는 해석을 위해 항상 환자의 꿈이나 연상에서 선택해야 하며, 정말로 중요한 것은 분석상황에서 분석가가 정확한 선택을 했는지 안 했는지를 파악하는 것이라고 보았다.

몇 년에 걸친 연구 과정에서 이러한 적극적 성격분석에는 분석 내용뿐 아니라 환자가 그것을 전달하는 형식도 고려해야 함을 인식하게 된다. 세미나에서 사례 발표를 통해 라이히는 많은 분석가들이 환자의 안색이나 얼굴 표정, 옷, 몸짓 등 비언어적 행동을 과소평가했을 뿐 아니라 완전히 간과하는 경우가 많았다는 것을 확신하게 되었다.

1930년대 무렵 그는 환자의 말보다 비언어적 감성 표현에 훨씬 더 많은 관심을 가졌다. 비언어적 표현에는 오히려 저항하는 요소들이 들어 있는 경우가 많다. 라이히에게는 의사소통의 생생한 내용 속으로 들어가기 전에 먼저 언어적 표현에 포함된 억압된 감정들을 해결하는 것이 중요했다.[175]

---

175) 위의 책, pp.120~121.

말은 거짓으로 꾸며댈 수도 있다. 그러나 표현은 결코 거짓말을 하지 않는다. 표현은 무의식적으로 자신의 성격과 숨겨진 감성상태까지도 적나라하게 그대로 담고 있다. 나는 시간이 지나면서 이야기의 전달 형태 자체를 무의식의 직접적인 표현으로 파악하게 되었다. 환자를 설복시키고 설득하는 것은 중요성을 잃었으며 이내 불필요하게 되었고, 환자가 자발적으로 그리고 자동적으로 파악하지 못한 것은 어떤 치료적 가치도 지니지 않았다. 성격을 나타내는 태도들은 자발적인 것으로 이해해야 했다. 무의식에 대한 지적인 이해 대신 자신의 표현에 대한 환자의 자각이 중요해졌다.[176]

라이히는 이러한 감성적 표현인 '신체언어'에 그 사람의 무의식적인 심리상태뿐 아니라 육체적인 태도도 그대로 드러나 있다는 점을 파악하였다. 신체언어 중에서도 라이히가 특히 주목한 것은, 환자의 호흡 패턴과 근육 긴장과 경직, 그리고 신체 움직임이다.

라이히가 로테 리벡에게 보낸 한 서한을 보면 감정 표현을 읽어내는 방식과 함께 치료 과정에서 그것이 지니는 가치를 강조하고 있음을 잘 알 수 있다. 이 서한에서 라이히는 여러 정신분석가에게 차례차례 3년 반 동안이나 정신분석을 받고도 치료가 되지 않은 환자를 인수하여 성격분석 요법을 통해 단시일 내에 효과적으로 다루는 과정을 보여주고 있다.

---

176) 빌헬름 라이히, 『오르가즘의 기능』, p.205.

1935년 2월 5일

로테 L.에게

…… 오늘 그녀는 나에게 첫 회 분석을 받았소. 만일 3~4년 전이라면 나
도 아마 상당히 나중에까지 보지 못했을 사실들을 금방 목격하게 되었
소. 몸자세는 널빤지처럼 뻣뻣하게 굳어져 있고 양팔은 축 늘어지고 두
손은 포개져 있고 머리는 실제로 못에 박힌 것처럼 꼼짝하지 않고 있는
것입니다. 말할 때도 입술은 거의 움직이지 않았고 목소리는 울림이 전
혀 없으며 목청은 높지만 거의 들을 수가 없었습니다. 이전 분석에서 그
녀는 늘 말할 수도 없고 말이 되지도 않는다고 우겼다는 거예요. 3년 반
동안이나 말이오. 말을 하라고 독촉을 받으면 받을수록 더 말이 나오지
않는다는 것이었소. 페니헬에게 분석을 받는 수개월 동안 그녀는 아무
말도 하지 않았고 페니헬도 그랬다는 거예요. 그녀에게 자신의 몸자세
를 자각하도록 해주는 대신에 그는 위치를 바꿔보라고 요구했던 것입
니다. 그 외에는 아무것도 하지 않았죠. (즉 페렌치의 활동에 의한 치료
술이죠.) 그랬더니 반항만 더 세어졌다는 것입니다. 나는 처음에 그녀
에게 이렇게만 말해 주었죠. "넌 수술을 앞두고 있는 사람처럼 보이는
구나. 몸이 완전히 뻣뻣해." 그녀의 대답입니다. "수술을 무서워해 본
적은 한 번도 없어요. 오히려 그것을 항상 바랐는걸요." (아! 이 마조히
즘!!!) 나는 서서히 그녀의 몸자세를 세부적으로 일러 주었습니다. 특징
하나하나를, 즉 입, 목소리, 포즈, 마스크 같은 얼굴, 진짜 못에 박힌 듯
한 머리 등을 말이오. 15분 정도 지나자 그녀는 조용하게 그러면서도 다
급하게 말을 하기 시작하지 않겠소? 그녀는 갑자기 어렸을 때에 수술에
대해서 느꼈던 불안을 기억해 내는 것이었소. 그녀는 기다렸다는 듯이

늘 몸을 길게 뻗어 버렸던 것, 그리고 언젠가 그녀의 어머니가 그녀에게 사실을 이야기하지 않고 어떤 다른 구실로 둘러대어 그녀를 의사에게 데려갔기 때문에 어머니에게 매우 화를 내었던 일 등을 생각해 내더군요. 그 기억은 그녀의 기분을 매우 상하게 했습니다. 포즈가 더욱더 뻣뻣해지더군요. 나는 '시체'라는 생각이 들었소. 그녀의 몸자세를 묘사하는 데 어울리는 딱 하나의 단어가 있을 것 같은데, 그것은 스스로 느껴야 할 것이니까 내가 말하지 않겠다고 그녀에게 말했습니다. 그녀가 이렇게 대답하더군요. "선생님은 시체를 생각하고 계셨죠?" 이 말이 나오자 그녀의 기억이 풀리기 시작했소. 언젠가 그녀는 놀다가 크레이트 상자에 머리카락이 박혀 버렸던 것입니다. 누군가 갑자기 등 뒤에서 그녀를 껴안기라도 한 것처럼 그녀는 난폭해지는 것이었어요. '못에 박힌 듯한' 그 머리도 점차 의미를 얻게 되었지만, 나는 아무 말도 하지 않고 그녀의 몸자세를 계속 묘사했을 뿐이오. 그 시간이 끝날 무렵 그녀는 말했소. "저는 제 등이 싫어요. 아교로 붙여진 것처럼 나는 여기에 곧바로 누워 있죠. 나에겐 등이 없는 것처럼 느껴져요. 제 몸이 세로로 두 조각으로 잘라진 것 같아요." 이제 당신은 이 환자에게 무엇이라고 말하겠소? 3년 동안의 정신분석을 받으면서 그녀가 수술을 무서워한다는 사실을 글쎄 그녀가 한 번도 기억하지 못했다는 것입니다. 그녀의 몸자세 자체가 이 점을 알려 주었소. 솔직히 말해서 나는 몹시 경악을 금치 못했소. 3년 동안의 돈과 노력과 생활 자체를 생각해 보시오. ……[177]

빌헬름 라이히로부터

---

177) 빌헬름 라이히, 『프로이트와의 대화』, pp.189~191.

분석과정은 강제로 이전의 갈망과 분노, 슬픔들을 휘저어놓기 때문에 환자의 고통을 유발한다. 그런 감정들을 본능적으로 막기 위해 방어적인 성격특성들이 개발된다. 즉, 환자들은 어린 시절의 고통스런 감정들을 다시 경험하는 것에 대해 온갖 종류의 방법을 동원하여 저항한다. 치료를 받으면서도 동시에 치료받지 않기 위해 환자들은 진짜 감정은 전혀 느끼지 않으면서 온갖 이야기를 늘어놓는다. 라이히는 완전한 진실을 경험하지 못하도록 방해하는 이런 '내적인 은폐'에 철저하게 집중했다. 그리고 신체의 긴장부위가 이완되면 환자의 뒤틀린 감성상태도 아울러 함께 표출이 된다고 보았다.

　　근육경련을 해소하는 것이 생장적 에너지를 풀어줄 뿐 아니라 나아가 충동억압이 발생했던 유년기 상황을 기억 속에서 재생산하는 것은 언제나 놀라운 일이다. 모든 근육경련은 그것이 생겨나게 된 역사와 의미를 함축하고 있다고 말할 수 있을 것이다. 따라서 근육무장이 발생한 방식은 우리가 꿈이나 연상에서 끌어내야 했던 것과는 다르다. 근육무장은 오히려 유년기의 경험이 손상됨으로써 지속되고 있는 형태이다. 신경증은 단순히 정신적 균형상태의 혼란만을 표현하는 것이 아니라, 오히려 훨씬 더 정당하고 깊은 의미에서 생장적 균형과 자연스런 운동성의 만성적 장애의 표현이다.[178]

　라이히는 강력한 정서적 경험을 역설하면서 프로이트의 초기 개념

---

178) 빌헬름 라이히, 『오르가즘의 기능』, p.342.

을 강조했다. 프로이트는 1880년대에 요제프 브로이어(Josef Breuer)와 함께 히스테리 환자들을 처음 연구했을 때 최면을 이용했다.[179] 그는 최면을 통해 외상적인 사건이 단순히 기억되기만 하는 것이 아니라 정서적으로 생생하게 재 경험되지 않으면 증상이 전혀 치유되지 않는다는 것을 알았다. 하지만 프로이트는 시간이 지날수록 감정을 가지고 기억하는 특별한 문제를 덜 강조하게 되었다. 반면 라이히는 어린 시절의 사건들을 정서적으로 재 경험하는 것을 강조했던 초기 프로이트의 이론으로 돌아갔다. 사실 이 기간 동안 다른 분석가들의 비판에 직면했을 때 라이히는 자신이 프로이트의 개념들을 일관성 있게 적용하고 확장했을 뿐이라고 꾸준히 주장했다.[180]

라이히의 성격분석 연구는 많은 젊은 분석가들에게 환영받기도 했지만, 나이 든 비엔나 분석가들에게 무시당하고 비판받는 상황이 전개되었다. 프로이트는 처음에는 '충동적 성격'에 대한 라이히의 논문과 '저항분석'에 대한 라이히의 강도와 일관성을 높게 평가했으나, 결국 그의 '성격분석'을 지지하지 않았다. 마침내 라이히는 선배 분석가들뿐 아니라 프로이트와 갈등하는 상황에 빠지게 되었다.[181]

---

179) 프로이트는 1895년 빈의 개업의 요제프 브로이어와 『히스테리 연구』(Studien über Hysterie, 1895)를 공동 집필하여 정신분석학의 시초를 여기서 태동하게 하였다. 프로이트와 브로이어는 여러 사례 연구를 통해 카타르시스 요법을 발전시켜 나갔고, 환자를 최면 상태에 빠뜨리지 않고도 치료할 수 있는 자유연상법을 개발해 내기에 이르렀다. 브로이어의 이론적 고찰과 프로이트의 히스테리 심리치료가 만나 정신분석의 초석이 된 히스테리 연구의 기반을 닦게 되었다.

180) 마이런 새라프, 『빌헬름 라이히:세상에 대한 분노』, pp.122~123.

181) 위의 책, pp.127~134.

하지만 라이히는 우선적으로, 전(前)성기적 고착, 일탈적인 성만족의 양식들, 그리고 결혼, 성의 사회적 금지 등의 만족스러운 성생활을 방해하는 사회적인 어려움들을 연구하는 데 비중을 두면서 성기 기능 이론과 성격분석 기법을 결합하여 발전시켜 나갔다.

2. 방어기제[182]로서 성격갑옷(성격무장)과 근육갑옷(근육무장)

앞에서 라이히는 환자의 부정적 치료 반응인 저항에 대해 연구하는 과정에서 저항을 유발하는 환자의 '방어적인 성격특성'을 이해하게 되었고, 이것을 '성격갑옷(성격무장)'이라고 불렀다는 것을 살펴보았다. 즉, 임상경험을 통해 쾌유의 어려움이 환자의 '총체적인 존재' 혹은 '성격'에서 형성되며 '성격무장'은 치료하는 동안 '성격저항'으로 표현된다는 것이다.

그런데 저항의 배후에 있는 무의식의 자기방어는 하나의 층으로만 이루어진 것이 아니라, 충동욕망과 자아방어기능이 현실적으로 서로 얽힌 채 전체 심리구조를 엮고 있다. 즉, 심리적 장치는 여러 층의 갑옷으로 무장층화를 이루고 있다. 이러한 '무장층화'를 통해 과거의 경험 세계는 성격태도의 형태로 현재 속에 살아 있다. 한 사람의 본성은 모든 과거 경험의 기능적인 총합이다.

---

182) 방어기제(防禦機制, defense mechanism). 두렵거나 불쾌한 일 또는 욕구 불만의 상태에 부딪쳤을 때, 자기 자신을 지키기 위해 자동적으로 취하는 적응 행위. 이 정신분석학적 용어는 프로이트의 논문 『방어의 신경정신학』(1894)에서 처음 사용되었다. 정신분석학자들이 설명하는 주된 방어기제에는 도피, 억압, 치환, 승화, 보상, 투사, 퇴행, 합리화 등이 있다. 라이히는 한 개인의 성격이나 신체 태도 자체가 방어기제로서 형성된다고 보았다.

특정한 나이에 전개되었던 갈등은 언제나 지질학적 퇴적층처럼 그 존재 속에 흔적을 남긴다. 이 흔적은 성격경화로 나타난다. 이것은 자율적으로 기능하며 제거하기 어렵다. 굳어진(경화된) 갈등층이 특별히 많고 자동적으로 기능하여 쉽게 관통할 수 없는 밀집된 통일체를 형성하는 경우, 이를 살아 있는 유기체를 둘러싸고 있는 '갑옷'처럼 느낀다. 이 갑옷은 '표면'에 놓일 수도 '심층'에 놓일 수도 있으며, 스펀지처럼 말랑말랑할 수도 바위처럼 단단할 수도 있었다. 어떤 경우든 갑옷은 불쾌를 막는 기능을 하지만, 이를 통해 유기체는 쾌락능력을 상실해 간다.[183]

그런데 심리적인 저항들과 저항을 유발하는 '성격갑옷'은 정신적 차원에서만 그치는 성질의 것일까? 라이히는 오랜 사색과 환자들의 신체관찰을 통해 '성격갑옷'이 신체에 정박하여 근육긴장 형태의 방어체계인 '신체갑옷'을 형성한다는 사실을 발견했다. 신체 경직이나 경련이 억압된 감정이나 기억 과정에서 동시에 진행된다고 보았다. 환자들은 예외 없이, 유년기에 숨 참기와 복부근육 긴장과 같은 생장적인 행동의 수행을 통해 증오, 불안, 그리고 사랑의 자극들을 억압하는 것을 배웠던 적이 있었음이 관찰되었다. 모든 근육경련은 그것이 생겨나게 된 역사와 의미를 함축하고 있으며, 근육무장은 유년기의 경험이 손상됨으로써 지속되고 있는 형태이다. 그러므로 신경증은 단순히 정신적인 균형상태의 혼란만을 표현하는 것이 아니라, 오히려 훨씬 정당하고 깊은 의미에서 생장적 균형과 자연스런 운동성의 만성적인

---

183) 빌헬름 라이히, 『오르가즘의 기능』, pp.171~179.

장애의 표현이다.

정신 구조는 동시에 특정한 생체생리학적 구조라고 하며, 성격갑옷과 근육갑옷은 완전히 동일하다는 결론에 이른 라이히의 견해는 가장 중요한 발견 중의 하나이다. 근육무장, 혹은 근육긴장의 심리적 기능에 대한 개념은 라이히 이론과 네오-라이히안 이론에서 주된 주제 중 하나이며, 라이히의 제자들은 그 의미와 중요성을 자신들의 경험과 이해에 부합시키게 된다.[184]

이런 신체-정신의 통일적 치료에 대한 라이히의 기법은 이후 '신체심리치료(body psychotherapy)'[185]라 불리는 새로운 치료분야의 등장에 지대한 영향을 끼쳐 신체심리치료의 아버지로 묘사된다. 그뿐 아니라 이 개념은 오늘날 대두되고 있는 몸과 마음의 전일적 심신의학에도 지

---

184) C. G. Kraft, *Eastern And Western Approaches for Mind-Body Integration*, Doctoral Dissertation, University of Northern Colorado, USA, 1978. 김채희, 『요가 자세법, 호흡법 및 신체심리치료의 치료적 요인에 관한 연구』(서울불교대학원대학교 석사학위논문, 2005), p.59에서 재인용.

185) 신체심리치료(body psychotherapy)는 유사한 의미를 가진 여러 가지 다른 용어로 사용된다. 20C 유럽과 미국에서 발전되었던 몇몇 학문 분야에서는 신체훈련(somatic education)으로, 미국 철학자인 Thomas Hanna는 신체학(somatics)으로, 프랑스 의사들과 교육자들은 신체치료(somatotherapie)로(Murphy, 1992), 그리고 이 분야에서 가장 유력한 산하 조직인 신체심리치료유럽연합(European Association for Body Psychotherapy:EABP)에서는 신체심리치료(body psychotherapy)로 불렀다. [중략] 이상의 정의에서 사용된 단어들은 몸, 마음, 정서, 영혼, 전체, 존재, 신체중심, 심리학 등으로 종합해 볼 수 있다. 본 논문에서는 이를 바탕으로 하여 신체심리치료는 '인간을 통합적인 존재로 보고 신체를 중심으로 하여 몸-마음-영혼의 관계를 밝혀내는 심리치료의 한 분야'로 정의하고자 한다.(김채희, 『요가 자세법, 호흡법 및 신체심리치료의 치료적 요인에 관한 연구』, pp.36~37.)

대한 영향을 끼치게 된다.

원래 신체심리학의 현재 흐름으로 볼 때 그 기초 작업을 다진 이는 프로이트였다. 프로이트는 에고를 신체감각에서 기원하는 신체에고라고 주장했는데, 이는 신체와 신체 작용을 심리상태의 기초로 인식한 것이다. 또한 그는 초기에 인간의 근원적 본능인 리비도(성욕)를 생리학적 근거를 가진 실체로 가정하였고, 신체적 막힘과 에너지 방출이 심리적 장애 형성의 결정적 요인이라는 것에 주목했다.[186] 하지만 그 이후 프로이트는 신체적 탐구에 대한 노력은 포기하고 자아심리학 성격으로 치우치게 되었다. 이때 프로이트의 제자였던 라이히가 그의 초기 리비도 이론을 생물학과 생체에너지학으로 발전시켜 체계화함으로써 명실상부한 신체심리치료의 아버지가 된 것이다.

라이히 이후 신체심리치료 영역은 다양하고 폭넓게 발전해 왔다. 신체심리치료 영역은 본질적으로 여러 분야와 관련이 있는 영역으로, 조화롭고 통합된 접근을 위해 심리학, 바디워크, 움직임 훈련, 동서양의 의학적, 영적 분야의 수많은 부문을 흡수하고 있다(Juhan, 2003). 이러한 신체심리치료 영역은 많은 형태의 치료법들을 망라한다. 생체에너지학(Bioenergetics), 하코미(Hakomi), 생활기능학적 심리치료(Biodynamic Psychotherapy), 생활기능학적 마사지(Biodynamic Massage), 게슈탈트(Gestalt), 재탄생기법(Rebirthing), 최면요법(Hypnotherapy), 코어 에너지학(Core Energetics), 에너지 통합(Energetic Intergration), 헬러워크(Hellerwork), 향전체성적 호흡법(Holotrophic

---

186) 위의 책, p.43.

Breathwork), 정신운동(Psychomoter), 라딕스(Radix), 신체적 정서치료
(Somatic Emotional Therapy) 등의 접근법들은 인본주의와 통합을 내세
우는 심리치료센터에서 인기가 있다(McNeil, 2000).[187]

다른 학파에서도 다양한 라이히의 기술을 이용했지만, 라이히의 직
계 후손인 생체에너지학(Bioenergetics)을 제외하고는 이런 기술들 중
에서 그 어떤 것도 아래쪽에 숨겨져 있는 성격방어와 근육갑옷 조각
들 속으로 체계적으로 뚫고 들어가진 못한다. 그 어떤 기술도 이런 봉
쇄된 방어체제로부터 에너지를 방출한다고 가정하지 않는다. 또한 오
르가즘 능력이나 오르가즘 반사를 치료의 목표로 삼는 기술도 없었
다.[188] 라이히는 참으로 당대에 누구도 감히 언급하지 못했던 인간의
원초적 본능인 성문제에 대한 적나라한 탐구에서 출발하여 신체정신
의학으로 나갔고, 급기야는 우주에너지인 오르곤의 발견에까지 이르
렀다.

현대의 많은 신체심리학자들은 미래에는 모든 치유 및 변형작업이
결국에는 신체를 강조할 수밖에 없을 것이라고 전망한다. 그러나 라
이히는 이미 80여 년 전에 신체치료와 생체에너지를 이용하는 과학이
'미래의 과학'이 되어야 한다고 강조했다. 이 장의 끝자락에서 그의 외
롭고도 절실한 외침을 들어보고 다음 논의로 넘어가자.

의사는 색의 미시적인 한 조각에 매달리지 말고 그가 현미경으로 보는
것들을 전체 유기체의 자율적인 삶 기능과의 관련에서 바라볼 수 있어

---

187) 위의 책, p.38.
188) 마이런 새라프, 『빌헬름 라이히:세상에 대한 분노』, p.378.

야 한다. 의사는 이러한 총체적 기능을 그 생물학적, 정신적 구성요소들 속에서 파악해야 하고, 사회가 오르가즘과 그 기관들의 긴장-충전 기능에 대해서 뿐 아니라 자신이 치유해야 하는 사람들의 건강과 병에도 결정적인 영향을 끼친다는 것 또한 깨달아야 한다. 오늘날 전문가들과 열광적인 지지자들의 특수한 활동인 정신신체의학은 곧 스스로가 되겠다고 약속한 것, 즉 '미래의 의학'을 위한 일반적인 틀이 될 수 있을 것이다. 살아 있는 유기체의 성기능을 신경증적인 사람들의 병적인 표현이나 포르노 산업과 계속 혼동한다면 이러한 일반적 틀을 실현할 수 없다는 것은 자명하다.[189]

이와 같은 라이히의 예견대로 현대의 심신의학(mind-body medicine)이나 통합의학(integrative medicine)은 심신상관론을 과학적으로 뒷받침하며 크게 부각되고 있다.

스트레스와 질병의 관계를 설명한 한스 셀리에(Hans Selye) 등의 스트레스 연구를 시작으로 양자물리학과 심리신경면역학은 전일주의적 의학, 심신상관성에 입각한 의학에 이론적 토대를 굳건히 해주었다. 1970년대부터 시작된 심리신경면역학(psychoneuroimmunology)은 신경계, 내분비계, 면역계 사이에는 서로의 소통을 가능하게 하는 화학적 언어, 즉 호르몬이나 신경전달물질 같은 전령물질들이 서로 공유되며 마음과 육체의 연결을 주도하고 있다는 사실을 생생하게 밝히고 있다.[190]

189) 빌헬름 라이히, 『오르가즘의 기능』, p.411.
190) 신경희, 조상윤, 『스트레스의 통합치유』(영림미디어, 2014),

정밀한 과학적 측정 장치가 부족한 시기에 이미 성격갑옷과 근육갑옷의 동일성을 주장한 것은 라이히의 뛰어난 통찰력에서 기인했다고 할 수 있다. 라이히의 심신상관론은 근대철학의 아버지라 불리는 데카르트(René Descartes, 1596~1650) 이후 갈갈히 찢겨져온 몸과 마음을 하나로 통합하는 작은 물결이 되었으며, 몸과 마음의 전일적 치유의 길을 여는 데 큰 기여를 했다.

근육갑옷이 만들어지는 메커니즘과 형태, 그리고 그 근육무장을 해소하는 라이히의 기법들은 제4장에서 자세히 기술할 것이다.

3. 성경제학으로 본 신경증적 불안과 사디즘

신경증 환자의 대부분은 불안을 호소하고 불안 자체를 가장 끔찍한 고통으로 여긴다. 그래서 프로이트는 누구보다도 불안의 문제를 특히 분명하게 부각시키고, 그것에 대해 자세히 탐구한 것으로 알려져 있다.

초기의 프로이트는 불안에 대한 강의에서 불안을 '현실불안'과 '신경증적 불안'(neurotic anxiety)의 두 유형으로 나누어 파악했다. '현실불안'은 현실적 근거가 있는 일종의 객관적 불안이라 할 수 있는 것으로 외부세계에서 오는 실제적 위협을 지각하는 데서 생기는 고통스러운 감정적 체험으로, 자기보전 본능의 한 표현이며 명백한 생물학적 통일성을 가지고 있다. '신경증적 불안'은 본능이 통제되지 않아서 개인이 벌을 받게 되는 어떤 일을 하게 되지 않을까 하는 본능에서 오는

pp.32~39. 이여명, 『복뇌력』(쌤앤파커스, 2013), pp.32~39.

위험을 지각하는 데서 일어난다. 이것은 본능 자체의 두려움이라기보다는 본능을 만족시켰을 때 동반되는 처벌에 대한 두려움이다.[191]

프로이트는 신경증적 불안은 성생활의 특정한 과정들과 깊이 관련되어 있으며, 성적 억제에 의한 리비도의 정체에서 비롯된다고 강조했다.

> 오늘날 의사들이 그렇게도 열심히 권하는 성적인 금욕은 만족스럽게 배출되지 못한 리비도가 강력하고, 대부분이 승화를 통해서 처리되지 못했을 경우에만, 불안 상태가 발생하는 데 나름대로의 중요한 역할을 담당합니다. 어떤 사람이 병에 걸렸는가의 여부는 항상 양적인 요인들에 달려 있습니다. 병이 아니라 성격이 형성되는 과정을 보더라도, 사람들은 성적인 억제가 어느 정도의 불안이나 조심성과 함께 나타난다는 사실을 쉽게 알아챌 수 있습니다.[192]

라이히는 신경증에서의 불안이 성억압의 결과라는 초기 프로이트의 견해에 동의하고 이를 꾸준히 발전시켜 나갔다. 그는 불안은 성울혈이라는 견해를 고수하면서 점점 더 불안의 생리학적 기능에까지 접근해 나갔다. 방출되지 않은 성흥분에 의해 혈관생장계에 걸린 과부하가 불안과 신경증의 핵심 메커니즘이며, 흥분 울혈의 결과물로서 불안과 성억압의 원인이 된 불안을 구별해야 한다고 생각하였다. 전자는 '울혈신경증'을 형성하고, 후자는 '정신신경증'을 결정했다.

---

191) 지그문트 프로이트, 『정신분석강의』, pp.528~539.
192) 위의 책, pp.541.

하지만 '울혈신경증'을 형성한 울혈불안을 성흥분으로 다시 돌리기 위해서는 처음에 성흥분이 어떻게 불안으로 전환했는가를 알아야 했다. 1924년 라이히는 외래진료에서 심장불안 신경증이 있는 여성 환자 두 명을 치료했다. 이 환자들의 심장불안은 성기흥분이 발생하자 감소했고, 한 환자에게서는 일주일 이상 심장불안과 성기흥분이 교대로 일어나는 것을 관찰할 수 있었다. 질 흥분에 대한 금지는 직접적으로 '심장 부위'에서 수축과 불안을 불러일으켰다. 환자가 자신의 질 흥분을 허용하길 두려워하면, 심장불안이 나타나거나 피부의 다양한 부위에 커다랗고 가려운 부스럼이 생겼다. 분명히 성흥분과 불안은 생장적 신경계의 기능과 어떤 관계가 있었고, 특히 불안감각의 위치는 심장과 횡격막 부위였다.

이런 관찰을 통해 라이히는 프로이트의 정식을 다음과 같이 수정했다. 성기에 나타나는 쾌감 흥분이 심장 계통에서 느껴지면 불안으로 나타난다. 즉, 정확히 쾌락의 반대 형태로 나타난다. 혈관생장적 흥분계는 어떤 경우에는 성흥분으로 나타나고, 흥분이 차단되면 불안감각으로 나타난다. 성과 불안은 생장적 흥분감각의 정반대되는 두 가지 방향이며, 다른 것이 아니라 동일한 것의 다른 작용방식이라는 것이다.

심장불안은 협심증, 기관지 천식, 니코틴 중독, 그리고 안구돌출성 갑상선종에서 발견된다. 불안은 심장계에 어떤 비정상적인 흥분이 작용하면 언제나 생겨난다. 즉, 성적인 울혈불안은 매우 일반적인 불안 문제와 연결되어 있다. 니코틴이나 독성물질들이 심장계에 과도하게 부담을 주는 것처럼 이 경우 성흥분이 심장계에 과도한 부담을 주며

작용한다.[193]

1926년 프로이트는 『억제, 증상 그리고 불안』(Hemmung, Symptom nut Angst)을 출간했다. 프로이트는 이 저작에서 신경증적 불안을 자아의 '신호'로 규정하며, 현실적 불안에 관한 초기의 견해 가운데 많은 것을 철회했다. 불안은 외부에서 현실적인 위협이 가해질 때뿐 아니라 금지된 충동들이 꿈틀거릴 때에 생겨나는 '자아의 경보 신호'라는 것이다. 또한 프로이트는 불안은 성억압의 결과가 아니라 성억압의 본래적인 원인이라고 이해하였다.[194] 여기서 불안으로 전환되는 것은 바로 리비도라는 프로이트 자신의 주장이 의미를 잃어갔다.

라이히는 프로이트가 생물학적 현상으로서의 불안이 생물학적 심층에서 준비되어 있지 않고는 자아에 나타날 수 없다는 점을 간과했다고 강하게 비판했다. 그리고 임상적으로는 울혈불안을 성기흥분으로 재 전환시키는 훈련을 꾸준히 해 나갔다.

그렇다면 파괴충동에 관한 이론에서 프로이트와 라이히는 어떤 차이를 나타내는가?

정신분석학에서 공격, 사디즘, 파괴, 죽음충동 같은 표현은 아주 불분명하게 그리고 서로 뒤섞여 사용되었다. 공격은 파괴와 동일한 것처럼 보였고, 파괴는 다시 '세상에 대항하는 죽음충동'이었다. 또한 마조히즘은 처음 외부세계로 향했던 파괴성이 도리어 외부세계의 영향을 받아 자신의 내부로 방향을 바꾸어 스스로 고통 받으려는 욕망으로

---

193) 빌헬름 라이히, 『오르가즘의 기능』, pp.166~169.
194) 지그문트 프로이트, 『정신병리학의 문제들』, pp.207~306.

돌변한 것으로 보았다. 즉, 마조히즘 역시 '죽음충동'의 일종으로 이미 세포들 속에 자리 잡고 있는 본원적인 것이라는 것이다. 프로이트는 숨겨져 있는 환자의 부정적 태도나 부정적 치료반응, 그리고 무의식적 죄책감은 마조히즘에 의해 양성된다고 보았다.

하지만 라이히는 임상 작업에서 성욕이나 식욕에 상응하는 일차적 충동으로서의 죽음충동, 즉 죽음의 의지를 접하지 못했다. 결국 '죽음충동'으로 해석될 수 있는 모든 심리적 표현은 성울혈, 즉 신경증의 산물로 판명했다. 예를 들어 자살 같은 경우는 자신과 동일시했던 다른 사람에 대한 복수이거나 극도로 혼란스러운 삶의 상황이 가져오는 엄청난 불쾌감을 피하려는 행위일 뿐이라는 것이다.

수년간의 탐구 끝에 라이히는 '죽음불안', 죽을 것 같은 불안은 '무의식적 오르가즘 불안'과 동일하고, 이른바 죽음충동은 해체와 무(無)에 대한 열망, 오르가즘적 긴장해소에 대한 무의식적 열망이라는 것을 분명하게 알게 된다. 또한 생명체는 위험의 원천을 없애고 싶어 할 때 오히려 파괴적인 충동을 발전시킨다. 그 파괴적 충동의 동기는 일차적인 파괴쾌락이 아니라, 오히려 불안을 피하고 자아 전체를 보존하려는 '삶충동'에 대한 관심이다. 즉, 살고 싶고 어떤 불안도 가지고 싶지 않기 때문에 위험한 상황에서는 파괴적이 된다는 것이다.

성경제학은 파괴성의 본원적인 생물학적 성격을 부정한다. 독립적으로 나타나는 모든 종류의 파괴적 행동은 생명에 중요한 욕구만족, 특히 성욕구의 만족이 좌절된 데 대한 유기체의 반응이다. 가학적인 성행위에서 쾌락을 얻는 사디즘이 바로 대표적인 경우이다. 사디즘적 파괴쾌락의 문제는 자연스런 성생활에 대한 금지, 즉 성울혈에서 그

답을 찾을 수 있다. '사디즘'이라는 도착은 본원적인 성충동과 이차적인 파괴적 충동의 혼합물로서 이차적으로 생긴 충동이라고 라이히는 보았다. 사디즘은 동물의 세계에는 전혀 존재하지 않으며, 후천적으로 획득된 인간의 이차적 특성일 뿐이다.

확실히 성자극에 대한 모든 억압이 증오, 공격성 자체, 즉 이성적 목표가 없는 운동적 불안, 파괴적 경향을 증가시키는 것이 분명했다. 진료과정에서 죽음충동은 항상 파괴충동으로 나타났으며, 파괴충동은 무엇보다도 그 강렬도에 따라 성울혈에 의존하고 있었다. 라이히는 임상경험, 일상생활, 동물의 활동으로부터 그에 대한 무수한 사례들을 발견할 수 있었다.

라이히는 야생 동물의 행태를 연구했고 그들이 배가 부르고 성적으로 만족할 때는 해롭지 않다는 것을 알았다. 황소는 암소로부터 멀어질 때가 아니라 암소에게 끌릴 때만 거칠고 위험했다. 또 묶여 있는 개는 운동성과 성만족이 방해받기 때문에 매우 위험했다. 이를 통해 라이히는 만성적인 성적 불만족의 상태에서 나타나는 잔인한 성격특징에 대해서도 이해하게 되었다. 이러한 현상은 심술궂은 노처녀와 금욕적 도덕주의자에게서도 관찰되었다. 이와는 대조적으로 성기적으로 만족할 수 있는 사람들에게서는 온화함과 선량함이 눈에 띄었다.[195]

성흥분이 금지되면 하나의 모순이 생겨나 점점 더 악화된다. 즉, 금지는 흥분울혈을 증가시킨다. 증가된 흥분울혈은 울혈을 감소시키는 유기체의 능력을 약화시키고, 결과적으로 유기체는 흥분에 대한 불

---

195) 빌헬름 라이히, 『오르가즘의 기능』, pp.187~192.

안, 달리 말하면 성불안을 가지게 된다. 그러므로 성불안은 외적으로는 충동의 만족이 좌절됨으로써 생기고, 내적으로는 막힌 성흥분에 대한 불안을 통해 단단히 뿌리를 내리게 된다. 성불안은 오르가즘 불안을 야기하는데, 오르가즘 불안은 성기체계의 압도적인 흥분에 대해 소외된 자아가 갖는 쾌락경험 불안이다. 오르가즘 불안은 보편적이고 구조적인 쾌락불안의 핵심을 구성한다. 오르가즘 불안은 보통 모든 형태의 생장적 감각과 흥분에 대한, 혹은 그러한 흥분들과 감각들을 지각하는 것에 대한 전반적인 불안으로 나타난다. 삶 쾌락과 오르가즘 쾌락은 동일하며, 극단적인 오르가즘 불안은 전반적인 삶 불안을 형성한다.

그렇다면 오르가즘 불안이 나타나는 형태와 메커니즘들은 어떠할까? 모든 형태에서 오르가즘적 성기흥분에 대한 압도적인 불안은 공통적이지만, 금지 메커니즘들은 다양하다. 그 연구 대상으로는 여성 환자들이 더 적합했는데, 남성들의 사정감각은 종종 오르가즘 불안을 감추지만 여성들에게서 오르가즘 불안이 그대로 나타났기 때문이다.

여성들에게서는 자신들이 흥분하는 사이 똥을 싸거나 방귀를 뀌거나 무심결에 오줌을 쌀지도 모른다는 불안이 가장 흔하게 나타났다. 질의 흥분기능이 심하게 손상될수록, 비성기적 관념들과 환상들이 성기를 더 많이 장악하고 있을수록, 금지는 더욱 강렬해지고 오르가즘 불안도 더욱 커졌다.

오르가즘 흥분을 억누르는 상황에서 이 흥분을 겪게 되면 마치 육체가 파괴되는 듯한 경험을 하게 된다. 여성은 '남성의 강제적 힘'에 휩

쓸리거나, 남성으로 인해 상처를 입거나 내적으로 터져버릴까 두려워한다. 그러므로 질은 환상 속에서 페니스의 위험을 제거하려는 깨무는 기관으로 변형된다. 모든 질 경련은 이런 식으로 생겨난다. 만약 성행위 이전에 경련이 일어난다면, 그것은 남성기관의 삽입을 거부하는 것을 의미한다. 경련이 성행위 중에 일어난다면, 그것은 페니스를 소유하거나 물어뜯으려는 무의식적 욕망이 있다는 것을 의미한다. 만약 강한 파괴적 충동들이 존재한다면, 유기체는 파괴적인 분노가 터질지도 모른다는 불안 때문에 '그 성교에 그냥 빠져드는 것'을 두려워한다.

여성들은 오르가즘 불안에 다양한 방식으로 반응한다. 그들 중 대부분은 의식을 반쯤만 가진 채 신체를 거의 움직이지 않는다. 또 다른 여성들은 몸을 부드럽게 움직이면 너무 강한 흥분이 생기기 때문에, 신체를 매우 부자연스럽게 움직인다. 양다리를 잔뜩 오므리고 골반을 뒤로 빼며, 오르가즘 감각을 금지하기 위하여 여성들은 언제나 숨을 죽이고 있다.[196]

모든 신경증 형태는 그에 상응하는 성기 장애를 가지고 있다. 첫 번째로, 여성의 히스테리는 일반적인 과도성욕과 국부적인 질 흥분장애로 함께 나타난다. 여성 히스테리의 전형적인 성기 장애는 성기불안으로 인한 절제이다. 히스테리적인 남성은 성행위를 할 때 발기가 되지 않거나 조루로 고통 받는다.[그림4 참조]

두 번째로, 강박신경증은 금욕적으로 경직되어 있으며 잘 합리화된 절제를 동반한다. 강박신경증 여성은 불감증을 보이고 성적으로 흥분

---

196) 위의 책, pp.194~196.

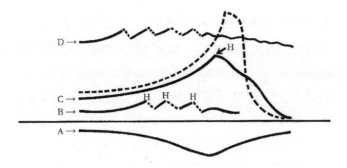

A=성행위에서 전체적 불감증으로 특징지어지는 불쾌감과 혐오

B=성기적인 감각 감퇴증, 한정된 전(前)오르가즘 쾌락. 정서적 무감각으로 특징지어지는 간헐적인 금지(H)

C=성기의 정상적인 전(前)오르가즘 흥분. 오르가즘 없이 흥분이 감소:고립된 오르가즘 불능

D=여성 음란증과 남성 음란증에서의 오르가즘 장애:강렬한 전(前)오르가즘 흥분, 흥분의 감소 없음, 오르가즘 없음

H=금지   **점선**=정상적인 오르가즘 곡선

〈그림 3〉 양성에서 전형적인 성기 장애를 나타내는 도표[197]

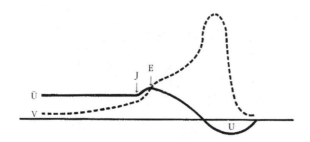

Ü=페니스의 과도흥분   J=페니스의 삽입 E=사정
V=정상적 오르가즘 곡선   U=사정에 이은 불쾌감

〈그림 4〉 조루의 경우에 흥분곡선을 나타내는 도표[198]

---

197) 위의 책, p.197.
198) 위의 책, p.196.

될 수 없는 반면, 남성의 경우 종종 발기능력은 있지만 결코 오르가즘적인 성능력은 없다.[199] 세 번째로는, 신경쇠약증에 걸린 환자들에게서 정액루[유정, 遺精]와 전(前)성기적 구조를 동반하는 만성적 형태가 있었다. 이 경우 페니스는 삽입하는 쾌락기관으로서의 역할을 완전히 상실하고, 아이에게 건네줄 유방이거나 배설물로 생각된다.

네 번째 집단은 여성에 대한 두려움에서 벗어나기 위해서, 그리고 무의식적인 동성애 환상을 방어하기 위해서 과도하게 발기하는 남자들을 들 수 있다. 그들은 성능력이 있다는 것을 스스로에게 입증하며 성기를 사디스트적 환상을 지닌 찌르는 기관으로 사용한다. 그들은 남근 숭배적 나르시시즘에 빠진 남자들로, 장교들, 민족주의적 학생들, 난잡한 바람둥이들, 작위적인 자부심을 가진 유형의 사람들에서 주로 발견된다. 그들 모두는 심각한 오르가즘 장애를 가지고 있다. 그들의 성행위는 단지 배설 행위에 불과하고 혐오스러운 반응이 뒤따른다. 이런 유형의 남성은 여성을 포용하지 못하고, 여성을 '찌른다'. 여성들 사이에서 그들의 성행태는 성행위에 대한 깊은 혐오를 만들어낸다.

라이히는 이러한 임상적 사실들 중 일부를 1925년에 열렸던 홈부르크회의에서 「우울증적 만성 신경쇠약에 대하여」(Über die Chronische Hypochondrische Neurotischen Angst)란 제목으로 발표했다. 이 발표에서 라이히는 특히 '성기 무기력증'을 다루었는데, 이 증세는 성기적인 상상에 의해서가 아니라 전(前)성기적 상상들에 의해서 성기흥분이 발

---

199) 지루증을 가진 남성의 경우 사정의 억제를 강박적으로 추구한 경우가 종종 발견된다. 여성의 경우도 오르가즘을 강박적으로 추구하면 오히려 오르가즘 반응이 일어나는 것을 방해할 수 있다.

생할 때에만 생겨난다는 내용이었다. 라이히는 그 주제의 두 번째 부분을 「신경증적 불안의 원천」(Quellen der Neurotischen Angst)이라는 제목으로 따로 분리시켰는데, 이 글은 1926년 5월 프로이트의 70세 기념 논문집에 실렸다. 이 글에서 그는 억압된 공격에서 생겨난 불안, 즉 양심의 불안과 성울혈 불안 사이의 차이들에 관해 논의했다. 죄책감은 성불안에서 생겨나며, 강화된 파괴적 공격을 통해 간접적으로 표현된다. 즉, 라이히는 불안의 발생에서 파괴성이 수행하는 역할을 지적한 것이었다. 그는 파괴충동이 가진 강렬도의 근원을 성울혈의 강렬도에서 끌어냈고, '공격'과 '파괴'를 구분했다.[200]

이러한 구분은 중요한 의미를 지니는데, 프로이트의 파괴 관념과 완전히 다른 방향으로 이끌고 갔기 때문이다. 프로이트는 공격, 사디즘, 파괴, 마조히즘적 성향, 부정적인 치료반응, 처벌욕구 등을 성충동(삶 본능, 에로스)과 양대산맥인 인간 본래의 죽음충동(타나토스)으로 설명한다. 반면 라이히는 죽음충동 이론은 모든 임상경험과 모순되고 모든 치료 노력을 무의미하게 만드는 것으로 보았으며, 성격 내부에 갇힌 파괴적 공격성이나 죽음충동과 같은 경향은 모두 삶의 실망에 대한, 특히 성만족의 결핍에 대한 분노에 불과한 것이라고 파악했다.

4. 성기적 성격과 신경증적 성격

앞에서 라이히가 억압이나 정서차단, 저항의 형태로 에너지를 속박하고 있는 '성격갑옷'을 해제하려는 목적으로 '성격분석' 작업을 단행

---

200) 위의 책, pp.197~199.

했다는 것을 살펴보았다. 또한 정신적 차원에서 형성된 인격 전체인 '성격갑옷'은 동시에 신체에 정박하여 '근육갑옷'을 만든다는 사실도 살펴보았다.

라이히는 "특정한 성격구조와 특수한 종류의 생장적 억제 사이에 관련이 있다."[201]고 확정함으로써 생장적 에너지의 순환 및 조절 여부에 따라 '성격구조'가 바뀔 수 있고, 그 반대도 가능하다고 보았다.

> 나는 정신이 생명에너지의 한 기능이라는 것, 다시 말해 육체와 정신 사이에는 일치가 있다는 사실을 발견했다. 나는 이 행로를 따라갔고, 당신이 기분이 좋고 사랑을 느낄 때는 생명에너지를 갖고 손을 내민다는 것과 두려울 때는 생명에너지를 몸의 한가운데로 움츠린다는 것을 발견했다.[202]

그러므로 라이히는 '근육태도와 성격태도는 서로 분리될 수 없으며 기능상 동일하다'는 인식에 근거하여 '성격갑옷'을 진단하고 분석했다. 이러한 성격분석에서는 언어에만 초점을 맞추는 것이 아니라 몸짓, 눈짓, 얼굴표정(예를 들어 실룩거림), 자세 등등에 주목하며, 숨기는 듯한 것을 오히려 공격했다. 또한 침상에 누워 등을 보고 이야기하도록 하는 것이 아니라 서로 쳐다보거나 만지거나 다른 행동을 하면서 총체적 소통과정에서 막힌 부분들을 찾아내었다. 신경증적 환상의 내용이 아니라 에너지 기능이 강조되었기 때문이다.

---

201) 위의 책, p.94.
202) 빌헬름 라이히, 『작은 사람들아 들어라』, p.117.

라이히는 성격분석 기법을 통해 여러 환자를 분석하면서 귀족 성격, 히스테리 성격, 강박 성격, 팔루스-나르시스 성격, 마조히즘 성격 등 다양한 개념을 동원하여 성격형성에 대해서 논의하고 있다.[203] 그런데 오르가즘 능력이 '성격구조'의 형성뿐 아니라 신체의 생장적 흐름에 지대한 영향을 미친다고 보았으므로, '성기 기능 이론'은 '성격분석 기법'과 분리할 수 없는 통일체가 되었다. 이에 따라 라이히는 인간의 성격구조를 오르가즘 능력이란 측면에서 '신경증적 성격'과 '성기적 성격'이라는 두 가지 범주로 구분하여 파악했다.[204]

---

203) Reich, Wilhelm, *Character Analysis*(New York:Farrar, Straus and Giroux, 1972), 8,9,10장 참조.

204) 라이히의 계승자인 로웬(Lowen)은 초기에 라이히의 유형학을 사용하면서, 어린 시절 외상 때문에 발달하는 다섯 가지 성격 유형으로 발전시켰다. 다섯 가지 성격 유형은 정신분열적, 구강적, 자기애적, 피학적, 경직된 성격유형인데, 각 유형은 이제마의 사상체질처럼 신체적 특징들도 포함되었다. 로웬은 초기 외상이 장애를 줄 수 있고, 빈번할수록 더 심각해질 수 있다고 생각했다. 또한 사람들은 대개 성격 유형의 조합을 보인다고 강조했으며, 여기에서 설명한 것 이상으로 각 유형의 심리적, 생리적 요인들을 많이 개발했다. 치료할 때, 로웬은 신체에 대한 정보와 정신적 외상에 대한 정보를 통합하여 점진적인 방식으로 진행시켰다. 그는 이 과정을 조각그림 맞추기에 비유했다.(Richard S. Sharf, 『심리치료와 상담이론 개념 및 사례 5판』, pp.626~628. 이강언, 『몸으로 마음 고치기』, (학지사, 2004), pp.39~62 참조.)
라이히의 성격구조 이론은 리비도의 유형에 따라 인간의 유형을 분류한 프로이트의 이론을 발전시킨 것으로 보인다. 프로이트는 리비도가 우리의 정신 장치 중 어느 곳에 지배적으로 배치되는가에 따라 성애적 유형, 강박적 유형, 자기애적 유형으로 나누고 세 유형의 혼합된 유형들을 추가했다. '성애적(性愛的) 유형'은 이드의 기본적이고 본능적인 욕구를 나타내며 사랑이 이들의 주된 관심사이다. '강박적(强迫的) 유형'은 양심에 대한 두려움에 지배받으며, 초자아의 힘이 부각되는 유형이다. '자기애적(自己愛的) 유형'은 자기 보존에 주된 관심을 쏟으며, 강한 개성을 지니고 독립적이며 두려움이 없다.(지그문트 프로이트, 『성욕에 관한 세 편의 에세이』, pp.39~44 참조.)

만일 정신분석학자로서 당신 내부에 있는 그 에너지가 뒤틀리고 생식기적으로 좌절된다면, 당신의 모든 사고체계는 그것이 뒤틀리지 않은 사람과 다르게 될 것입니다. 당신이 당연히 세상을 바라보는 방식과 당신이 의식적으로 세상을 인식하는 방식이 다를 것입니다. 여기서 우리는 '생식기적 성격(genital character)'과 '신경증적 성격(neurotic character)'에 대해 다시 한 번 이야기하고자 합니다. 생식기적 성격에서는, 이 에너지가, 실재하는 우주의 에너지가 자유롭게 작동합니다. 그것은 자유롭게 흐르고 접촉을 유지합니다. 에서는, 그것은 뒤틀리고 봉쇄되어 있습니다.[205]

이처럼 라이히는 뻣뻣한 근육무장과는 반대인 모든 신체적 현상을 '생장적 흐름'이라고 범주화하고, 이 생장적 흐름의 여부에 따라 '신경증적 성격'과 '성기적 성격'으로 구분했다. 그 성격들을 설명하기 위해 라이히가 동원하는 심적 구조로서 도덕적인 규제와 성경제적 자기조절이라는 기준에 맞추어 '신경증적 성격'과 '성기적 성격'을 비교해 보면 다음과 같다.

먼저 도덕은 의무로 기능하며, 도덕적 규제는 첨예하고 화해할 수 없는 심리적 모순을, 즉 도덕 대 자연이라는 모순을 만들어낸다. 이를 통해 도덕적 규제는 충동을 강화하고, 이 충동은 필연적으로 도덕적 방어를 증대시킨다. 도덕적 방어는 인간에게서 에너지의 유기적인 순환흐름을 몰아낸다.

---

205) 빌헬름 라이히, 『프로이트와의 대화』, p.117.

그에 반해 성경제적 자기조절은 쾌락의 자연법칙을 따르고 자연스런 충동과 양립할 수 있을 뿐 아니라 나아가 자연적인 충동과 기능적으로 일치한다. 그러므로 자기조절은 실현할 수 없는 열망을 다른 목표나 상대에게 전이시킴으로써 그 열망에서 에너지를 자연스럽게 거두어들이며, 긴장과 이완 사이를 끊임없이 오가면서 기능한다.[206]

건강하고 자기조절적인 성경제적 구조를 가진 사람들은 세상의 비합리적인 부분에 적응하지 않고, 자신에게 주어진 자연적 권리의 달성을 주장한다. 성경제적 구조는 성능력에 기초한 자연스런 자의식을 발전시킨다.

그에 반해 도덕적 구조는 성기적으로는 보통 약하기 때문에 끊임없이 보상받는 것을, 즉 경직되고 허위적인 자신감을 발전시키는 것을 필요로 한다. 도덕적 구조를 가진 사람들은 다른 사람의 성행복을 참지 못한다. 왜냐하면 그들의 성행복은 자신을 충동질하지만 정작 스스로는 그것을 즐길 수 없기 때문이다. 도덕적 구조에서 성교는 본질적으로 성능력을 증명하는 것이다. 그러나 성경제적 구조에서 성은 쾌락경험 외에 아무것도 아니다.

그리고 성적 활동을 넘어 노동이라는 더욱 일상적 차원에서도 두 유형의 차이는 명확하게 드러난다. 강제적 도덕 구조에서 부과된 노동은 귀찮은 의무이거나 기껏해야 실존의 보장[생계수단]일 뿐인 반면, 성경제적으로 조절된 구조에서 노동은 삶 에너지의 거대한 저장고에서 나오는 성관심과 조화를 이루는 즐거운 삶의 활동이자

---

206) 빌헬름 라이히, 『오르가즘의 기능』, p.216.

성과이다.

성격무장의 종류 또한 다르다. 도덕적 구조는 모든 행동을 제한하고 통제하며 외적인 환경과 상관없이 자동적으로 기능하는 갑옷(무장)을 발전시켜야 한다. 도덕적인 심적 구조를 지닌 사람은 스스로 태도를 바꾸고 싶을 때조차도 자신의 태도를 바꿀 수 없다. 도덕주의적인 관료는 부부의 침대에서도 그대로 강박적으로 행동한다. 반면 성경제적 심적 구조를 지닌 사람은 여기서는 닫히고 저기서는 열릴 수 있다. 그는 금지된 것을 전혀 가지고 있지 않기 때문에 자신의 무장을 마음대로 조절할 수 있다.

이러한 '신경증적 성격'과 '성기적 성격'의 두 유형은 『국제정신분석학지』에 특별 논문으로 실려 출간되었고 정신분석가들에 의해서 매우 긍정적으로 평가되었으며, 1933년에 『성격분석』에 삽입되었다. 이제 치료 과제는 신경증적 성격을 성기적 성격으로 전환하고 도덕적 규제를 성경제적 자기조절로 대체하는 것에 있었다.[207]

실제 임상치료 과정에서 라이히는 성기적 만족을 통해 성경제적 자기조절 원리를 터득해 나간 사례들을 수없이 접했다. 반면, 많은 정신분석 규칙들은 그 자체에 엄청난 금기적 성격을 가지고 있었는데, 이것은 성적인 영역에서 환자의 신경증적 금기를 강화시킬 뿐이었다. 성적인 모든 것은 여전히 무조건 '비난'하거나 '승화'해야 할 악마적이고 금지된 것으로 남아 있었고, 분석가를 성적인 존재로 보는 것은 금지되어 있었다.

---

207) 위의 책, p.217.

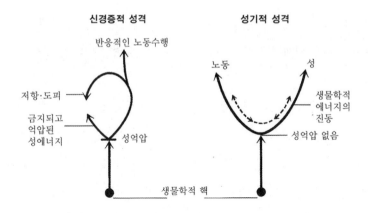

신경증적 성격	성기적 성격

[반응적인 노동수행]	[성경제적 노동수행]
노동은 기계적, 강제적이고 지루하게 수행되며, 성욕망을 억누르는 데 기여하고 성욕망과 정면 대립한다. 적은 양의 생물학적 에너지만이 그 노동수행 속에서 방출된다. 노동은 본질적으로 불쾌하다. 성환상은 강력하고 노동을 방해한다. 그러므로 성환상은 억압되어야 하며, 틀림없이 노동능력을 더욱 축소하는 신경증적 메커니즘을 창조한다. 노동수행의 축소는 모든 사랑흥분을 죄책감에 싸이게 한다. 자신감은 약해진다. 이것은 보상적인 신경증적 과대환상을 만들어낸다.	여기서는 생물학적 에너지가 노동과 사랑행위 사이에서 진동한다. 노동과 성은 결코 대립물이 아니라 자신감을 확고히 함으로써 서로를 지지한다. 각각의 관심은 그때그때 분명하고 집중되어 있으며 성능력과 몰입능력의 느낌을 지니고 있다.

〈그림 5〉 노동의 반응적 수행과 성경제학적 수행을 나타내는 도표[208]

라이히는 환자들이 경직된 성격에서 벗어나도록 가능한 모든 수단을 동원해 도왔다. 환자들이 그를 비권위적이고 인간적인 사람으로 보도록 만드는 한편, 의학적 작업에 해당하는 이용가능한 모든 수단을

---

208) 위의 책, p.218.

사용하여 환자들을 성기적 금지로부터 해방시켰다. 그는 치료 기간에 환자의 성기적 성생활을 관리하는 데 가장 큰 중요성을 부여했으며, 어떤 환자든 죄책감 없이 자위행위를 할 수 없다면 치유되었다고 보지 않았다.

바로 이런 방식을 통해 라이히는 자연스런 성기적 태도로부터 거짓 성기적 성을 구별하게 되었고, '성기적 성격'의 특성들이 점차 분명해졌다. 신경증 메커니즘의 심층에서, 모든 위험하고 기괴하고 비합리적인 환상들과 충동들 뒤에서, 라이히는 단순하고 자명하고 온당한 핵심을 발견했다.

정신분석가들은 자연(본능, 성)과 문화(도덕, 노동, 의무) 사이의 절대적인 대립을 의심 없이 받아들였고, 거기에서 '충동에 따른 삶'이 치유와 모순된다고 결론을 끌어냈다. 이런 분석적 진료에서는 환자들이 자신들의 성에너지를 찾아내긴 했지만, 적절히 방출하는 것이 허용되지 않았을 때 자살을 하는 사례들이 종종 발생하곤 했다. 무의식을 채우고 있는 비사회적인 충동들은 자연스러운 사랑행위의 방식을 통한 생물학적 에너지의 방출이 차단되는 한에서만 사악하고 위험하다는 것은 분명했다.

성에너지 방출이 차단된다면 대략 세 가지 병리적인 출구, 즉 거칠고 자기 파괴적인 충동들(중독, 알코올중독, 죄책감에서 기인한 범죄, 정신병적 충동성, 치정살인, 아동강간 등), 충동이 저지된 성격신경증(강박신경증, 불안 히스테리, 전환 히스테리), 그리고 기능적 정신병(분열증, 편집증, 우울증, 조울증적 정신착란) 등을 통해 표출된다.

그런데 완전한 성기적 몰입을 경험할 수 있는 능력을 갖게 되자 환자는 자신의 전체 본질인 인성을 너무나도 근본적이고 급속하게 바꾸어 나갔다. 신경증적 불안증상이 사라졌을 뿐 아니라 환자의 전체 인성도 변한 것이다. 환자들은 매우 자발적으로 자신들을 둘러싸고 있는 세계의 도덕적 태도들을 낯설고 기묘한 것으로 받아들이기 시작했다. 사회적 노동에 대한 태도도 변했다. 지금까지 신경증적 장애들 때문에 노동하지 못했다면, 이제는 개인의 관심과 삶에 밀접한 노동을 향한 깊은 요구가 생겨나게 된 것이다.

성적인 삶에서도 엄청난 변화가 있었다. 매춘부들에게 가는 데 전혀 갈등을 느끼지 않았던 환자들이 오르가즘의 성능력을 갖추게 되자 오히려 매춘부에게 갈 수 없었다. 또한 '부부간의 의무' 때문에 사랑이 없는 성행위를 무덤덤하게 받아들였던 아내들도 더 이상 그렇게 할 수 없었다.

이러한 다른 형태의 자기조절적 도덕은 '당신은 해야 한다' 혹은 '당신은 해서는 안 된다'에 의해서 지배되지 않았고, 성기적 쾌락과 만족에 대한 요구를 통해 자연발생적으로 나왔다. 사람들은 불안 때문이 아니라 성행복의 가치 때문에 불만족스러운 행동을 삼갔다. 이러한 사람들은 외적인 혹은 내적인 환경이 충분한 만족을 보장하지 않는 한 성행위를 하고 싶을 때조차도 성행위를 삼갔다. 그것은 자연스런 욕구들과 모순되지 않았고 오히려 삶 쾌락의 원리들에 기초해 있었다. '나는 원한다'와 '나는 해서는 안 된다' 사이의 날카로운 대립은 제거되었다. 행동은 자기조절 원리에 따라 수행되었다. 이러한 자기조절은 저지된 충동에너지가 끊임없이 튀어나오는 것에 대항하는 싸움을 중지시키고 불필요하게 만들기 때문에, 다시 자연스럽게 일정한 조화를

되찾는다.[209)]

강간을 도덕적으로 금지하는 것보다 우선 강간 충동을 가지지 않게 하는 것이 더 건강하고 좋다는 것은 어느 누구에게나 분명한 일이다. 하지만 왜 자유롭고 자기조절적 행위가 사람들에게 심각한 불안을 야기하는가? 즉, 성기적 속성들이 그토록 자명하고 바람직한 것이라면, 왜 사회성과 완전한 성[오르가즘 능력] 사이의 내적인 관계가 간과되는가? 왜 자연과 문화, 충동과 도덕, 신체와 정신, 악마와 신, 사랑과 노동 사이의 첨예한 대립이 있다는 시각이 우리 삶의 문화와 철학에서 가장 두드러진 특성들 가운데 하나가 되었는가? 왜 그것은 움직일 수 없는 진리가 되었고, 위반하면 법적 처벌을 받을 만큼 확고부동한 것이 되었는가?

라이히는 자신의 과학적 연구가 거부당하고 비난받고 폄훼된 원인을 나쁜 의도와 우정의 배반, 학문적 비겁 때문일 것이라고 생각했지만, 여러 해가 지나서야 그 수수께끼가 풀렸다. 라이히는 원칙적으로 옳은 것이라면 사람들에게 당연히 받아들여지고 수행될 수 있다고 단순히 순진하게 생각했던 것이다. 이상적인 것으로 열망했던 것이 현실에서는 불안과 공포를 일으켰다. 이상은 원래 현실적 삶의 구조에서 낯설게 느껴졌고, 공식적인 세상 전체가 그것을 적대시했다. 따라서 자기조절 메커니즘들은 유기체 속에 깊이 묻힌 채, 강박적인 메커니즘들로 덮이고 물들어 있었다.[210)]

---

209) 위의 책, pp.207~216.
210) 위의 책, pp.219~221.

6천 년이나 된 낡은 가부장적-권위주의적 문화를 재생산하는 오늘날 인간의 성격 구조는, 자신의 내적 본성에 대항하여 그리고 외적인 사회적 불행에 대항하여 성격적으로 무장한다는 특징을 갖는다. 이러한 성격 무장은 병적이고 자연스럽지 못한 참을성만큼이나 고립, 구원요청, 권위에 대한 갈망, 책임에 대한 불안, 신비적인 열망, 성고통, 신경증적이고 무능력한 반항 등의 토대이다. 인간 스스로 살아 있는 것에 대해 자신을 적대적으로 소외시켰다. 이러한 소외는 생물학적 기원을 갖는 것이 아니라 사회경제적 기원을 갖는다. 가부장제가 발전하기 이전의 인간 역사 단계에는 이러한 소외가 존재하지 않았다.

그 이래로 자연스러운 노동과 활동의 즐거움을 대신하여 강제적 의무가 들어섰다. 인민 대중의 평균적인 [심리적] 구조는 무능력과 삶에 대한 불안으로 빠져들었다. 그 결과 권위주의적 독재가 관철되었을 뿐 아니라 그 독재는 무책임성과 유아성 같은, 자신이 지배하는 인간들의 태도를 핑계 삼아 스스로를 정당화할 수 있게 되었다. 우리가 겪고 있는 국제적인 대재앙은 이러한 삶 소외의 결과이다.

인민대중을 권위에 순종하도록 구조화하는 중심은 자연스러운 부모의 사랑이 아니라 권위주의적 가족이다. 그 주요수단은 어린아이들과 청소년들의 성을 억압하는 것이다.[211]

라이히는 모든 자연스런 감각을 가장 심각하게 방해하는 것은 금전을 추구하는 삶의 내용과 목표라고 보았다. 세상은 사람들을 특정한

---

211) 위의 책, pp.23~24.

방식으로 교육함으로써, 그리고 사람들을 특정한 존재조건들 속에 놓음으로써 그들에게 금전의 추구를 강요하고 그것을 향해 나아가도록 한다. 그러므로 본성의 요구와 문화적 관념 사이에 틈이 생기고, 인간은 그 틈 사이에서 항상 갈등하게 된다. 이러한 세상의 현실에 적응하기 위해 사람들은 가장 아름답고 진실한 것, 그 자신 속에 있는 가장 본연의 것과 싸워 그것을 없애야 한다. 그 과정에서 성격갑옷의 두꺼운 방화벽이 본성을 에워싸게 된다. 그러면서 사람들은 내적으로나 외적으로 상처를 입게 되지만, 그 타협으로 인해 무질서와 싸움에서 잠시나마 벗어나게 된다. 사람들은 자신의 실제적 삶을 살 수 없고, 그렇게 사는 것이 허용되지도 않기 때문에 위선 속에서 삶의 마지막 불꽃에 매달리는 것이다.

이러한 사고에 기초하여 라이히는 사회구조와 성격구조의 연관 관계를 생각해낸다. 사회는 인간의 인격을 형성하고, 성격은 다시 사회 이데올로기를 대량으로 재생산하고, 그리고 무장된 성격은 삶을 부정하면서 자기 자신의 억압을 재생산한다. 이런 과정이 바로 전통이 형성되는 근본 메커니즘인 것이다.[212]

프로이트는 충동억압에 의해 문화가 탄생하고 발전한다고 보았지만, 그 주장은 조건부로만 옳다. 즉, 지금의 병적이고 신경증적 문화는 성억압, 비자연적이고 이차적으로 발전된 충동의 억압에 근거하고 있다. 하지만 라이히는, 모든 문화형성 일반이 성억압에 의존한다고 볼 수 없으며, 자연이나 본성적 충동과 조화를 이룬 문화형성도 얼마

---

212) 위의 책, pp.221~224.

든지 가능하다고 보았다.

　바로 라이히가 보는 성기적 성격의 소유자는 자연적 본성과 조화를 이룬 인간을 말하는 것이며, 또한 그런 인간은 신경증적 억압 없이 자연과 화합하는 행복한 문명을 만들 수 있다는 것이다.

제4장
빌헬름 라이히 성치료의 실제

제1절 오르가즘 반사를 통한 건강한 심신의 회복

1. 근육갑옷이 고착되는 방식과 형태

앞에서 라이히는 신경증 환자들의 신체관찰에서 억압된 감정이나 기억에 대한 신체적 방어체계를 발견하여 '근육갑옷(근육무장, Muscuar Armour)'이라고 불렀음을 살펴보았다. 갑옷은 무장의 뜻으로 라이히의 치료이론에서 방어체계로 이해된다. 근육갑옷은 성격과 함께 오랜 시간 동안 형성되며, 개인의 성격특성을 나타내기도 한다.

그렇다면 근육갑옷, 즉 근육긴장이나 경직과 같은 근육태도와 신체표현은 어떤 방식과 형태로 고착화될까? 라이히는 근육경련이 어디에서 나타나든 그것이 억압 메커니즘의 '결과'나 '부수적 현상'이 아니라 억압과정의 본질적인 부분을 이룬다고 보았다.

환자들은 예외 없이, 유년기에 특정한 생장적인 행동(숨을 참는 것, 복

부근육을 긴장시키는 행위 등)의 수행을 통해 증오, 불안, 그리고 사랑의 자극들을 억압하는 것을 배웠던 적이 있었다고 말한다. 지금까지 분석심리학은 어린이가 무엇을 억압하는가에, 그리고 어떤 동기가 자신의 정서를 통제하는 걸 배우도록 이끄는가에 관심을 가져왔을 뿐, 어린이들이 정서자극에 대항해 투쟁하는 방식에 대해서는 질문하지 않았다. 바로 이 생리학적 억압과정에 우리는 가장 날카롭게 주목해야 한다. 근육경련을 해소하는 것이 생장적 에너지를 풀어줄 뿐 아니라 나아가 충동억압이 발생했던 유년기 상황을 기억 속에서 재생산하는 것은 언제나 놀라운 일이다. 모든 근육경련은 그것이 생겨나게 된 역사와 의미를 함축하고 있다고 말할 수 있을 것이다. 따라서 근육무장이 발생한 방식은 우리가 꿈이나 연상에서 끌어내야 했던 것과는 다르다. 근육무장은 오히려 유년기의 경험이 손상됨으로써 지속되고 있는 형태이다. 신경증은 단순히 정신적 균형상태의 혼란만을 표현하는 것이 아니라, 오히려 훨씬 더 정당하고 깊은 의미에서 생장적 균형과 자연스런 운동성의 만성적 장애의 표현이다.[213]

여기서 라이히는 유년기부터 이미 특정한 생장적 행동 형태로 심리와 감정을 억압해 왔다고 보았다. 예를 들면 자발적 표현력을 상실하는 어린이의 무감함은 4~5살 무렵 겪게 되는 성억압에서 생겨나는 가장 중요한 최초의 현상으로 볼 수 있다. 그들의 무감함은 처음에는 항상 '죽는', '무장되는', 혹은 '감금되는' 것으로 경험된다. 몇몇 경우에

---

213) 빌헬름 라이히, 『오르가즘의 기능』, p.342.

는 '죽은 존재'라는 느낌은 나중에 위장된 태도들, 예를 들면 표면적인 쾌활함이나 피상적인 사회성에 의해 부분적으로 상쇄되거나 가려지기도 한다.

그러므로 라이히는 근육경련을 해소하는 것이 생장적 에너지를 풀어줄 뿐 아니라 충동억압이 발생했던 유년기 상황을 기억 속에서 재생산한다고 강조했다. 근육태도는 성격분석 요법에서 또 다른 중요성을 지니는데, 정신분석의 복잡한 우회로를 피해 신체적 태도에서 직접 충동정서로 돌파해 갈 수 있는 가능성을 제공하기 때문이라는 것이다. 만성적인 근육태도를 이해하고 해소하는 데 성공한다면, 저절로 정서해방이 확보되고 성격껍질의 층이 더욱 효율적으로 드러날 수 있다. 라이히는 아주 많은 사례에서 정신적 고착이 다만 근육을 직접 풀어주는 것만으로도 사라지는 체험을 했다.[214]

라이히의 이런 주장과 체험은 현대의 과학적 연구들, 특히 심리적 외상과 관련한 뇌과학에 의해 잘 밝혀지고 있다. 즉, 충격적이고 갑작스런 스트레스적 외상 사건의 경험은 변연계의 편도체(amygdala)와 해마(hippocampus)에 영향을 미치게 된다. 여기서 '편도체(amygdala)'는 우뇌의 영향을 받으며 감정과 정서를 처리하는 영역이고, '해마(hippocampus)'는 좌뇌의 영향을 받으며 사건의 시간과 공간을 기억하여 상황을 정리하고 저장한다.

감정을 처리하는 편도체는 인간이 태어나면서부터 기능을 할 수 있으나, 의식적 기억을 담당하는 해마는 생후 만17개월(3세경)이 되어

---

214) 위의 책, pp.343~344.

야 기능을 할 수 있다(Damasio, 2000).

심리적 외상 사건에 대한 공포와 불안 같은 정서는 편도체에서 처리가 된다. 해마의 경우는 외상적 사건이 경험될 때 스트레스 호르몬에 의해 사건의 상황을 정확히 기억하지 못하게 억압된다. 따라서 심리적 외상을 경험한 개인은 그 사건의 공포나 불안은 강렬하게 느끼는 한편, 사건 상황의 자세한 서술을 하는 데 있어서는 어려움을 호소한다. 특히 외상 후 스트레스 장애 환자들의 경우, 심리적 외상과 유사한 상황을 접하게 되면 무의식적으로 공포와 불안을 호소하곤 한다. 하지만 해마의 기능이 사건 당시에 약화되었기 때문에, 그 불안과 공포의 원인을 의식적으로는 이해할 수 없다.

이런 무의식적 기억과 의식적 기억에 대한 차이는 1980년대에 '외현적 기억'과 '내현적 기억'으로 구분하는 계기를 열었다. '외현적 기억'은 우리가 보편적으로 기억이라는 용어를 사용하는 것으로, 언어화와 문서화로 서술할 수 있는 기억을 말한다. 보통 3세경부터 해마에 기억의 저장이 가능하다. 하지만 심리적 외상을 경험하는 동안은 외현적 기억을 담당하는 해마가 억압되어 정상적 기억의 처리와 저장이 어렵다.

반면 '내현적 기억'은 무의식과 내적 상태와 관련이 있다. 이는 신체 감각을 통한 기억으로 무의식적 기술과 감정적 반응은 가능하지만, 구조화된 언어적 묘사가 어렵다. 내현적 기억은 출생 직후부터 편도체에 저장된다. 또한 심리적 외상의 경험을 하는 동안 갖는 신체적 감각 역시 편도체에 저장한다. 이에 따라 심리적 외상 상황의 경험은 신체적 감각을 통하여 편도체에서는 제대로 기억하고 있지만, 그 구체적 상황과 절차는 억압된 해마의 기능 때문에 정확히 기억하지 못한다.

바로 내현적 기억이 '신체 기억'(Somatic Memory)의 핵심이다. 즉, 강력하게 압도된 심리적 외상은 신체로 기억된다. 심리적 외상의 사건도 다른 기억의 입력과정처럼 내현과 외현적 기억으로 처리된다. 그러나 심리적 외상 희생자들의 플래시백(Flashback)[215]이나 지속적인 각성상태와 같은 고통의 호소는 현재 경험하고 있는 고통스런 신체의 증상을 감소시키는 데 필요한 외현적 정보를 상실했기 때문에 생긴다. 따라서 이들은 손상된 신체감각을 다시 회복하는 경험이 필요하다. 즉, 신체를 통한 새로운 외현적 정보의 저장이 필요하다. 그러므로 심리적 외상에 대한 신체심리치료의 궁극적 목적은 분리되고 왜곡되어진 내현적 기억과 외현적 기억을 통합하고 지속적으로 과잉 각성된 신체감각을 조절하는 데 있다(Caldwell, 1996).[216]

이런 정신—신체의 상관론에 근거하면, 근육조직의 경련은 억압과정의 신체적 측면이자 그런 억압과정을 지속적으로 보존하는 토대이기도 하다. 그야말로 신체는 모든 사실을 기록하고 있으며, 신체는 개인의 가장 진실한 역사라고 할 수 있다.

이제 라이히가 파악한 근육갑옷이 만들어지는, 가장 중요한 전형적인 특징과 메커니즘을 묘사해 보고자 한다. 그는 대체로 사람들이 만성적인 근육경직인 근육갑옷을 신체 중에서 다음의 일곱 가지 부위에 집중적으로 두르고 있다는 사실을 발견하였다. ① 이마와 눈언저리,

---

215) 과거의 외상적 상처나 고통이 비슷한 상황에서 재현되는 현상.

216) 김나영, 「심리적 외상(Trauma)에 대한 신체심리치료 적용의 당위성」, 『대한무용학회논문집 제 70권 3호』, 2012, pp.5~8.

② 입과 턱, ③ 목과 어깨, ④ 앞가슴, ⑤ 횡격막, ⑥ 복부, ⑦ 골반과 회음부 그리고 허벅지 부위.

흥미롭게도 라이히의 제자로 이후에 라이히식 치료법을 더욱 발전시켜 나간 알렉산더 로웬의 생체에너지학(Bioenergetics)에 따르면, 이 일곱 가지 부위가 인도 요가에서 말하고 있는 일곱 군데의 에너지센터, 즉 차크라(Chakra)와 직접적인 연관이 있다고 해석한다. 국내의 한 논문[217]에서도 요가의 차크라 체계와 라이히의 근육갑옷에 대한 연관성을 비교적 자세히 고찰하고 있다.

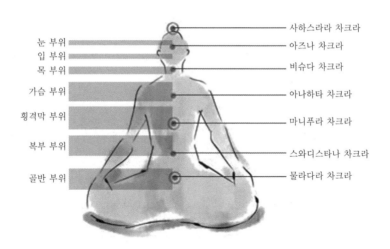

〈그림 6〉 7개의 근육갑옷 부위와 요가의 차크라

7개의 근육긴장 부위는 보통 몸 앞뒤로 고리 모양을 형성하고 있

217) 조옥경, 김채희, 김명권, 「차크라 체계와 라이히의 근육무장에 관한 고찰」, 『한국동서과학회지』 2005, Vol.8, No.2, 97~115.

다.[218] 그리고 요가의 차크라 체계처럼 7개의 근육갑옷 부위는 특정 정서와 결합되어 있다고 파악하였다. 그 연관관계를 간략하게 살펴보면, 첫 번째 눈 부위는 공포, 두 번째 입 부위는 울부짖음, 고함치는 것, 빨아들이는 것, 찡그림, 세 번째 목과 어깨 부위는 화, 네 번째 가슴 부위는 분노, 갈망, 깊은 흐느낌, 다섯 번째 횡격막 부위는 즐거움, 그리고 여섯 번째 복부 중앙 부위는 구토 반응, 일곱 번째 골반 부위는 성적 표현, 분노, 걱정과 관련된다.[219]

도가의 기수련 체계에서도 에너지센터인 혈자리에 감정적 정서를 각각 연결한 것을 살펴보면,[220] 라이히가 얼마나 동양적 사고에 접근했는지를 잘 이해할 수 있다.

---

218) 근육갑옷은 마치 허리띠처럼 인체의 척추를 중심으로 둥글게 형성된 고리의 형태로 존재하는 경우가 많은 것으로 라이히는 파악했다. 마치 딱딱한 철제 고리를 이마나 가슴 또는 복부 부위에 차고 있는 것처럼 근육이 경직되어 있다는 것이다. 이 무렵 라이히는 사람의 원초적인 생명에너지, 즉 오르곤에너지는 척추와 마찬가지로 밑에서 위로 인체 축을 따라서 흘러간다고 보았다. 따라서 철제 고리 형태의 근육긴장(Armor Ring)은 이 에너지 흐름을 막게 되는 것이다. 동양의학에서 에너지 순환통로인 경락(한의학)과 나디(인도 요가)가 주로 인체의 상하로 흐르고 있는 형태로 묘사하는 사실에 비추어 보면, 라이히의 인체에 대한 통찰이 얼마나 탁월했는지 짐작할 수 있다.

219) Baker, E. & Nelson, A. "Orgone Therapy," In R.J. Corsini(Ed), *Handbook of Innovative Therapy* (pp.462~471)(New York:John Wiley & Sons Inc., 2001). 조옥경, 김채희, 김명권, 「차크라 체계와 라이히의 근육무장에 관한 고찰」, 『한국동서과학회지』 2005, Vol.8, No.2, p.108에서 재인용.

220) 만탁 치아, 이여명 역, 『치유에너지 일깨우기』(타오월드, 2012), pp.207~285. 예를 들면, 도가의 기수련체계에서는 배꼽 센터는 균형감, 회음은 안정감, 명문은 부드러움, 백회는 행복과 높은 힘의 인도와 연결되어 있다고 본다.

1) 머리와 목

심각한 두통은 많은 환자들에게서 발견되는 증상으로, 주로 목 뒷덜미, 눈썹 위, 혹은 이마에 한정되어 발생한다. 뒷머리의 고통은 목 근육조직의 과도한 긴장 탓이라 할 수 있는데, 이는 뒤에서 위험한 어떤 일이 벌어질지 모른다는 지속적인 불안에서 발생한다. '머리에 띠를 두른 것'처럼 느껴지는 눈썹 위 이마의 두통은 눈을 만성적으로 치켜뜨는 것에 의해 생겨난다. 이때 두피의 전체 근육조직뿐 아니라 이마의 근육조직이 지속적인 긴장에 빠지게 되는데, 이러한 태도는 지속적인 불안감을 눈을 통해 표현하고 있다. '생각하는 사람의 이마'를 보인 몇몇 환자들은 유년기에 자신이 천재라는 환상을 만들어내곤 했으며, 마치 '머리를 얻어맞은' 듯이 매끄럽거나, 평평한, 혹은 표정 없는 이마를 보인 환자들은 머리를 얻어맞을지 모른다는 불안을 보였다.

이보다 더 자주 나타나는 것이 입과 턱, 목의 경련이다. 많은 사람들이 마스크 같은 얼굴표현을 지니고 있다. 턱은 앞으로 나와 있고 넓어보인다. 턱 아래의 목은 생기 없는 모양을 띠고 있다. 흉골까지 뻗쳐 있는 두 측면 목 근육은 두꺼운 밧줄처럼 돌출되어 있다. 입 주변은 긴장되어 있다. 이런 환자들은 종종 메스꺼움으로 고통 받는다. 그들의 목소리는 보통 낮고 단조롭거나 혹은 '가냘프게' 들린다. 울고 싶은 충동을 억압하고 있다고 상상해 보면 그 태도를 잘 이해할 수 있다. 입 주위의 근육들은 매우 긴장하게 될 것이고, 머리 부위 전체는 지속적인 긴장상태에 빠질 것이며 턱이 앞으로 돌출하고 입은 좁아질 것이다. 이 경우 '메스꺼움'은 다른 충동, 즉 울고 싶지만 그것이 허락되지 않아 일어난 충동 억제의 결과이다. 그러므로 울음에 대한 금지를 완전히

해소해야만 만성적인 메스꺼움 감각을 치유할 수 있다.[221]

요가의 차크라 체계와는 달리 라이히는 입 부위를 따로 구분하여 그곳을 아주 중요하게 보았다. 입 부위는 성기 부위와 마찬가지로 오르가즘 반사를 일으킬 수 있는 부위이기 때문이다. 입은 음식, 물, 공기를 섭취하는 장소이며 목소리를 통한 의사소통, 정서적 표현, 성애적 접촉의 부위이기도 하다. 과식, 음주, 말하기, 정서적 불안과 같은 것들은 구강적 불만족을 충족시키기 위한 대리수단이기도 하다. 입 부위는 보통 분노에 찬 깨물음, 소리 지름, 울음, 빠는 행위, 얼굴을 찡그리는 행위들을 담고 있다. 입 부위에 대한 라이히의 강조는 그가 정신분석학의 전통을 이어받고 있어 성의 중요성을 지나치게 강조한 태도에 기인한다고 할 수 있다.[222]

말할 때 나타나는 특징은 머리와 얼굴 부위에서 특별히 중요하다. 그런 특징은 대개 턱과 목구멍 근육조직의 경련에 의해 나타난다. 라이히는 두 환자에게서 목청 주변을 가볍게만 건드려도 목에서 격렬한 방어반사가 즉각 나타나는 것을 확인할 수 있었다. 두 환자 모두에게서 목이 붙잡히거나 잘려서 다칠지 모른다는 환상이 발견되었다.

얼굴의 개별 부위들과는 별개로 전체 표정을 주의 깊게 관찰하는 것이 중요하다. 우리는 우울증 환자의 풀이 죽은 얼굴에 익숙하다. 무기력함의 표현이 근육조직의 극단적인 만성적 긴장과 결합하는 방법은 독특하다. 인위적으로 끊임없이 환한 얼굴 표정을 짓는 사람이 있다.

---

221) 빌헬름 라이히, 『오르가즘의 기능』, pp.345~347.
222) 조옥경, 김채희, 김명권, 「차크라 체계와 라이히의 근육무장에 관한 고찰」, 『한국동서과학회지』 2005, Vol.8, No.2, p.110.

또는 '뻣뻣하거나' '처지는' 뺨을 지닌 환자들이 있다. 그들의 태도에 대해 지적하고 그들에게 그 표정을 정확히 묘사해 보이거나 잠시 동안 그들의 흉내를 내면, 환자들은 보통 스스로 그 표정을 발견한다. 억제된 울음은 쉽게 얼굴근육 조직에 마스크 같은 경련을 가져오고, 어떤 충동의 금지는 아이들이 얼굴을 뻣뻣하게 유지하도록 하는 결과를 가져온다.[223]

얼굴은 우리가 세상에 자신을 노출하는 몸의 가장 대표적인 부분이다. 얼굴은 많은 메시지를 바깥으로 내보낸다. 만약 진짜 얼굴이 우리가 만든 가면과 지속적으로 투쟁한다면 얼굴의 근육은 긴장되고 가면을 더욱더 단단하게 만든다.[224]

2) 횡격막과 복부긴장

라이히는 복부 부위를, 생물학적 에너지가 생겨나고 되돌아가는 생장적 중심이자 생물학적 에너지의 발생원으로 보고 가장 중요하게 다루었다. 또한 복부를 감정의 소재지로 파악하기도 했다. 생장적 신경절인 자율신경다발들이 무엇보다도 명치, 하복부망상조직, 요천[성기]망상조직 등의 복부와 성기 부위에 가장 밀집되어 있다.[225]

---

223) 빌헬름 라이히, 『오르가즘의 기능』, p.347.
224) 이강언, 『몸으로 마음 고치기』, pp.145~146.
225) 빌헬름 라이히, 『오르가즘의 기능』, p.335. 복부를 생물학적 에너지의 발생원으로 본 것은 동양의학 전통에서 장부와 단전을 생명의 바다, 혹은 근원으로 본 개념과 일치한다. 또 라이히가 복부를 감정의 소재지로 파악한 것은 현대 서구에서 장을 '제2의 뇌(second brain)'라고 부르며, 장의 뇌 기능에 대해 연구하는 경향으로 나타나고 있다.(Michael D Gershon, *The Second Brain*(Harper Perennial, 1999) 참조.) 필자는 장기힐링마사지 전

라이히가 관찰한 바로는, 신경증 환자 가운데 복부긴장을 보이지 않는 사람이 없었다. 그는 태양신경총(명치)의 증상학을 모른 채 신경증을 어느 정도라도 해소한다는 것이 어떻게 가능한지 이해할 수 없다고 하며, 복부긴장에 대한 작업을 무엇보다도 중요하게 다루었다. 신경증에서 호흡장애는 복부긴장에서 오는 증상이다. 놀란다든가 또는 커다란 위험 앞에 심하게 긴장하고 있다면 무의지적으로 숨을 들이쉬고는 제대로 숨을 내쉬지 못할 것이다. 위험 상황에서는 어깨를 무의지적으로 앞으로 당기거나 위로 추켜올리고 경련적인 태도를 취한다. 이러한 태도를 오랫동안 취하고 있으면 이마에 압박이 가해진다. 라이히는 많은 환자를 치료했는데, 그 가운데 환자들의 가슴 근육조직에서 불안한 태도를 발견하기 전에 이마의 압박을 제거하는 데 성공한 경우는 한 번도 없었다.

'얕은 숨쉬기'로 표현되는 이러한 태도는 횡격막이 아래로 수축해 위쪽에서 명치에 압박을 가한다. 이러한 근육행동의 기능은 유년기 초기의 방어 메커니즘에 대한 성격분석 연구의 결과를 검토하면 이해할 수 있다.

어린이들은 상복부에서 느끼는 지속적이고 고통스런 불안상태에 숨을 멈추는 것으로 대응하고는 한다. 어린이들은 복부나 성기에서 쾌락감각을 느끼고 불안을 느낄 때도 동일한 행동을 한다.

호흡중지와 횡격막 고정은 '복부불안'을 방지하고 복부의 쾌락감각을 억압하는 목적을 지닌다. 이런 호흡 태도에 덧붙여지는 것이 '복부

문가로 복부를 인체의 중심이자 뿌리인 '복뇌'라는 개념으로까지 발전시켜 복부와 장의 신경기능, 호르몬분비기능, 면역기능을 강조해 왔다. 이에 대한 자세한 논의는 필자의 최근 저술인 『복뇌력』(서울:쌤앤파커스, 2013)을 참고하기 바란다.

압력'이다. 우리는 복부의 참기 힘든 '압박'이나 '통증', '불편'에 대해 자주 호소하곤 한다. 어떤 사람들은 복부의 상태에 매우 민감하게 반응하며, 또 어떤 사람들은 무엇인가 뱃속에 갇혀 있다고 느낀다.

흉골 아래 끝에서 밑으로 약 3센티미터 되는 복부 표면을 두 손가락으로 천천히 누르면 반사적인 저항 긴장이나 지속적인 저항을 느낄 수 있다. 이런 식으로 복부의 내용물이 보호되고 있는데, 만성적인 허리띠 형태의 긴장감이나 압박감에 관해 불만을 토로하는 환자들은 상복부 근육조직이 판자같이 딱딱하게 경직되어 있다. 앞으로는 상복부 근육조직에 의해 그리고 위로부터는 횡격막에 의해 명치에 이중의 압력이 가해진다. 그 사람이 깊이 숨을 들이쉴 때 뿐 아니라 직접적인 압박을 가할 때도 복부피부의 전위는 10~30mv까지 줄어든다.

아이들은 호흡과 복부압박의 도움으로 아주 전형적이고 널리 통용되는 방식으로 '뱃속의 감정'을 차단한다. 호흡금지는 정서억압과 정서압박을 위한 생리적 기제로서 신경증 일반의 근본 메커니즘이다. 생물학적 관점에서 볼 때 신경증 환자들에게서 호흡중지는 유기체의 에너지 생산을 축소하여 불안의 생산을 줄이는 기능을 지닌다. 유기체가 에너지를 적게 생산하면 생장적 흥분이 덜 강렬하여 억제하기가 더욱 쉬워지기 때문이다.[226]

복부와 가슴, 그리고 이 둘의 경계를 지어주는 가슴횡격막은 호흡뿐 아니라 감정과 밀접하게 연관되어 있다. 라이히는 감정을 억누르기 위한 호흡차단이 어떻게 복부와 가슴, 가슴횡격막의 경직을 초래하는

---

226) 위의 책, pp.348~351.

지를 잘 보여 주고 있다.

3) 죽은 골반

복부와 마찬가지로 성기관이 있는 골반은 생물학적 에너지를 발생시키는 생장적 신경절들이 밀집되어 있다. 신경흥분은 에너지를 충전하는 기능을 하고, 근육수축은 그 에너지를 방출하는 기능을 맡는다. 성 마찰에서 에너지는 우선 두 사람의 신체에 저장되고, 그런 후 근육수축에 의해 오르가즘 에너지의 방출이 일어난다. 골반과 성기관의 물리적 구조, 즉 넓은 혈관, 밀집한 신경, 발기능력, 특히 쉽게 자발적으로 수축하는 근육조직이 오르가즘 충전과 방전을 위해 특별히 생겨난 것이다.[227] 그러므로 성울혈이나 성기적 쾌락감각의 상실은 골반 근육조직의 만성적 긴장이나 경련을 빈번하게 동반한다.

요가에서도 삶의 뿌리 에너지인 쿤달리니 에너지[성에너지]가 골반에 위치한 물라다라 차크라(muladhara chakra, 첫 번째 뿌리 차크라)[228]에 잠재하고 있다고 본다. 생명의 충동은 여기서 일어나 사하스라라(sahasrara, 일곱 번째 정수리 차크라)라는 최대로 확장된 자각의 자리에서 꽃을 피운다고 한다. 이 차크라는 생리적으로 배설기관, 성기관, 번식기관과 연관되어 있으며, 모든 정욕과 죄책감, 콤플렉스, 고뇌 등

---

227) 위의 책, p.317.
228) 차크라(chakra)는 산스크리트어로 바퀴를 뜻하며, 에너지의 중심점 또는 교차점을 말한다. 요가에서는 일곱 개의 주요 차크라가 신체의 중심축 상에 존재하고 있다고 하는데, 골반에 위치한 물라다라 차크라(muladhara chakra)가 첫 번째이고, 정수리에 위치한 사하스라라 차크라(sahasrara chakra)가 가장 상위의 차크라이다.

이 물라다라에 뿌리를 두고 있다. 죄의식, 콤플렉스로 시달리는 정신분열증 환자와 신경증 환자, 광인들은 물라다라에서 쿤달리니가 빠져 나오지 못한 사람들이다. 모든 사람들이 이 차크라를 각성시켜 이로부터 벗어나서 삶의 균형을 얻는 것이 무엇보다 중요하다.[229]

라이히는 환자의 오르가즘 반사를 정립하는 과정에서 골반 부위의 경직과 왜곡 형태를 자주 발견했다. 처음에는 목에서 가슴과 상복부를 지나 하복부에 이르는 흥분의 파동이 나타날 뿐이고, 골반은 파동 형태의 흥분에 참여하지 않는다. 일부 환자들은 "아래쪽 특정한 곳에서 운동이 멈춘 것 같아요." 하고 표현하곤 한다. 골반이 움직이지 않는 것은 골반이 살아 있지 않다는 인상을 준다. 대부분의 경우에 이것은 '골반이 비어 있다'는 느낌 혹은 '성기가 약하다'는 느낌과 결합되어 있다. 이러한 현상은 특히 만성변비로 고통을 받는 환자들에게서 극단적으로 나타난다. 만성변비가 교감신경의 과도흥분과 일치한다는 것을 생각해 보면 이 연관을 더 쉽게 이해할 수 있다.

환자들은 골반을 움직일 수 없으며, 복부, 골반, 허벅지 윗부분을 한 단위로 움직인다. 통상 환자들은 골반 자체만을 움직이는 것에, 특히 골반을 앞으로 위로 움직이는 데 상당히 저항한다. 성기의 감각 결핍, 즉 없다든가 무기력하다든가 하는 느낌은 골반이 운동성을 상실하면 할수록 훨씬 더 강해진다. 그러한 환자들은 언제나 성행위에서 심각한 장애를 가지고 있다. 여성들은 움직이지 않은 채 누워 있거나, 그렇지 않으면 강제적인 몸통-골반 운동으로 골반의 생장적 운동차단

---

229) 스와미 사티야난다 사와스와티, 박광수 역, 『쿤달리니 탄트라』(서울: 양문, 1998), p.174.

을 극복하려 한다. 남자들에게서는 그 장애는 하체 전체를 급하고 성급하며 아무렇게나 움직이는 것으로 나타난다. 이러한 환자들 가운데 누구에게서도 생장적인 오르가즘 흐름감각을 찾아볼 수 없다. 또한 성기 근육조직(구해면체와 좌골해면체)은 긴장되어 있어서 아무런 마찰 경련도 생기지 않는다. 엉덩이의 근육조직 역시 긴장되어 있다.

골반의 이러한 태도는 유년기의 두 가지 발달장애로 인해 나타난다. 아주 이른 나이에 용변을 통제하도록 강요받는 청결 훈련과 어린이의 자위에 대한 금지가 바로 그것이다. 침대에서 오줌을 싸서 엄한 처벌을 받으면 골반 경련이 생기고, 어린이가 자위를 유발하는 강렬한 성기적 흥분과 싸우기 시작해도 골반 경련이 일어난다.

따라서 치료의 첫 번째 과제는 환자들로 하여금 자신의 골반태도를 느끼고, 골반 흥분이 없다는 것을 충분히 감지하도록 만드는 것이다. 골반운동의 억제에 대한 작업이 더욱더 강하게 수행될수록 골반은 완전하게 흥분의 물결에 참여하게 된다. 파동이 목에서부터 가슴, 복부를 넘어 골반에까지 흐르면 전체 반사의 성격이 고통스런 것에서 쾌락적인 것으로 변화한다.

골반의 방어운동과 골반의 자연스런 생장적 운동 사이의 차이를 파악하는 것도 중요하다. 방어운동이 복부를 내밀고 골반은 뒤로 밀려나며 등을 움츠리는 것으로 나타난다면, 생장적 운동은 몸통을 앞을 향해 구부리며 나아가는 물고기 같은 모습을 보인다. 복부와 가슴이 앞으로 활처럼 휘고 어깨와 골반이 뒤로 물러앉는 히스테리 환자의 둥근 활 막대 모양은 오르가즘 반사의 정반대 형태이다. 신체 전체의 파동 운동이 총체적으로 나타나면 자연발생적인 쾌락능력이 생겨난다.

'뻣뻣하고 죽고 위축된 골반'은 인간의 가장 흔한 생장적 장애 중 하나이다. 그러한 골반은 만성변비, 좌골신경통, 요통, 치질, 더 나아가 여성의 성기암[자궁암]의 근본적 원인이다. 그러므로 '골반의 둔화'는 '복부의 둔화'처럼 정서자극, 특히 쾌락감정과 불안감정을 피하는 기능을 지닌다.[230]

지금까지 살펴본 바와 같이 머리와 목, 복부, 골반과 같은 '생장적 중심'은 그 주위에 심리적 방어기제들에 의해 철저히 둘러싸여 단단한 갑옷을 입고 있는 것처럼 보인다. 라이히는 예리한 신체 관찰을 통해 근육갑옷이 만들어지는 방식과 형태를 파악했으며, 이렇게 단단하게 둘러싸인 갑옷을 완화시킴으로써 정서적 억압과 신체적 긴장이 해소될 수 있다고 보았다.

2. 생체에너지로 본 성(쾌락)과 불안(불쾌)의 기능적 대립

1) 성(쾌락)과 불안(불쾌)의 기능적 대립

1934년경에 라이히는 치료 연구에서 생리학의 중요성을 더욱 강조한다. 그는 쾌감에 나타나는 에너지(리비도)의 흐름, 불안감에 나타나는 에너지의 역행, 성격갑옷과 더불어 에너지의 자유로운 감정 표현을 방해하는 근육경련을 연구했다. 라이히는 프로이트가 예언했던 대로 정신분석학에 생물학적 토대를 제공하고 싶어 했다. 그러나 흥미롭게도 프로이트 자신은 1926년에 불안을 구성하고 있는 '생리학적 재

---

230) 빌헬름 라이히, 『오르가즘의 기능』, pp.383~389.

료'에 대해 흥미를 잃었다고 말하며, 분석과 생리학을 연관시키려는 초기의 노력을 포기하고 말았다.

라이히는 1920년대 말에 성정치학을 만들어내고 프로이트와 정신분석학의 보수적인 사회 입장에 반대하기 위해 프로이트와 맑스, 말리노프스키의 여러 개념들과 발견들을 결합시켰던 것처럼, 이제 그는 생물학적 토대를 마련하고자 프로이트와 생물학자인 뮐러(L. R. Müller)[231], 내과전문의 크라우스(Friedrich Kraus, 1858~1936)[232]와 생물학자인 막스 하르트만(Max Hartmann)[233]의 발견들에 의존했다. 또한 이것들을 결합시킴으로써 그는 다른 영역으로 넘어가서 이후의 실험을 가능하게 했다.[234]

먼저 라이히는 유기체를 '살아 있는 기포의 기능 작용'으로 봄으로써 성(쾌락)과 불안의 기능적 대립을 이해하게 되었고, 정신질환의 생체에너지적 메커니즘을 더욱 쉽게 설명할 수 있게 되었다. 그는 '살아 있는 기포'의 개념을, 터지는 데 대한 공포와 파열되려는 욕망을 보인

---

231) 뮐러(Ludwig Robert Müller, 1870~1962). 독일의 신경생리학자. 신경병리학의 기초를 닦은 것으로 유명한 독일의 신경학자 슈트륌펠(Ernst Adolf Gustav Gottfried von Strumpell, 1853~1925)의 제자로서, 바이에른 주에 있는 에를랑겐 의과대학 교수로 재직하며 신경생리학의 발전에 기여하였다.

232) 각주 237 참조.

233) 막스 하르트만(Max Hartmann, 1876~1962). 독일의 생물학자. 원생동물과 단세포 조류(藻類)의 번식을 연구하였으며, 이 과정에서 배우자에게서 자웅의 성질은 함유되어 있는 물질의 상대 양에 따라서 결정된다고 주장했다.

234) 마이런 새라프, 『빌헬름 라이히:세상에 대한 분노』, p.325. 이 시기의 라이히의 과학적 발전에 대한 개요는 보아델라(David Boadella)의 저술 『Wilhelm Reich; The Evolution of His Work』에서 얻을 수 있다.

마조히즘의 사례[235]와 오르가즘에 다다르기 바로 직전의 환자들에게서 항상 나타나는 '터진다'라는 생각에서 착안했다.

'터진다'라는 생각이 뚜렷이 나타날 때 환자는 항상 꽉 차 있는 '팽팽해진 기포'라는 관념을 가지게 된다. 이때 환자들은 "터질 것 같이 긴장되어 있다", "폭발할 것 같은 느낌이 든다."라고 호소한다. 환자들은 그들의 무장[기포의 막]에 대한 어떤 공격을 받으면 마치 '찔려서 터질 듯한 공포'를 느끼며, 자신들이 용해되어 자신들의 '윤곽'을 상실하는 것이 두렵다고 말한다. 그래서 그들은 물에 빠진 사람이 배의 널빤지 조각에 매달리는 것처럼 자신들의 경직된 무장에 매달리게 된다.

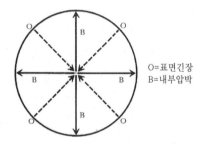

O=표면긴장
B=내부압박

〈그림 7〉 살아 있는 기포의 내부압박과 표면긴장의 관계[236]

---

235) 라이히는, 마조히즘은 해결할 수 없는 고통스러운 내부 긴장을 타인에 의해 고통당하며 터지려는 욕망에서 기인한다고 보았다. 자신의 쾌락불안 때문에 스스로 주도하여 만족을 경험할 수 있는 능력이 막혀 있으므로, 마조히스트는 부서지기 위해 고통당하는 상상을 하고, 그런 방식으로 이완에 도달하기를 바란다.(빌헬름 라이히, 『오르가즘의 기능』, p.295.)
236) 빌헬름 라이히, 『오르가즘의 기능』, p.303.

신경증적 유기체는 표면이 무장된 팽팽한 기포와 같은 단순한 체계에 매우 적절히 비유될 수 있다.[237] 정신질환자는 '자신의 피부 속에서 불쾌를' 느끼거나, '갇혀 있다'고 느끼며, '자신을 실현할 수 없고', '벽에 둘러싸여 있고', '접촉할 수 없고', '터질 듯이 긴장해 있다'고 느낀다. 그는 '세상으로' 나아가 삶과 접촉하려고 노력하지만, 종종 삶의 어려움과 실망을 감당할 능력이 거의 없기 때문에, 그는 차라리

---

237) 라이히는 1926년 독일 베를린의 유명한 내과의사이며 생물학자인 크라우스가 쓴 책, 『종합적이고 전문적인 인간병리학』(Die Allgemeine und Spezielle Pathologie der Person, 1926)에 대한 비평을 『국제정신분석학지』에 실은 것을 계기로 이러한 개념에 도달할 수 있었다. 크라우스(Friedrich Kraus, 1858~1936)는 생물체를 용해제로 분해해 보면 그 구성이 전해질(電解質)이 되는 교질(膠質)과 광물(鑛物)상태의 염류(鹽類)로 이루어져 있다는 것을 알 수 있으며, 이 때문에 생물체 내에서 전위와 전류(생체전기)가 형성된다고 주장했다. 이는 생체전기가 존재한다는 것을 의미하며, 크라우스는 생체조직이 전기 충전(에너지의 축적)과 방출(일의 수행)이 교대로 전환되는 기제로 되어 있다고 간주했다. 라이히는 이 책을 일컬어 신경계의 자율성을 해명할 수 있는 최초의 성공적인 시도라고 평했다.(Wilhelm Reich, "Kraus. Prof. Fr.:Allgemeine und Spezielle Pathologie der Person, Klinische Syzygiologie, Besonderer Teil I:Tiefenperson," *Internationale Zeitschrift für Psychoanalyse*, XIII(3), 1927, S.338~339.)
라이히는 크라우스의 이론에 근거해, 프로이트가 말하는 리비도는 육체의 피막(皮膜)에서 발행하는 생체전기적 전하(電荷)와 동일한 것이라고 주장했다. 생체전기에 대한 좀 더 현대적 연구는 재생 현상과 생명체의 전류와의 관련성에 대한 연구의 선구자로 알려진 로버트 베커(Robert O. Becker)에 의해 이뤄졌다. 그는 시뉴킨이 보고한 식물 재생 전류, 갈바니와 카를로 마테우치가 입증한 동물전기 같은 선배 과학자들의 발견에 힘입어 동물의 재생을 촉진하는 신경전류인 생체전기에 대해 깊이 연구했다. 그를 포함한 많은 연구자들은 부상을 당하면 통증과 열이 생기는데 그 통증은 상처 치료 전류로서 세포 재생을 촉발하는 신경 전류에 의해 생긴다는 사실을 밝혔다. 이에 대한 자세한 논의는 『생체와 전기』(로버트 베커, 게리 셀든, 공동철 역, 정신세계사, 1994), 『아프면 낫는다』(공동철, 하소, 1994) 등을 참조하라.

'자기 자신에게로 기어 들어간다.'

라이히는 1922년 심리적 관심의 뻗침과 당김을 아메바 위족의 뻗힘과 당김에 비교한 프로이트의 생각에 착안하여 '성과 불안의 기능적 대립'을 가정하게 되었다. 성에너지의 뻗침에 의한 발기를 위족을 뻗는 것, 불안으로 일어나는 페니스의 위축을 위족을 뒤로 빼는 것과 같다고 보았다. 성(쾌락)과 불안은 동일한 흥분과정이 대립하는 방향으로 나아가는 현상이다. '성(쾌락)'은 '자기로부터 나와서', 즉 중심에서 주변으로 뻗어가는 살아 있는 기능인 반면, '불안'은 역방향, 즉 주변에서 나와 중심으로, '자기 속으로 되돌아가는' 방향으로 작용하는 것과 다르지 않다. 성적으로 발기되면 성기는 팽창하고, 불안에 휩싸이면 성기는 오그라든다. 에너지의 근원이 '생물학적인 에너지 중심'에 놓여 있고, 그 에너지 중심의 주변에 세계와의 접촉, 성행동, 오르가즘 방출, 노동 등과 같은 그 에너지의 기능 작용 영역이 놓여 있다. 심리적 건강이 성적 에너지의 균형에 달려 있듯이, 기포의 운명은 내부압력과 표면긴장 사이의 관계에 달려 있다.[238]

라이히가 이러한 에너지 흐름의 두 가지 기본적인 방향, 즉 쾌감 속에서 '세상을 향하는 것'과 불안 속에서 '세상에서 벗어나는 것'을 아메바 운동과 연관시킬 수 있었던 것은 생물학자인 막스 하르트만과 동물학자인 루드비히 룸블러(Ludwig Rhumbler, 1864~1939)의 연구를 통해서 가능했다. 하르트만과 룸블러는 연속적인 실험을 통해 아메바에게 여러 자극(화학적, 기계적 자극과 열, 전기, 시각적 자극)을 가했다.

---

238) 빌헬름 라이히, 『오르가즘의 기능』, pp.302~310.

이 자극의 양과 질에 따라 아메바는 둘 중 한 가지 방식으로 반응했다. 자극을 찾아 따르거나(자극 쪽으로 움직임) 자극을 피하고 구(球) 형태를 띠었다(죽은 척함). 두 연구자들은 아메바 운동 안에 유동적인 흐름의 형태로 내적인 움직임이 있다는 것도 발견했다. 아메바 표면을 향한 반투명 흐름 다음에는 아메바가 대상을 향해 적극적으로 접근했다(이것은 사람의 부교감 반응과 상응한다). 거꾸로 세상으로부터 도망치고자 하는 움직임 다음에는 표면에서 중심으로 반투명 흐름이 나타났다(이것은 교감 반응과 비슷하다).[239]

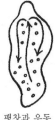

팽창과 운동 　　강한 전기자극에 의해
　　　　　　　공 형태로 복귀

〈그림 8〉 팽창(부교감 반응)하고
수축(교감 반응)하는 아메바에서 원형질의 흐름[240]

1933년, 라이히는 '수축과 팽창'이라는 대립되는 두 가지 기능을 자율신경계, 즉 교감신경과 부교감신경 간의 대립과 연결함으로써

---

239) 마이런 새라프, 『빌헬름 라이히:세상에 대한 분노』, p.327.
240) 빌헬름 라이히, 『오르가즘의 기능』, p.339.

심리적 기능과 신체적 기능 작용의 통일성을 분명히 했다.[241] 크라우스와 촌데크[242]가 이룬 업적에 의하면, 자율신경계의 기능은 화학적 물질에 의해서 자극되거나 지연될 수 있을 뿐 아니라 대체될 수도 있다.(《도표 1》 참조) 예를 들면 부교감신경 기능은 칼륨이온 집단에 의해 대체될 수 있고, 교감신경 기능은 칼슘이온 집단에 의해 대체될 수 있다.

팽창과 수축으로 환원되는 생물학적 충동과 기관감각은 자율신경의 대립되는 두 기능과 잘 부합된다. 부교감신경(미주신경)은 항상 팽창, 확장, 충혈, 이완, 쾌락이 나타나는 곳에서 기능하며, 반대로 교감신경은 수축, 위축, 창백함, 불안, 고통을 드러내는 곳에서 기능한다.

다시 말해 부교감신경계가 팽창의 방향으로, '자신으로부터 나와서 세계로', 쾌락과 즐거움의 방향으로 작동하는 반면, 교감신경계는 수축의 방향으로, '세계로부터 자신 속으로', 슬픔과 불쾌의 방향으로 작동한다고 볼 수 있다.

---

241) 자율신경 반응에 대한 라이히의 이해는 뮐러에게서 많은 영향을 받았다. 1931년 뮐러는 『신경체계Die Lebensnerben』(3rd ed., Berlin:Springer, 1931) 3판을 출판하여 자율신경계의 두 가지 주된 구분의 기능인 교감작용과 부교감작용에 대해 요약했다. 자율신경 체계는 뇌와 척수를 포함하는 중앙신경계와 달리 심장혈관, 소화기관, 성기관, 호흡기관과 같은 생명기능을 주관한다. 교감신경은 도망치거나 싸우려는 반응에 대한 불안을 통해 위험하거나 위협적인 상황에 반응하고, 부교감신경은 생명을 유지시켜 주는 동일한 신체기관들을 위험에서 벗어난 이완된 상태로 조절한다.(마이런 새라프, 『빌헬름 라이히:세상에 대한 분노』, pp.325~326.)
242) 촌데크(Berhnar Zondek, 1891~1966). 독일의 산부인과 의사. 1928년 S. 아슈하임과 함께 여포자극 호르몬인 프로락틴 A와 B를 분리, 추출했다. 또한 암컷 생쥐를 이용한 임신진단법인 아슈하임-촌데크 임신반응도 발견했다.

쾌락(부교감신경)	불쾌와 불안(교감신경)
성	불안
칼륨	칼슘
레시틴	콜레스테롤
콜린	아드레날린
OH-이온(수화기반)	H이온(탈수산)
부풀어 오름 팽창	위축
증가된 팽압	감소된 팽압
낮은 중심 긴장	높은 중심 긴장
열림	닫힘
자신으로부터 세계로	세계로부터 자기 속으로
성흥분, 따뜻하고 붉은 피부	불안, 창백함, 오한
중심에서 주변으로 흐름	주변에서부터 중심으로 흐름

팽창기능(이완) ← 삶과정 · 진동 → 수축기능(긴장)

확실히 라이히는 신경증적 질환에 작용하는 교감신경 반응의 역할을 강조한 최초의 정신분석가였다고 할 수 있다. 교감신경적인 생각과 느낌을 이완하도록 환자를 조건화함으로써 불안 상태를 안정된 상태로 바꾸는 방법이 현재의 바이오피드백 기술에 포함되는 것을 보면 흥미롭다. 믿음 치료와 위약 효과의 영문 모를 성공은 어쩌면 부교감신경 기능인 희망을 자극하고, 교감신경 기능인 불안을 감소시키는 동

---

243) 위의 책, p.333,335.

일한 원리에 따라 작용하는 것인지도 모른다.

근래에 들어 심리적 외상은 개인의 정신만이 아닌 신체적 문제를 일으킨다는 것은 이미 정설이 되었다. 특히 외상 후 스트레스 장애의 주요 증상 가운데 중요한 범주는 자율신경계의 지속적이고 과도한 각성 상태이다(APA, 1994). 심리적 외상은 충격적인 스트레스 사건으로 인하여 자율신경계의 조화를 깨뜨려버린다. 즉, 위협을 감지한 교감신경계가 과도 각성의 상태에 고정되어지거나 혹은 교감신경계와 부교감신경계가 동시에 결빙되어 버린다.

보편적으로 자율신경계를 교감과 부교감신경계의 두 가지 상태로 구분하지만, 심리적 외상을 연구하는 학자들은 교감과 부교감의 활성상태 두 가지에 교감과 부교감의 마비상태(비활성화)를 추가하여 세 가지의 자율신경계 상태로 나누고 있다(Levine, 1997). 교감신경계의 과도한 각성 상태를 유지하는 심리적 외상의 증상은 식은땀, 불면, 과도한 주의집중, 불안, 패닉, 소화불량, 과잉경계행동, 과도 긴장, 정서의 엄습, 만성통증과 같다. 교감과 부교감신경의 결빙상태의 증상은 근육의 부동성, 우울, 무정서 상태, 만성피로, 해리, 저혈압 등과 같은 증상이 나타난다.[244]

특히 성기능과 관련해서는 부교감신경 기능이 성기능의 증진과, 교감신경 기능은 불쾌나 불안의 기능과 일치한다. 쾌락상태에서 혈관이 주변으로 팽창하고, 피부가 붉어지며, 성적인 절정이 이를 때까지 쾌락이 경험되고, 반대로 불안상태에서는 창백함, 혈관수축, 불쾌가 일

---

244) 김나영, 「심리적 외상(Trauma)에 대한 신체심리치료 적용의 당위성」, 『대한무용학회논문집 제 70권 3호』, 2012, pp.4~5.

어난다. 쾌락상태에서는 심장은 팽창하여 맥박은 조용하게 뛰고, 불안 상태에서는 심장이 수축하고 경련을 일으키며 급격하고 힘겹게 된다. 그러므로 불안이 있으면 심장압박이 있고, 반대로 심장압박이 있으면 불안이 생긴다. 심장혈관의 과민긴장은 유기체의 일반적인 교감신경 긴장상태와 일치한다.

생물학적 에너지의 두 가지 방향성은 생장적 중심과 주변을 분명히 갖게 된다. 다음 도표들[**그림 9, 10**]은 중심과 주변 간의 기능적 관계를

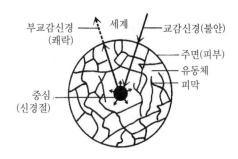

〈그림 9〉 생장적 신경계의 기본 기능[245]

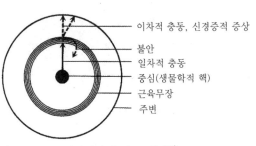

〈그림 10〉 무장된 유기체에서의 기본 기능[246]

---

245) 위의 책, p.336.
246) 빌헬름 라이히, 『오르가즘의 기능』, pp.329~336.

보여 준다. 복부 부위, 감정의 소재지로 알려진 그곳에 생물학적 에너지의 발생원들이 놓여 있고, 생장적 신경절이 가장 밀집되어 있다. 그런데 자율신경계의 대립되는 두 기능인 팽창(쾌락)과 수축(불안)은 심장 중심의 신경분포와 주변의 신경분포, 혈관과 근육 간의 대립에 의해서 가장 분명하게 증명된다. 즉, 심장 중심과 그 주변 사이에 기능적 대립이 있다. 부교감신경계는 혈관을 확장함으로써 피의 움직임을 주변으로 촉진하여 심장활동을 억제하는 반면, 교감신경계는 주변의 혈관을 수축시켜 주변으로 향하는 피의 흐름을 힘들게 하여 심장활동을 촉진한다. 쾌락상태에서는 심장이 조용하고 천천히 작동하는 반면, 불안상태에서는 심장이 과도하게 흥분하며 빨리 뛰게 된다.

삶의 과정은 한마디로 말하면 팽창과 수축 사이를 끊임없이 오가며 행하는 지속적인 진동상태라고 할 수 있다. 특히 호흡의 예를 들면, 내쉴 때 부교감신경 팽창이 작동하고 들이쉴 때 교감신경 수축이 반복되는 지속적인 진동의 과정이다. 생물학적 진동상태가 어느 한 방향으로 교란되면, 즉 팽창기능이나 수축기능 중 어느 하나가 우세하면 전반적인 생물학적 균형 장애가 반드시 나타난다. 팽창상태에 지속적으로 머무르면 부교감신경 긴장이 굳어지고, 불안한 수축상태에 지속적으로 머무르면 교감신경 긴장이 굳어진다. 따라서 임상적으로 심장혈관 과민긴장으로 알려진 모든 신체 상태들은 만성적으로 고정된 교감신경 강직 불안상태로 이해할 수 있다. 이 교감신경 강직의 중심에는 오르가즘 불안, 즉 확장과 무의지적 경련에 대한 불안이 작용하고 있다.[247]

---

247) 위의 책, pp.338~339.

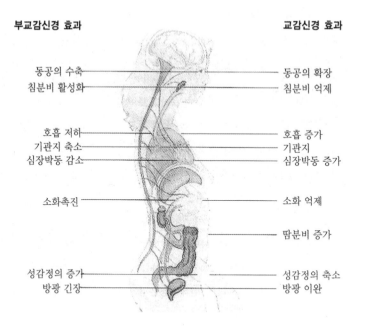

부교감신경 효과	교감신경 효과

부교감신경 효과
- 동공의 수축
- 침분비 활성화
- 호흡 저하
- 기관지 축소
- 심장박동 감소
- 소화촉진
- 성감정의 증가
- 방광 긴장

교감신경 효과
- 동공의 확장
- 침분비 억제
- 호흡 증가
- 기관지
- 심장박동 증가
- 소화 억제
- 땀분비 증가
- 성감정의 축소
- 방광 이완

〈그림 11〉 자율신경계의 효과[248]

우리는 이미 제3장 4절의 '성경제학으로 본 신경증적 불안과 사디즘'에서 방출되지 않은 성흥분에 의해 혈관생장계에 걸린 과부하가 불안과 신경증의 핵심 메커니즘이라는 것을 살펴본 바가 있다. 프로이트는 자신의 불안이론과 관련하여 생장적 신경계를 언급한 적이 없었다. 라이히는 확실히 프로이트의 심리적 불안 개념을 생리학적·생체에너지적 차원으로 발전시키고 생장적 신경계의 기능적 대립을 통해 쾌락과 불안(불쾌)의 메커니즘을 명쾌하게 설명했다고 평가할 수 있다.

---

248) 위의 책, p.339.

2) 쾌락(오르가즘)불안에서 오는 전형적인 질병들

오르가즘 불안은 만성적인 교감신경 긴장을 만들어내며, 이 긴장은 순환하듯이 교감신경 긴장을 재 강화하는 오르가즘 불능을 다시 만들어낸다. 교감신경 긴장의 기본적인 특성은 흉부의 만성적인 들숨태도와 부교감신경의 날숨을 제한하는 태도이다. 정상적인 날숨의 제한은 기관감각이나 정서를 막아 각종 심신의 증상과 질병들을 만들어낸다.

우리는 이미 제3장 4절의 '성경제학으로 본 신경증적 불안과 사디즘'에서 오르가즘 불능이 심리적 신경증들을 만들어낸다는 사실을 살펴보았다. 여기서는 오르가즘 불능과 불쾌감이 일으키는 신체 질병들을 살펴볼 것이다. 사실 교감신경의 과잉긴장 상태인 스트레스와 관련되지 않는 질병이 없다시피 하나 뚜렷이 관련된 질병들 위주로만 살펴보기로 하자.

라이히가 오르가즘의 기능과 밀접히 연관되어 있는 기관병리학의 커다란 영역을 지적하는 것은, 지금까지 간과되어 온 남녀 성장애를 진지하게 고려하라고 의사들의 직업적 양심에 호소하는 것, 그리고 의학도들이 사람들의 엄청난 요구에 대처할 능력을 갖추기 위해서 오르가즘 이론과 일반 성학을 올바르게 연구하도록 촉구하려는 의도이다. 라이히는 이미 그 당시에 '정신신체의학'이 미래의 의학이 될 것이라고 예견하고, 의사는 부분에 매달리지 말고 현미경으로 보는 것들을 전체 유기체의 자율적인 삶 기능과 관련하여 바라볼 수 있어야 한다고 강조했다.[249]

---

249) 빌헬름 라이히, 『오르가즘의 기능』, p.411. 『자율신경건강법』(김순렬, 2008), 『스트레스의 통합치유』(신경희, 조상윤, 2014) 등의 책을 참조

(1)심장계와 혈관계의 과민긴장

말초혈관들이 지속적으로 좁아져서 확장과 수축 운동이 제한되고, 심장은 경직된 혈관을 통해서 피를 펌프질하기 위해 쉼 없이 과도하게 활동해야 한다. 심계항진증, 고혈압, 가슴의 압박감은 바세도우병(갑상샘호르몬이 과잉 분비되는 내분비장애의 일종)의 증상이다. 혈관벽의 경화가 일어나는 병인 동맥경화증은 놀랍게도 여러 해 동안 기능적 과민긴장으로 고통 받고 있는 사람들에게서 빈번히 발견되기도 한다. 심지어 심장판막증과 다른 형태의 유기적 심장병도 혈관체계의 만성적인 과민긴장에 대한 유기체의 반응인 것으로 보인다.

(2)위궤양과 소화기계 질환

만성적 교감신경 강직은 위액의 산성과다를 일으킨다. 위 점막은 산의 효과에 노출된다. 위궤양은 대략 위의 뒷벽 중간, 곧 췌장과 명치의 앞쪽 부분에서 전형적으로 발생한다. 교감신경 강직에 의해서 뒤쪽 벽에 있는 생장적 신경들이 위축되어 산의 공격에 대한 점막의 방어기능이 약해진다. 위궤양은 만성적인 정서장애의 부산물로 잘 알려져 있다. 그밖에 신경성 소화불량, 위경련, 만성위염, 변비, 설사, 크론병 등 대부분의 소화기계 질환이 스트레스성 교감신경 항진으로 발생한다.

(3)근육 류머티즘

만성적인 들숨태도만으로는 자율적인 삶 체계의 생체에너지적 흥

하면, 스트레스와 자율신경부조에 의한 질병들을 폭넓게 파악할 수 있다.

분을 장악할 수 없다. 들숨태도가 고착되면 흉근이 만성적인 긴장과 경직 상태에 빠지며, 늑간신경통 등의 장애도 따라온다.

근육조직의 과민강직이 수년 그리고 수십 년 동안 지속되면 근육다발에 딱딱한 물질들이 쌓이면서 근육의 만성적인 수축과 류머티즘 결절이 형성된다. 류머티즘의 생장치료에서 두드러지는 것은 류머티즘이 감정과 기관감각의 억압을 근본적으로 관장하는 근육집단들에서 전형적으로 나타나고 있다는 것이다.

근육 류머티즘은 특히 목 근육조직과 견갑골 사이에 집중된다. 그곳은 어깨를 움츠리는 근육행동이 전형적으로 나타나는 곳으로, 성격분석의 관점에서 '자기통제'와 '자제'를 표현한다. 이러한 병은 보통 후두부에서 쇄골에 이르는 두 개의 두꺼운 목 근육인 흉쇄유돌근에 생기는데, 이 근육들은 분노가 무의식적으로 그리고 지속적으로 억압될 때 만성적 과민긴장에 빠지게 된다. 이것에 덧붙여지는 것이 교근[저작근]의 만성적 경련이며, 이 경련은 얼굴 하반부에 완고하고 고집스런 표정을 만든다.

신체의 하반부에 특히 자주 나타나는 것은 골반을 당겨 척추전만증을 만들어내는 근육들이다. 골반의 만성적 위축이 성기흥분을 억압하는 기능을 지닌다. 또한 요통은 항문감각을 억제하기 위해 만성적인 긴장상태에 있는 엉덩이 근육조직을 가진 환자들에게서 아주 흔하게 발견된다.

근육 류머티즘이 흔히 발견되는 또 다른 근육집단은 허벅지 윗부분의 깊은 곳과 표면에 있는 내전근으로 함께 다리를 압박하는 기능을 하는데, 특히 여성에게서 성흥분을 억압하는 기능을 한다. 이러한 근육집단들은 근육 류머티즘으로 고통 받는 사람들뿐 아니라 상당히 많은 성격신경증 환자들에게서 허벅지 윗부분 안쪽에 있는 두껍고 풀어지지 않는, 민감하게 부풀어 있는 혹으로 만져진다. 여기에는 무릎의 굴근으로 골반하부 뼈에서 정강이뼈의 맨 윗부분에 이르기까지 걸쳐 있는 근육들도 포함된다. 그 근육들은 골반에서 기관감각들이 억압될 때 만성적으로 위축된다.

(4)폐기종

흉부가 공기로 꽉 찬 통과 같은 특징을 보이는 폐기종은 만성적이고 극단적인 들숨태도의 결과라고 가정할 수 있다. 특정 태도의 만성적인 고착화는 항상 조직의 탄력성을 손상시킨다. 폐기종은 폐가 부풀고 폐포가 손상되어 숨이 차는 질환으로서 늘어나기 쉬운 기관지 섬유에서 발생한다. 그밖에 신경성 기침, 만성 기관지염증, 고호흡증후군, 역류성후두염 등이 모두 교감신 항진으로 유발되는 호흡기계 질환들이다.

(5)모든 종류의 괄약근 경련

라이히가 보기에, 금지가 항상 발견되는 두 지점은 목과 항문이다. 목구멍과 장 끝[항문]은 발생학적으로 원장(原腸)의 두 구멍에 해당하는 곳으로, 동물의 근간을 이루는 장의 양 끝 구멍이기 때문이다. 만성 항문괄약근 경련의 결과인 치질은 경련된 항문괄약근의 주변 정맥이 기계적으로 막히며, 혈관벽은 부분적으로 넓어지고 부풀게 된다.

목과 항문의 근육조직과 마찬가지로 고리 모양의 근육조직인 위(胃)의 입구[분문]와 출구[유문]도 히스테리성 경련이 잘 생겨난다. 지속적으로 수축하려는 경향을 지닌 이 두 부분은 생물학적으로 아주 원시적인 발달단계에 상응하며, 신경증적 경련 상황을 자주 발생시키는 가장 큰 원인이다.

만성변비 역시 장의 긴장-충전 기능이 중지되거나 떨어져 생기는 대표적인 증상으로, 항상 일반적인 교감신경 강직과 만성적인 들숨태도를 동반한다. 여성의 질염도 질 근육조직이 수축되어서 생기는 증상이다.

(6)암체질, 피와 조직에서의 이산화탄소 과잉

암조직의 질식(이산화탄소 과잉)-물질대사에 관한 빈의 연구자 바르부르크(Warburg)[250]의 선구적 작업을 통해서, 교감신경 강직으로 인한 날숨의 만성위축이 암을 가져오는 하나의 본질적인 요소임이 분명해졌다. 제한된 외호흡은 내호흡의 빈곤을 가져온다. 오랫동안 제대로 호흡하지 못하여 생체에너지의 충전이 잘 이루어지지 않는 기관들은 호흡을 잘하는 기관들보다 암을 유발하는 자극에 더 쉽게 노출되어 있다. 교감신경 강직 형태의 성격신경증 환자들이 숨을 내쉬는 것을 억제하는 것과 바르부르크가 발견한 암에 걸린 기관들의 호흡장애 사이의 연관은 암의 성경제적 연구를 위한 출발점이 되었다. 여성의 암이 성기관에서 압도적으로 나타난다는 사실을 주목해야 한다. 이것이 불임과도 관련이 있다는 사실은 많은 산부인과 의사들에게 알려져 있

---

250) 바르부르크(Otto Warburg, 1883~1970). 독일의 생화학자. 생체의 세포에서 산소가 소비되는 과정을 연구하여 1931년에 노벨 생리학·의학상을 수상했으며, 그 외에도 세포호흡에서 철의 촉매작용과 악성세포가 정상세포보다 적은 양의 산소를 소비한다는 사실 등을 밝혀냈다.

다. 더욱이 만성변비는 매우 중요하고 빈번하게 나타나는 장암의 원인이기도 하다.[251]

다른 관점에서 보면 암은 인체의 면역 및 방어 기능의 저하에 의해 유발된다. 우리 몸에서는 매일 수천 개의 돌연변이 암 세포들이 지속적으로 만들어진다. 면역계의 감시 기능은 외부에서 침입한 이물질들만이 아니라 이러한 돌연변이 세포도 인식하여 처리하는 역할을 담당하고 있다. 따라서 스트레스성 교감신경 항진으로 인해 면역 기능이 저하되면 암의 발생과 진행이 촉진된다.[252]

그밖에 발기부전과 조루, 전립선염, 불감증, 방광염, 월경통 등의 비뇨생식기계 질환은 물론이고, 건선, 원형탈모증, 아토피 피부염 등의 피부질환, 당뇨와 비만과 같은 내분비계 질환 등이 모두 교감신경 항진과 연관되어 있다.

생명의 과정이 수축과 팽창의 끊임없는 순환이라고 한다면 급성적, 만성적 과잉수축으로 인한 부조화가 질병과 연관되어 있다는 사실은 부인할 수 없다. 그런데 라이히는 교감신경 긴장에 의한 과잉수축이 많은 경우 오르가즘 불안과 이에서 재강화된 오르가즘 불능에서 온다고 강조했다.

필자는 인간을 성뇌(생명뇌), 복뇌(신체뇌), 심뇌(감정뇌), 두뇌(생각뇌)의 4브레인 시스템[253]으로 파악한다. 이 체계는 도가의 정기신(精氣

---

251) 위의 책, pp.405~410.

252) 신경희, 조상윤, 『스트레스의 통합치유』, p.138.

253) 4브레인 시스템에서 성뇌(생명뇌)는 인체 중 골반, 복뇌(신체뇌)는 복

神), 서구의 지덕체(智德體) 개념으로 보는 인간관을 더욱 세분화한 것인데 성적 요소를 신체에서 분리하여 강조했다. 사실 질병은 네 가지 요소 중 어느 곳의 과부족 문제로도 올 수 있다. 라이히는 모든 심신의 병리를 성문제와 연관시키고 있는데, 이는 성문제를 특별히 강조하고자 하는 의도로 파악하면 될 것 같다.

필자는 성에너지가 생명력의 원천이기 때문에 성문제가 심신의 병리와 50% 정도 연관되어 있다고 본다. 그런데 성적으로든 신체적으로든, 아니면 감정적으로든 정신적으로든 삶의 긍정적 자극, 혹은 기쁨과 희열이 넓은 의미에서 모두 오르가즘의 팽창적 반응이라고 한다면, 오르가즘 불능이 심신의 질병을 낳는다고 해도 과언이 아닐 것이다.

3. 오르가즘의 생체전기적 정식: 긴장-충전-방전-이완

1934년까지 라이히는 성경제학 분야에서 획득한 임상 이론만을 일반적인 생체생리학적 사실 영역에 적용했다. 그러나 그의 작업이 여기서 그친 것이 아니라 오르가즘 정식에 대한 실험증거[254]를 제시하는 방향으로까지 나아간다.

부, 심뇌(감정뇌)는 가슴, 두뇌(생각뇌)는 머리에 각각 자리하고 있다. 인체의 각 요소를 뇌라고 표현한 것은 몸과 마음이 통합된 하나라는 사실을 강조하기 위해서이다.

254) 라이히는 '오르가즘 능력'을 여러 관점에서 접근했다. 이 시기의 그의 실험적인 연구와 가장 연관성이 높은 주제에 대한 논문은 "Der Orgamus als Elektrophysiologische Entladung," ZPŚ, I, 1934. 영어판:Barbara Koopman, "The Orgasm as Electrophysiological Discharge," *The Impulsive Character and Other Writtings*이다.

라이히의 실험연구에 앞서 일어난 가장 중요한 사건은 오르가즘의 기능에 대한 그 자신의 의문이었다. 그는 기계적인 성적 과정들(남성의 경우 발기와 사정)이 강렬한 쾌감의 감각 없이 일어날 수 있다는 사실에 대해 숙고했다. 성기기관들이 어떤 흥분감정의 징후 없이도 피로 채워지는 일이 있으므로, 성흥분은 결코 피의 움직임과 동일하다고 볼 수 없었다. 순전히 유동체(피)의 기계적 움직임은 뜨겁고 차가운 감각들, 창백해지거나 붉어지는 것을 설명할 수는 있지만, 벌레가 기어가는 느낌, 찌르는 감각, 전율, 달콤한 전(前)오르가즘의 쾌락감각 등을 설명할 수 없다.

라이히는 이런 의문에서 '생장적 흐름'은 유동체의 움직임에 불안, 분노, 혹은 쾌락을 불러일으키는 다른 어떤 것이 부가된다고 생각했다. 급기야 라이히는 그가 찾고 있던 어떤 것이 '생체전기'라는 확신에 이르게 되었다. 생체전기 과정이 성적 쾌감의 흐름에 연관된다는 라이히의 생각은 앞에서 언급했듯이 베를린의 내과의사인 크라우스의 생체전기적인 유기체 모델에서 깊은 영향을 받았다.[255]

신체는 다양한 밀도와 조성을 지닌 전해질 용액과 막 사이의 수많은 '경계편들'로 이루어져 있다. 잘 알려진 물리학의 법칙에 따르면 전기적 긴장은 전도성 용액과 막의 경계에서 발생한다. 막의 농도와 배열이 동일하지 않기 때문에 경계표면의 긴장들에는 차이가 발생하며, 이러한 차이와 함께 다양한 강도를 지닌 전위(電位)의 낙차들이 발생한다. 우리의 신체는 각각 다른 전위 에너지를 지닌 수십억 개의 잠재

---

255) 빌헬름 라이히, 『오르가즘의 기능』, pp.314~315.

적 표면들로 이루어져 있다. 결과적으로 신체 속의 에너지는 더 높은 전위를 지닌 장소에서 더 낮은 전위를 지닌 장소로 계속 움직이고 있다. 신체 유동체의 작은 소립자, 즉 이온은 이 끊임없는 평준화 과정에서 전기전하의 담지자이다. 이것들은 일정한 양의 전기전하를 지니고 있는 전자들이며, 음극 또는 양극 중 어디로 움직이느냐에 따라서 양이온 또는 음이온으로 불린다.

성행위에서 페니스와 질 점막 사이에 생겨나는 성적 마찰은 근본적으로 생물학적 과정이다. 신체의 두 표면이 마찰되는 과정에서 생물학적 흥분이 충혈, 확장, 발기와 동시에 생겨난다. 성긴장은 심장과 복부 부위에서 특히 강렬하게 경험되다가, 흥분은 점차 성기관들로 집중된다. 성기관들은 충혈되고 전기전하는 성기의 표면에 이른다. 마찰에 의해 증가한 신체 어떤 부분의 성적 긴장이나 흥분은 신체의 다른 기관들을 덩달아 흥분시킨다.

이 긴장이나 흥분은 오르가즘 절정, 즉 성기와 신체 전체 근육조직의 무의지적 경련을 가져오는 상태에 도달한다. 근육수축은 전기에너지의 방출을 동반하며 이는 측정가능하고 곡선 형태의 그래프로 나타낼 수도 있다.

많은 생리학자들에 의하면 수축을 통해 에너지를 방출할 수 있는 것은 신경이 아니라 근육이라고 한다. 따라서 신경흥분은 에너지를 충전하고 근육수축이 그 에너지를 방출한다. 성적 마찰에 의한 신경흥분으로 에너지는 우선 두 사람의 신체에 저장되고, 그런 후 근육수축에 의한 오르가즘 시에 방출된다. 오르가즘은 생체전기적 방출 과정인데, 흥분과정에서 눈에 띄는 네 박자를 발견할 수 있다.

① 기계적 긴장을 동반한 발기로 기관들이 유동체로 채워짐. ② 전기적 성격의 강한 흥분을 통한 전기적 충전. ③ 자발적인 근육수축 오르가즘을 통한 축적된 생체전기의 방출. ④ 신체 유동체의 배출을 통해 성기의 이완으로 나아가는 기계적 이완. 제3장 3절의 오르가즘론에서도 언급한 바 있듯이 라이히는 이 네 박자, 즉 기계적 긴장→전기적 충전→전기적 방출→기계적 이완을 오르가즘 정식이라고 불렀다.[256]

오르가즘 정식의 과정은 6년 전에 라이히가 상상했던 꽉 채워지고 탄력적인 기포의 간단한 그림으로 나타낼 수 있다. 하나는 단단한 쇠로 되어 있고, 다른 하나는 살아 있는 유기체, 아메바, 심장과 같이 탄력적인 두 개의 구체를 상상해 보자.[그림 12 참조]

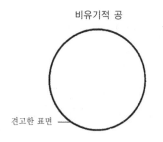

비유기적 공

견고한 표면

[비유기적 공에서의 전기에너지]
표면에만 고르게 분포되어 있고
외부에서 충전되며, 전체 체계가 단단하다.

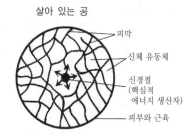

살아 있는 공

피막
신체 유동체
신경절
(핵심적
에너지 생산자)
피부와 근육

[살아 있는 공에서의 전기에너지]
신체 전체에 불균등하게 배분되어 있고
자기 자신의 내부 근원에서 공급받으며,
전체 체계는 팽창하고 수축할 수 있다.

〈그림 12〉 비유기적인 공과 유기적인 살아 있는 공[257]

---

256) 위의 책, pp.315~317.
257) 위의 책, p.318.

금속공은 속이 텅 비어 있고, 반면에 유기체는 다양한 전기적 유도 가능성과 밀도를 지닌 막과 유동체의 복잡한 체계를 감싸고 있다. 금속공은 자신의 전기적 전하를 정전기 기계 같은 외부 동력으로부터 공급받으나, 돼지의 방광과 같은 탄력적인 기포는 중심에 자율적으로 작동하는 전하장치를 지녀 내부에서 자연발생적으로 충전될 것이다. 금속공의 전기적 전하는 오로지 표면에만 균등하게 분포되지만, 꽉 찬 돼지의 방광은 속까지 완전히 전기적으로 충전되며, 유동체와 막의 종류, 밀도 차이에 따라 충전된 전하는 부위마다 다를 것이다. 이 돼지 방광에서 전하 차이에 의해 전기적 전하는 끊임없이 움직일 것이며, 결과적으로 기포는 수축과 팽창을 반복하게 된다.

내부의 에너지 생산이 커지면 기포는 여러 번 수축함으로써 에너지를 방출하여 자신의 에너지를 조절할 수 있다. 이 에너지 방출은 막혔던 긴장에서 유기체를 해방하기 때문에 극도로 쾌락적인 과정이 된다. 생체전기적 기포인 유기체는 확장과 수축의 율동적인 교대 운동 과정을 쾌락적으로 느끼며, 지속적으로 긴장-충전에서 방출-이완 사이를 반복한다.

라이히는 세포분열(유사분열)[258] 또한 오르가즘 정식의 네 박자, 즉 긴장→충전→방출→이완을 따른다고 보았다. 난자가 수정되어 정자세포의 에너지를 흡수할 때 그 피막은 팽창하며 긴장한다. 이것은 표면긴장과 내부압력이 동시에 증가한다는 것을 의미한다. 순전히 물리적인 기포라면 여기서 더 팽창하면 터질 것이지만, 난자세포는 팽창

---

258) 유사분열(有絲分裂). 핵이 핵 상태에서 곧바로 나뉘는 무사분열과 달리, 핵이 염색체 상태로 풀어져 대칭의 형태로 배열되는 방추체 단계를 거치는 분열형태.

에 대해 수축으로 응답한다. 즉, 난자세포의 성장은 어느 정도까지만 진행된 후 그 세포의 핵은 에너지를 방사하기 시작한다.

러시아의 생물학자 귀르비치(A. G. Gurwisch)는 양파뿌리로 한 실험을 통해 모든 살아 있는 세포는 세포분열 과정에서 극히 미세하긴 하지만 빛을 방사한다는 것을 발견하고 '유사생성방사'라고 불렀다.[259]

이러한 생물전기 현상에 대한 좀 더 현대적 연구는 재생 현상과 생명체 전류와의 관련성에 대한 연구의 선구자로 알려진 로버트 베커(Robert O. Becker)에 의해 이뤄졌다. 그는 러시아의 과학자 시뉴킨이 보고한 식물 재생 전류, 갈바니와 카를로 마테우치가 입증한 동물전기 같은 선배 연구자들의 발견에 힘입어 동물의 재생을 촉진하는 신경전류인 생체전기에 대해 깊이 연구했다. 그를 포함한 많은 연구자들은 부상을 당하면 통증과 열이 생기는데 그 통증은 상처 치료 전류로서 세포 재생을 촉발하는 신경전류에 의해 생긴다는 사실을 밝혔다. 로버트 베커가 이끌어낸 가장 중요한 사실은 신체의 재생과 치유, 생명현상의 비밀을 풀 수 있는 열쇠가 곧 전기라는 사실이었다. 미세한 전류가 상처 부위의 재생을 유도하며, 또 사소한 전기적 변화가 재생을 방해하기도 한다는 것이다.[260]

유기체 내 생명활동에 의한 세포 내부의 극단적인 충만, 즉 기계적 충전은 전기적 방출을 동반한다. 피막의 팽창이 최고조에 달하면 수축하기 시작하는데, 그에 따라 내부 긴장도 점점 증가한다. 이때 터지는 것을 제외

---

259) 위의 책, pp.316~317.
260) 생물전기와 기에너지에 대한 자세한 논의는 『생체와 전기』(로버트 베커, 게리 셀든, 공동철 역, 정신세계사, 1994), 『아프면 낫는다』(공동철, 하소, 1994), 『氣가 세상을 움직인다 1부』(방건웅, 예인, 2005) 등을 참고하기 바란다.

하고 내부 긴장을 해소할 수 있는 단 하나의 가능성은 두 개의 작은 기포로 분열하는 것이다. 그러면 동일한 부피의 내용물이 훨씬 더 커서 덜 긴장된 표면으로 둘러싸인다. 난자분열은 그 과정에서 생체에너지의 방출을 거치면서 긴장을 해소한다. 이처럼 세포분열은 오르가즘 정식의 네 박자를 따르며, 이것은 살아 있는 것의 가장 중요한 과정이다. 따라서 오르가즘 정식은 '생명의 정식,' '삶 정식'이라고 할 수 있다.[그림 13 참조][261]

1. 긴장–충전에서 B와 O 간의 균형 · 부푸는 과정의 시작
2. B>O, O는 '수축'에 의해 B를 상쇄한다.
3. 분열. O는 더 커진다. 표면팽창을 통해 O와 B 간의 균형
4. 이완. O=B. 더 넓게 결합된 표면을 지닌 두 딸세포로 같은 부피가 배분됨

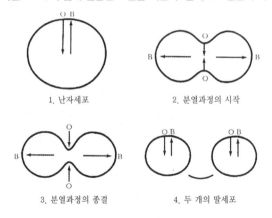

1. 난자세포   2. 분열과정의 시작

3. 분열과정의 종결   4. 두 개의 딸세포

〈그림 13〉 난자분열에서의 내부압력(O)과 표면긴장(B)[262]

---

261) 빌헬름 라이히, 『오르가즘의 기능』, pp.327~329. 오르가즘 정식은 '생명의 정식'과 동일한 것으로, 세포 분열과 재생 과정에서도 똑같이 적용되는 원칙이라는 발견은 참으로 명쾌하고 위대한 통찰이라고 생각된다. 이 논리에 근거한다면 세포 재생 과정에서도 세포가 자가 섹스의 형태를 취한다는 것이며, 세포 차원에서도 오르가즘이 충만해야 세포가 건강하게 재생될 것이라는 예측을 할 수 있을 것이다.
262) 위의 책, p.328.

라이히는 오르가즘 정식에 대한 생체생리학적 이론 정립으로 그치지 않고 1934년부터 약 2년에 걸쳐 직접 실험을 통해 그 사실을 증명하고자 시도했다. 라이히는 오슬로대학 심리학연구소 소장인 쉬젤데룹 박사의 제안으로 그 대학연구소에서 성격분석을 가르치기 위해 오슬로로 갔고, 이에 대한 보상으로 그가 계획했던 생리학적 실험들을 수행할 수 있는 기회를 얻었다.

라이히의 기본적인 관심은 쾌감과 불안의 상태에서 피부의 생체전기적 활동에 차이가 있는지, 특히 성감대의 차이가 있는지 조사하는 것이었다. 그때까지 유기체의 표면 위에 전하가 있다는 사실조차 널리 알려져 있지 않았다. 이전에 타르하노프[263]와 베라구트[264]는 이미 '정신-전류적 현상'을 발견했지만, 심리적 흥분이 피부 위에서 전하의 동료로 드러난다는 것이었고 성쾌락은 결코 측정된 적이 없었다. 그러므로 라이히는 세련된 피부전위 측정 실험을 위해 움직이는 광선이 끊임없이 찍히는 진동기록기와 연결된 진공증폭기를 사용하여 측정 장치를 손수 만들어야 했다.[265]

1971년 마빈 주커만(Marbin Zuckerman)은 성적 자극에 대한 연구들

---

263) 타르하노프(Ivan Tarchanoff, 1857~1927). 러시아의 생리학자. 피부의 생체전기 반응을 연구했으며, 물리적인 현상뿐 아니라 불쾌한 사건을 기억하는 것과 같은 정신적·감정적 과정도 피부에 전기적 과정으로 영향을 미친다고 보았다.
264) 베라구트(Otto Veraguth, 1870~1944). 스위스의 신경학자. 1898년 취리히 대학에서 박사 학위를 받았고, 1900년부터 교수로 재직했다. 바깥쪽으로 처진 눈꺼풀의 주름을 우울증 환자들의 특징이라고 가정한 것으로 유명하다.
265) 위의 책, pp.413~415.

을 개관하면서 라이히가 성적 흥분이 일어나는 동안의 피부전위를 연구한 최초의 사람이었다고 말했다. 1968년이 되어서야 비로소 다른 사람들이 성감대에 대해 전기 측정을 했다. 주커만이 인용한 연구들은 주로 피부저항을 측정한 것들로서 양성 충전과 음성 충전을 전혀 구분하지 않았다. 더 근본적으로 다른 어떤 연구자도 라이히처럼 피부 전기의 기능을 신체에 나타나는 단일한 쾌감 기능의 측면에서 접근하지 않았다.[266] 물론 라이히 이후 성적 흥분이나 오르가즘 상태에 따라 성기관의 상태, 그리고 뇌의 신경호르몬이나 뇌 영상의 변화를 첨단 과학 장비들을 동원하여 관찰한 연구자들이 많이 있어 왔다.[267]

라이히는 피부를 '투과성이 있는 피막'으로 보고 '생장 대립'의 기능으로 전기충전을 유지하거나 포기하는 능력을 가지고 있다고 보았다. 보통의 상황에서 손상되지 않은 피부는 '정지전하' 혹은 '기본전하'를 지니고 있다. 이러한 전하들이 신체표면의 '생물학적 정지전위'를 이루며, 신체의 양쪽에 대칭이고 신체 전체에 걸쳐 거의 동일한 수치를 드러낸다. 정지전위는 전류기록도에 고르고 수평적인 선으로 나타나며, 여기에 일정한 간격으로 심전도의 정점들이 겹쳐진다. 심장 박동은 심장에 의해 운송되는 전기적 자극들을 통해 피부의 정지전하를 변화시킨다.

다음에 피실험자들의 성감대들을 실험했는데, 페니스, 질 점막, 혀,

266) Marbin Zuckerman, "Physiological Measures of Sexual Arousal in the Human," *Physiological Bulletin*, Vol. 75, 1971, 297~329. 마이런 새라프, 『빌헬름 라이히:세상에 대한 분노』, p.336에서 재인용.
267) 배리 R. 코미사룩 외, 『오르가슴의 과학』을 참고하라. 성적 행복에 대한 과학적 연구들이 더욱 폭넓게 이루어져 인류의 행복과 평화에 기여하기를 기대해 본다.

입술, 항문 점막, 젖꼭지, 손바닥 등의 성감대들은 훨씬 변동이 심했고 통상적인 피부보다 훨씬 더 높거나 훨씬 더 낮은 정지전위를 보였다. 성감대의 흥분은 주관적으로는 흐름, 가려움, 일렁임, 기분 좋은 따뜻해짐, 달콤함으로 경험된다. 그런데 쾌락감각이 해당 성감대에서 경험되지 않으면 성감대의 전위는 증가하지 않는다. 예를 들면 젖꼭지는 전위의 증가 없이도 단단해질 수 있다. 성감대의 전위 증가는 항상 쾌락감각의 증가를, 역으로 전위의 감소는 쾌락감각의 쇠퇴를 가져온다.[268]

이러한 사실들은 긴장-충전 정식을 보여 주며, 기관의 유동체 충만이나 팽창만으로는 생장적인 기관의 쾌락감각을 중계하는 데 충분하지 않다는 것을 보여 준다. 그 과정에서 쾌락감각을 느낄 수 있기 위해서는 기관의 기계적인 유동체 충만에 생체전기적 전하의 증가가 추가되어야 한다. 그리고 쾌락감각의 정신적 강렬도는 생체전기적 전위의 생리학적 양과 일치한다.[그림 14, 15]

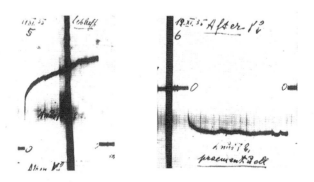

〈그림 14-좌측〉 성흥분 상태에서 여성의 질 점막
〈그림 15-우측〉 억압상태에서의 질 점막[269]

268) 빌헬름 라이히, 『오르가즘의 기능』, pp.415~417.
269) 위의 책, p.418.

전하의 증가는 쾌적한 자극에 대한 기관의 반응인데, 시기와 사람에 따라 다소 다르게 반응한다. 전극을 성감대에 고르게 부착하고 쾌락감각이 일어나도록 그곳을 마른 솜뭉치로 문지르면 전위는 파도 같은 변화, 이른바 '간지럼현상'[그림 16]을 보인다. 간지럼, 가려움 등은 일종의 성 마찰과 유사한 감각이다.

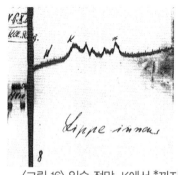

(일정한 간격으로 심장의 박동을 볼 수 있다.)

〈그림 16〉 입술 점막, K에서 *까지=간지럼현상[270]

자극과 관련하여 라이히가 관찰한 한 특징은, 부드러운 자극일수록 전기적 흥분의 증가가 더욱 가파르며 긍정적인 진동을 만들어내지만 압박이나 강하게 문지르는 것은 전하의 감소를 가져온다는 사실이다. 모든 종류의 압박은 표면전하를 줄이고 압박이 제거되면 전하는 원래 수준으로 되돌아온다.[그림 17]

불안이나 불쾌를 주는 자극 역시 다소 빠르고 가파르게 표면전하를 줄인다. 정서가 봉쇄된 긴장병 환자들은 전혀 반응하지 않거나

---

270) 위의 책, p.419.

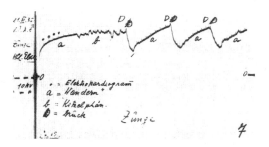

〈그림 17〉 혀 점막, a=떠다님, b=간지럼 현상, D=압력[271]

불안이나 불쾌를 주는 자극 역시 다소 빠르고 가파르게 표면전하를 줄인다. 정서가 봉쇄된 긴장병 환자들은 전혀 반응하지 않거나 아주 약하게만 반응한다. 이들의 성감대에서 발생하는 생물학적 흥분은 나머지 피부표면의 흥분 수준과 유사하다. 놀람, 분노 등도 성적으로 민감한 부위들에서 생체전기적 전하를 줄어들게 한다. [그림 18, 19]

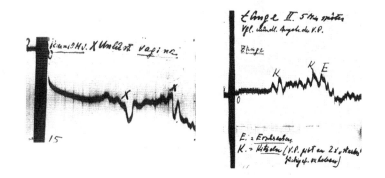

〈그림 18-좌측〉 분노 자극에 대한 질 점막의 반응(X=분노자극)
〈그림 19-우측〉 간지럼과 공포에 대한 혀의 반응(K=간지럼, E=공포)[272]

---

271) 위의 책, p.421.
272) 위의 책, p.422.

실망하고 익숙해진 기관들은 쾌락적인 자극에도 느리게 반응한
다. 공포에 대한 반응 후에 다시 유쾌한 자극을 주면 양성 전위를 얻
기가 훨씬 더 어려웠는데, 유기체가 조심스러워졌거나 실망했기 때
문이다. 그리고 동일한 유쾌한 자극을 반복적으로 받으면 무디어지
는 효과로 처음의 양성적인 기록이 낮아진다.

또한 실험하고 있는 성감대에서 전극을 차단해 신체의 다른 부위
를 연결해도 동일한 결과가 나타났다. 남녀 실험대상자가 손가락
을 각자 오실로그래프에 연결된 전극 용액에 담그고 키스행위를 하
면, 이때의 입술접촉이 강하게 방랑하는 플러스의 전위를 만들어낸
다.[그림 20][273]

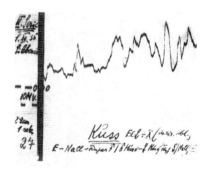

〈그림 20〉 키스에 따른 흥분(입술의 생체전기적 흥분상의 변화, 40MV까지)[274]

---

273) 위의 책, pp.417~423. 라이히는 또한 정상적인 피실험자들이 성교
하는 동안 생체전기의 변화를 조사하고 싶어 했다. 하지만 성교 동안에 일어
나는 전위 변화는 전극 설치와 안정성 문제 때문에 성교를 방해받지 않은 채
실험을 행하는 것이 기술적으로 불가능하다고 판명되었다. 사회적인 장애와
비판도 의식했을 것이다. 1930년대에 자위를 연구하고 키스하는 벌거벗은
남녀를 연구한 것만으로도 너무나 대담한 행동이었다.(마이런 새라프, 『빌
헬름 라이히:세상에 대한 분노』, p.338.)
274) 위의 책, p.423.

복식호흡의 측정 결과도 흥미롭다. 숨을 들이쉴 때에는 표면전위가 가파르게 하강하며, 숨을 내쉴 때 다시 증가했다. 들이쉴 때 횡격막은 아래로 눌리고 복부기관에 압박을 가하며, 반대로 내쉴 때는 횡격막이 올라가고 복부의 압박은 줄어든다. 여기서 특이한 사항은 피부표면이 아니라 유기체의 중심에 압박을 가할 때에도 전위가 감소한다는 것이다. 내부의 압력이 복부 피부에서 나타난다는 사실은 중심과 주변 사이에 연속적인 생체전기적 흥분장이 존재한다는 것을 보여 준다. 생체에너지의 전송은 신경의 길에만 속박되어 있는 것이 아니라 유기체의 모든 피막과 유동체를 따른다.

지금까지의 사실들은 다음과 같이 요약된다. 흐름과 쾌적한 쾌락의 감각을 동반하는 생물학적 쾌락만이 생체전기적 전하의 증가를 만들어낸다. 다른 모든 흥분, 고통, 놀람, 불안, 압박, 분노, 침울함은 유기체의 표면전하의 감소를 동반한다. 그러므로 성흥분이란 기능적으로 유기체 주변의 생체전기적 전하와 동일한 것이다. 프로이트가 말한 정신적 에너지 척도로서의 리비도 개념은 더 이상 단순한 비유가 아니라 실제의 생체전기적 과정들이다.[275]

긴장-충전 정식은 생체에너지적으로 유효하며, 생물학적 흥분은 기계적인 팽창(유동체 충만) 외에도 생체전기적 전하를 필요로 하는 과정이다. 오르가즘 만족은 기계적 유동체 이완을 동반하는 생체전기적 방출이다. 기관의 발기나 원형질에서의 위족 확장으로 예시되는 생물학적 팽창과정은 중심부에서 주변부로 움직이는 생체전기적 에너지

---

275) 위의 책, pp.424~426.

운동의 외적 표현이다. 생장적인 쾌락감각만이 유기체 표면전하의 증가를 동반하므로, 쾌락흥분은 생물계에서 특별히 생산적인 과정으로 간주되어야 한다.

라이히는 성적인 쾌락과정은 생체전기의 충전과 방전 과정이라는 사실을 실험적으로 증명하고, 이로부터 생명활동과 삶과정의 원리도 이끌어냈다. 이런 원리에 의하면 진정 오르가즘의 기능은 정신신체적 기능 작용의 척도가 된다. 왜냐하면 생물학적 에너지의 기능이 오르가즘을 통해 표현되고 발현되기 때문이다. 하지만 과도한 쾌락감각이나 무분별한 신경 흥분 자극은 지나친 에너지 소진을 초래하여 건강한 삶의 과정을 파괴할 수 있음을 주지해야 할 것이다.

4. 오르가즘 반사의 정립을 위한 성격분석적 생장요법

1) 성격분석적 생장요법의 개념과 원리

라이히는 환자의 저항과 심리적 방어기제를 해소하기 위해 '성격분석 기법'을 발전시켜 나가면서, 억압된 감정이나 기억에 대한 근육적 방어체계인 '근육갑옷(근육무장, Muscuar Armour)'을 해제하기 위해 신체적 적용 방법을 개발했다. 정신과 신체의 양면을 동시에 치료하는 이런 라이히의 치료기법을 '성격분석적 생장요법(character-analytic vegetotherapy)'이라고 불렀다.

그는 성격무장과 근육무장은 동일하며, 근육태도가 성격특성의 해소에 의해 개선될 수 있는 것과 마찬가지로 성격태도는 근육무장의 해소에 의해서 개선될 수 있다고 보았다. 경우에 따라서 어떤 접근방법을 주로 먼저 적용할지 결정해야 하며, 어떤 경우는 두 가지 방법을 적절하게 병행하거나 번갈아가며 적용해야 한다. 그러나 근육조직의 경련은 억압과정의 신체적 측면이자 그런 억압과정을 지속적으로 보존하는 토대라고 보았기 때문에, 치료의 막바지에는 근육무장에 관한 작업이 중요하다고 보았다.[276]

사실 신체심리요법에서는 치료의 처음에도 근육갑옷이 먼저 다뤄져야 한다고 본다. 제3장 4절의 '성격갑옷과 근육갑옷'에서 해마의 외현적 기억과 편도체의 내현적 기억에 대해 언급했듯이 신체는 비언어적이고 무의식적인 정보까지 담고 있는 한 인간의 역사책이기 때문이다. 신체의 긴장과 경직들을 풀어헤치면 유아기의 무의식적 정보까지 드러나 심리적 트라우마를 해소하기 쉬워진다. 인도의 명상가인 오쇼는 심신의 상관관계에 대해서 다음과 같이 명쾌하게 강의한 적이 있다.

> 모든 문제는 마음과 육체 양쪽에서 동시에 해결되어야 한다. 모든 문제는 마음과 육체 양쪽 문에서 동시에 파고들어 가야 한다. 그때 인간은 100퍼센트 치료될 수 있다. 과학이 완전해지면 마음과 육체 양쪽을 모두 다룰 것이다 …….
>
> 그러나 육체가 먼저 다루어져야 한다. 육체는 마음에 이르는 입구이기 때문이다. 그리고 육체는 거칠기 때문에 쉽게 조종될 수 있다. 먼저 육체에 쌓여 있는 모든 구조물부터 자유로워져야 한다. 그대가 허약하다는 느낌을 가지고 오랫동안 살아 왔다면, 그 느낌은 분명히 육체 속으로 들어갔을 것이며 육체의 조직 속으로 들어갔을 것이다. 먼저 이런 것들

---

276) 위의 책, p.372.

이 육체에서 제거되어야 한다. 그와 동시에 그대의 마음이 위로 상승할 수 있도록, 지금까지 지고 있던 모든 짐을 내던질 수 있도록, 마음을 격려해야 한다.[277]

무엇보다도 근육무장을 해소하는 라이히의 작업은 '오르가즘 반사'가 일어나도록 하는 목표로 집중된다. 오르가즘 반사란 오르가즘에 이르는 과정에서 나타나는 신체의 자연스런 반응을 말한다. 대개 환자들의 오르가즘 반응은 신체적으로 억압되어 무장한 채 있으므로, 그러한 무장된 '근육갑옷'을 신체치료로 직접 풀어주지 않으면 오르가즘 반사를 회복하기가 힘들다고 보았다. 그렇다면 라이히는 근육갑옷의 해제를 위해 어떤 신체적 방법을 적용했을까? 신체접촉을 포함하여 환자의 신체 자각을 돕는 방식의 신체에 대한 적극적 중재와 호흡의 올바른 정립이 바로 그의 주된 신체치료법이었다.

1934년, 라이히는 「심리적 접촉과 생장 흐름」이라는 논문을 루체른 총회에서 발표했다. 이때 그는 환자들에게 나타나는 다양한 신체적 발현들에 집중했다. 노르웨이 시절에 환자의 신체에 대한 관찰과 직접적인 연구가 현저하게 증가한다. 앞에서도 살펴보았듯이 그의 생체전기 실험은 쾌감과 불안 상태에서 체액의 흐름뿐 아니라 전기의 흐름에도 집중되었다.

이와 같이 신체표현에 대한 그의 지대한 관심으로 그는 두 가지 강력한 정신분석학적 금기, 즉 환자를 만져서는 안 된다는 금기와 벌거

---

277) 오쇼 라즈니쉬, 김성식 외 역, 『라즈니쉬의 명상건강』(정신세계사, 1996), p.126.

벗은 상태로 진료할 수 없다는 금기를 깨뜨려 나가기 시작했다. 1930년대 후반부터는 점차 신체갑옷에 직접적인 공격을 가하고 근육경련과 연관된 감정을 끌어내기 위해 환자의 몸을 만지는 방법을 더 많이 사용했다. 그는 턱이나 목, 가슴이나 등, 허벅지 같은 특정 부위의 신체갑옷을 엄지손가락이나 손바닥으로 세게 누르곤 했다. 그렇게 꽉 누르면 환자들은 고함을 지르거나 화를 내는 경우가 많았다. 이런 식의 촉진법은 마사지와는 다르며, 환자의 감정을 방출시키기 위한 목적으로 행해졌다. 환자를 나체나 반나체 상태에서 진료하는 것은 그 당시 수많은 논란과 비난을 불러일으키기에 충분했다. 하지만 그것 역시 성격경직과 근육경직을 해소하고, 강렬한 감정과 에너지 흐름을 끌어내며, 유쾌한 느낌과 연관된 불안감을 뚫고나감으로써 결국 오르가즘 능력을 확립하려는 라이히의 중요한 치료 노력이었다.[278]

하지만 라이히는 자신의 개념과 기술이 환자뿐 아니라 자신과 연구에 피해를 주면서 잘못 사용되지 않을까 몹시 우려했다. 그는 과학적 지식의 대중화를 바랐으면서도 자신의 기술을 이용한 사람들을 엄격하게 통제하려고 노력했다.

사실 신체심리치료는 내담자와 심리치료자 간의 친밀한 접촉이 이뤄지기 때문에 윤리적 고려 사항이 가장 중요시된다. 치료자의 역할은 내담자가 성장할 수 있도록 돕는 것이지 치료자 자신이 얼마나 똑똑하고 힘 있는 존재인지를 보여 주는 것이 아니다. 또한 치료자는 반드시 내담자를 존중해야 하며, 신체중심적인 기법들은 내담자의

---

278) 마이런 새라프, 『빌헬름 라이히:세상에 대한 분노』, pp.364~366.

동의하에 사용되어야 한다. 또 하나의 윤리적 문제는 내담자가 강한 정서에 대처할 수 없는 강한 기법을 사용하지 않도록 내담자의 능력과 병리를 정확하게 평가하는 것이다.[279)]

라이히가 제시한, 오르가즘 반사를 해방하는 근본원칙은 다음과 같다. 첫 번째는 오르가즘 반사의 통일성을 방해하는 금지와 파괴의 장소를 정확히 찾아내는 것이며, 두 번째는 막힌 생장적 충동 전체를 해방할 수 있는 무의지적인 메커니즘과 충동운동의 강화(예를 들어 골반의 전방운동 등)이다.[280)] 이런 오르가즘 반사를 회복하는 근본원칙을 염두해 두고, 그 실천 방법을 조목조목 살펴보도록 하자.

2) 성격분석적 생장요법의 실제

(1) 신체 자각과 자가 회복

우선 환자들은 신체의 한 곳이 아니라 많은 부위에서 긴장과 경직의 형태로 오르가즘 반사를 차단하고 있는 것을 보여 준다. 앞에서 이미 근육갑옷이 잘 형성되는 신체의 일곱 부위를 중심으로 신체가 어떤 식으로 근육갑옷을 입게 되는지 살펴보았다. 라이히는 무엇보다도 환자는 자신의 신체 태도에 대한 자각만으로 근육무장을 해소하기 시작한다는 사실을 강조한다.

최근의 신체심리치료자들도 신체감각 찾기(tracking sensation)와 신체인식(kinesthetic awareness) 등은 내현적 기억과 무의식의 기능을 활성화한다고 해석한다. 이는 자신의 신체에 대하여 인식하는 과정이고, 더

---

279) Richard S. Sharf, 『심리치료와 상담이론 개념 및 사례 5판』, p.632.
280) 빌헬름 라이히, 『오르가즘의 기능』, p.375.

나아가 자신을 아는 직접적이고 진실한 방법이다. 자신의 상태를 안다는 것은 그 자체로 의식화(Aposhyan, 2004)이며, 해마의 작용을 돕는 것이라 할 수 있다. 그러므로 오랜 학습의 시간이 필요하지 않으며 즉각적으로 의식할 수 있는 것이다. 통상적으로 내현적 기억을 변화시키는 것은 오랜 시간이 걸린다(Folensbee, 2007). 그렇기 때문에 노출치료의 경우 장기간의 회상이 필요하게 되며, 기억회상의 과정에서 재외상(re-traumatize)의 경험을 가질 수도 있다. 그러나 신체심리치료에서는 내현적 기억을 변화시키려 하기보다는 여기 지금의 신체 상태를 의식화하여 다시 만나는 외상적 사건과 재교섭하는 과정이 특징적이다.[281]

생장치료사는 오르가즘 반사가 금지된 개별 장소를 찾아내고 그곳을 강화시킴으로써, 신체가 생장적 흥분과정의 법칙성에 따라 스스로 길을 찾아내도록 돕는 것이 중요하다. 그러면 신체는 놀라울 정도로 그 전체 반사 과정을 논리적으로 찾아내게 된다는 것이다.

예를 들어 목의 뻣뻣함을 해소하거나 목이나 턱의 경련을 분명히 이해하고 나면, 거의 규칙적으로 어떤 충동이 가슴이나 어깨에 나타난다. 곧 이러한 충동은 이 장소에 상응하는 금지에 의해 방해받고, 새로 나타난 금지를 제거하면 또 다른 금지를 만날 때까지 복부에서 특정한 충동이 느껴지게 된다. 이처럼 위쪽에 놓여 있는 금지 기능이 해소된 후 골반의 생장적 운동성을 이완할 수 있게 된다. 즉, 근육무장이 풀리는 것은 보통 성기관에서 가장 멀리 있는 곳인 머리에서 시작된다. 하지만 반대로 종종 복부에서 더 강한 생장적 충동들이 먼저 사라지고

---

281) 김나영, 『심리적 외상(Trauma)에 대한 신체심리치료 적용의 당위성』, 『대한무용학회논문집』(제 70권 3호, 2012), p.9.

난 후에야 목의 경련이 완전히 해소될 수도 있다.[282] 어쨌든 새로운 생장적 충동이 터져 나오게 되면 지금까지 감춰져 있던 금지들이 분명히 나타난다.

라이히는 뻣뻣한 근육태도를 이완시키면 흔히 환자에게 특유한 신체감각들이 나타나는 것을 관찰할 수 있었다. 즉, 근육의 무의지적인 떨림과 뒤틀림, 차갑고 뜨거운 감각, 가려움, 벌레가 기어가는 느낌, 찌르는 감각, 초조한 느낌, 그리고 불안이나 분노, 쾌락에 대한 신체적 지각이 만들어졌다.[283]

(2) 신체 움직임과 자율적 진동

횡격막 경련과 간질 발작 같은 증상은 근육경직이나 막힌 생체정신적 에너지를 완화하려는 신체의 무의식적인 몸부림이다. 간질 발작은 막힌 에너지를 성기를 제외한 근육조직을 통해서 전적으로 방출하려는 것으로, 성기 외적인 근육 오르가즘으로 볼 수 있다. 치료 과정에서

---

282) 장기힐링마사지 전문가인 필자의 경험으로는 일반적으로 생장적 중심인 복부와 골반 부위가 풀려야 신체의 나머지 부분들도 잘 풀리는 것을 관찰하곤 한다. 흔히 신체의 긴장과 경직이 가장 먼저 일어나고 강하게 느껴지는 부위는 원초적 생명기능을 관장하는 복부와 골반 부위이다. 그래서 필자는 복부를 '복뇌(腹腦)'라고 하고, 골반 부위를 '성뇌(性腦)'라고 부르며 신체를 심리적 기능과 긴밀하게 연관시켜 파악한다. 라이히는 안면태도[표정]와 목소리가 환자 자신이 가장 자주, 철저하게 주의하고 느끼는 부위이고, 골반과 복부 상태는 대개의 경우 숨겨져 있기 때문에, 머리와 앞면에서 근육 해제가 먼저 일어난다고 보았다. 이런 논리로 본다면 깊숙이 숨겨져 있는 복부와 골반의 근육갑옷을 먼저 해제하는 작업이 우선되어야 효율적이고 빠른 신체 이완이 이뤄진다고 볼 수 있지 않을까? 이 논리는 중앙통로를 뚫어야 길의 흐름이 근본적으로 빨라질 수 있는 이치와 같다.
283) 빌헬름 라이히, 『오르가즘의 기능』, p.314.

때때로 복부나 골반이 빠르게 경련하거나 진동하는 현상도 같은 맥락으로 이해할 수 있다.[284]

모든 종류의 긴장병적 상동증[무의미한 말이나 행동을 반복적으로, 혹은 지속적으로 하는 증상], 집착, 자동작용 역시 근육무장과 생장적 에너지 발현으로 환원될 수 있다. 무엇보다도 긴장병의 폭력적 분노반응도 막힌 에너지를 분출하려는 욕구이다.[285]

오르가즘 반사는 다름 아닌 신체 전체의 통일적인 경련이다. 물결 형태로 단일하고 율동적인 움직임을 보이는 뱀이나 벌레처럼, 완전한 신체 균형과 운동성은 신체충동의 통일성, 총체성 그리고 무장애성에 달려 있다. 신체장애에 대한 직접적인 작업을 하면서 라이히는 치료하는 동안 일종의 오르가즘 능력의 축소 모형을 볼 수 있었다. 만약 분석가가 정확하게 작업한다면 갑옷 부분들이 해소된 후 숨을 내쉰 다음에 나타나는 쾌감과 함께 몸 전체에서 호흡을 느끼는 것을 관찰할 수 있을 뿐 아니라 자발적이고 무의식적인 움직임의 물결이 목구멍 위아래로 몸 전체에 퍼져 나가는 것을 관찰할 수 있다. 환자가 약 45도 각도로 무릎을 세운 채 누워서 깊이, 자유롭게 숨을 들이마시면 환자의 머리가 약간 뒤로 기울면서 가슴과 배가 들어가고 골반은 안락의자에서 약간 들려서 올라가는데 숨을 내쉰 후 이 모든 움직임이 하나의 물결을 이루며 이루어진다.[286]

---

284) 위의 책, p.388.
285) 위의 책, p.390.
286) 라이히는 항상 환자가 누워 있는 상태로 진료했다. 정신분석학에서 반듯하게 드러누운 자세가 퇴행을 촉진하고 통제된 사고 과정을 이완시킨다고 가정한 것과 마찬가지로, 라이히는 이런 자세가 감정의 흐름을 고조시킨다

새로운 갑옷 해소기술로 라이히가 치료한 초기 환자들 중 한 사람은 자발적인 움직임이 너무나 반사적이고 강렬해서 애써 저지시켜야만 멈출 정도였다. 라이히는 정상적인 오르가즘 동안에도 이런 움직임이 나타나기 때문에 여기에 '오르가즘 반사'라는 명칭을 붙였다.

이런 신체의 자발적인 움직임을 현대 기공에서는 '자발공', 혹은 '자율진동공'이라고 부른다. 자발공은 신체의 장애를 몸 스스로 해소하기 위해 자발적으로 생겨나는 움직임으로, 무의식중에 일어나기도 하고 본인 스스로 의식적으로 유도할 수도 있다. 또한 기공사가 타인에게 기를 주거나 최면을 유도하거나 하는 방식으로 자발공을 일으킬 수도 있다. 이러한 자발공 상태에서는 대뇌의 활동이 멈추고 생명뇌인 뇌간(腦幹)이 활성화되고 자율신경 기능이 안정되어, 빠르게 신체가 이완되고 신체의 자율적 기능이 회복되는 특징을 보인다.[287]

신체의 자율적 기능이 회복되는 오르가즘 반사는 성교과정에서는 물론 치료하는 동안에도 라이히의 치료 목표가 되었다. 오르가즘의 특징인 흥분의 날카로운 상승과 해소 없이 치료 중에 오르가즘 반사를 경험할 수 있다는 데 주목해야 한다. 필수조건은 몸 전체, 특히 골반 부분에서 유쾌한 흐름을 강렬하게 느끼는 것과 몸 전체의 자발적이고 발작과 비슷한 자유로운 움직임이었다. 라이히의 제자 로웬도 라이히와 치료를 통해 알았듯이 성교에서 오르가즘 능력을 갖지 못한다 해도

고 생각했다. 이에 반해 라이히의 전통을 직접 따른 제자인 로웬은 1950년대에 처음으로 환자의 다른 자세, 특히 서 있는 자세를 이용했다.

287) 자율진동의 원리와 방법에 대한 자세한 안내는 『자율진동에 의한 장뇌혁명』(윤청 지음, 답게, 1998), 『뇌호흡3』(이승헌 지음, 한문화, 2000)을 참조하기 바란다.

오르가즘 반사를 경험하는 것은 가능하다. 오르가즘 반사는 더 간단했다. 분석가의 격려가 있었고 실생활에서 사랑의 대상과 관계를 맺을 때 수반되는 온갖 문제점들이 없었기 때문이었다.[288]

그런데 오르가즘 반사와 관련하여 주의할 것은 '대체운동들'이다. 습득된 반자의적인 운동만이 있는 부위에서 종종 생장적 충동이 그럴싸하게 위조되기 때문이다. 기본적인 생장적 충동은 이러한 대체 운동의 정체가 밝혀지고 제거된 후에야 비로소 해방된다. 예를 들어 많은 환자들은 얼굴 아래쪽에 '악한 표정'을 짓도록 만드는 턱 근육조직의 지속적인 긴장으로 고통을 겪는다. 턱을 아래로 내리려 할 때 강한 저항, 즉 경직성을 감지한다. 환자에게 반복해서 입을 열고 닫으라고 요구하면, 환자는 어느 정도 머뭇거린 후에야 아주 힘들어하면서 이 움직임을 해낸다. 그러나 환자에게 그가 턱의 운동성에 장애를 갖고 있다는 것을 확신시킬 수 있게 되기 전에 우선 입을 여닫는 이러한 인위적인 형식을 경험하도록 해야만 한다.

이런 사실에 근거하면 근육집단의 자의적인 운동은 무의지적인 운동을 막는 작용을 할 수 있다. 또한 무의지적인 근육행동이 다른 무의지적인 근육행동을 피하는 작용을 할 수도 있다. 예를 들어 눈꺼풀 근육조직의 율동적인 운동('국부경련')은 피로하게 응시하는 것을 피하는 기능을 할 수 있는 것이다.

이와는 반대로 자의적인 근육행동이 무의지적인 근육행동의 방향과 완전히 일치할 수도 있다. 그러므로 골반운동의 의식적 흉내는 무

---

288) 마이런 새라프, 『빌헬름 라이히:세상에 대한 분노』, pp.370~371.

의지적인 생장적 골반 운동을 만들어낼 수 있다.

바로 현대 기공의 '자발공'에서도 자발적 동작을 의식적으로 행함으로써 무지의적인 자발적 동작을 만들어내는 방법을 흔히 쓴다. 팔이나 다리, 혹은 골반을 의식적으로 리듬에 맞춰 흔들다가 보면, 진동의 물결이 자동적으로 일어나 오르가즘 반사를 막고 있는 근육의 긴장과 경직을 이완시켜 주게 된다.

(3) 감정과 신체 긴장을 해소하는 호흡 기법

오르가즘 반사를 해소하는 또 하나의 가장 중요한 수단은 '호흡 기법'이다. 라이히는 임상작업 과정에서 환자들의 불완전한 호흡을 자주 관찰했고, 그것을 해소할 수 있는 호흡 기법을 스스로 터득했다. 그는 정신분석적 자유연상의 역할에 비견할 정도로 호흡에 중요한 의미를 부여했다.

라이히는 치료 과정에서 환자에게 숨을 쉬라고 요청한다. 그런 다음 환자로 하여금 자연스러운 영감이나 호흡에 저항하는 다양한 방식에 대해 관심을 집중하라고 요청한다. 라이히는 환자에게 숨을 충분히 들이마시되 거의 내쉬진 않는다거나, 가슴을 움직이지 않거나 부자연스럽게 숨을 들이마시고 내쉰다고 알려준다. 환자의 호흡이 얕거나 강요된 것이라면 라이히는 감정적 흐름을 자극하고 그와 더불어 더 완전한 호흡을 할 수 있도록 촉진을 하곤 했다. 환자는 특히 깊이 흐느낀 후에 더 자유롭게 호흡하곤 했다.[289] 또, 호흡의 순환을 막고 있는 특정한

---

289) 위의 책, pp.367~568.

신체 부위를 관찰하여, 그곳에 손을 얹거나 눌러서 직접 호흡의 흐름을 돕고 근육갑옷을 해소하기도 했다.

라이히의 관찰에 의하면 한 숨에 깊고 고르게 숨을 내쉴 수 있는 환자는 한 명도 없었다. 특히 환자들은 깊은 날숨을 방해하는 억압기제들을 숨기고 있어 숨을 끊어서 내쉬거나 내쉬는 중에 급히 다시 들이쉬곤 한다. 깊이 숨을 내쉴 때에 생생한 쾌락감정이나 불안감정이 복부에 나타나곤 하는데, 이러한 감정을 피하기 위해 호흡을 차단하게 되는 것이다. 라이히는 오르가즘 반사를 해소하는 방법으로 우선 환자들에게 깊이 숨을 쉬라고 한 후 '숨을 통해 깨어나라'고 권했다. 환자에게 어떤 호흡법에도 얽매이지 말고 하고 싶은 대로 숨을 쉬어 보라고 하면 5~10회 정도 숨을 쉰 이후 호흡이 점차 깊어지는 경향이 생긴다.

다음의 사례 하나는 호흡이 복부 신경절 조직을 활성화시키는 데 얼마나 중요한지를 보여 준다. 한 환자가 깊은 숨을 반복해서 내쉬는 과정에서 골반 부위에 예민함이 강하게 나타났다. 그는 숨을 억제함으로써 이에 반응하곤 했다. 그의 허벅지 윗부분과 하복부를 아주 가볍게 만졌는데도 그는 반사적으로 화들짝 놀랐다. 그때 그에게 다시 여러 번 숨을 깊이 내쉬도록 하자 더 이상 만지는 것에 반응하지 않았다. 그러나 숨을 다시 참자 골반부의 신경과민이 곧 다시 나타났다. 이 과정은 몇 번이고 반복될 수 있었다.

이러한 임상적 사실은 아주 많은 것을 보여 주고 있다. 숨을 길게 들이쉼으로써 생장적 중심들의 생물학적 활동성이 막히고, 그래서 반사 형태의 반응이 증가한다. 숨을 반복해서 내쉬고 나면 울혈이 줄어들고 그와 함께 불안한 신경과민이 줄어든다. 원래 숨을 깊게 내쉬지 못하는 억제는 중심적인 생장적 장치에서 생기는 쾌락흥분을 약화시킨다. 그러나 바로 이런 억제를 통해 불안상태가 고조되고 과민반사가 생겨나는 것이다. 이 사례를 통해 우리는 억압된 성흥분이 불안으로 전환되는 것을 한층 더 잘 이해할 수 있다.

쾌락능력을 재정립하는 과정에서 처음에 생리학적 불안반사들과 마주치게 되는 임상 발견도 마찬가지이다. 불안은 성흥분의 부정적인 대응물이지만 동시에 에너지 측면에서는 성흥분과 일치한다. 이른바 '신경과민'은 오르가즘 방출에서 에너지가 봉쇄됨으로써 생기는, 즉 세포의 전기적 충전 방출 과정에서 일어나는 일련의 합선들이다. 사람은 '마치 감전된 것'처럼 느껴진다.

이처럼 억제된 호흡활동은 유기체의 생장적 활동성을 차단하고, 그 결과 모든 증상과 신경증적 환상에 에너지 원천을 제공하는 이중적 측면에서 신경증 메커니즘 일반의 중심적 요소이다. 환자가 점차 날숨에 대한 불안을 극복하면 반사반응이나 신경과민이 줄어든다.[290]

(4) 근육무장을 해제하는 신체 접촉

오르가즘 반사를 해방하는 또 다른 수단은 근육 마디와 특정 부위에 압력을 가하는 신체 접촉이다. 적절한 압력의 신체 접촉은 막힌 신체의 생체에너지를 흐르게 하여 근육과 함께 정서들을 풀릴 수 있게 하였다.[291]

---

290) 빌헬름 라이히, 『오르가즘의 기능』, pp.380~382.
291) Richard S. Sharf, 『심리치료와 상담이론 개념 및 사례 5판』, pp.624~625.

라이히는 특히 상복부에 부드러운 압박을 가하여 명치의 경직을 풀어내는 기법을 중요하게 실행하곤 했다. 배꼽과 흉골 사이 가운데쯤에 두 손의 손가락 끝을 대고 환자에게 깊게 숨을 들이쉬고 내쉬게 하면서, 숨을 내쉬는 동안 서서히 그리고 부드럽게 상복부를 누른다. 그때 각각의 환자들에게서 매우 다양한 반응이 생겨난다. 많은 환자들의 명치는 압박에 극도로 민감한 반응을 보인다. 다른 환자들에게서는 허리가 앞쪽으로 굽는 반대운동이 나타난다. 이 환자들은 골반을 뒤로 빼고 허리를 앞쪽으로 구부림으로써 성행위 시의 모든 오르가즘 흥분을 억압하는 환자들이다.

상복부에 잠시 동안 압박을 가하면 복부 안쪽에 파도 모양의 경련이 일어나는 환자들도 있다. 이런 경련을 통해 종종 오르가즘 반사가 해방되기도 한다. 안정적으로 깊은 숨을 쉬고 나면 이전에 긴장하고 딱딱했던 복강은 항상 부드러워진다. 복강은 좀 더 쉽게 누를 수 있게 되고 환자들은 '나아진 느낌이 든다'고 말한다.

라이히의 진료에서는 환자들이 자발적으로 이해하는 하나의 정식화가 일상적으로 사용된다. 라이히는 진료에서 환자들에게 완전히 몰입할 수 있도록 '굴복의 태도'를 취할 것을 요구한다. 그러면 머리는 뒤쪽으로 젖혀지고 어깨는 앞쪽과 위로 밀려나며 복부 가운데가 쑥 들어가고 골반은 앞으로 튀어나오며 다리는 자연스럽게 벌어진다. 깊은 날숨은 자연발생적으로 (성적) 몰입의 태도를 불러낸다.

이러한 작업 과정에서야 비로소 환자들이 자신들의 충동자극과 '뱃속에 있는 불안들'을 제압하기 위해서 어렸을 때 사용했던 책략들이 드러난다. 환자들이 자신 안에 있는 '악마', 즉 성쾌락을 그 시절에 영웅적으로 물리쳤다면, 이제는 갈구하던 쾌락 능력에 대항해서 미친 듯이 과감하게 자신을 방어한다.

이때 일어나는 신체적 억압 메커니즘의 몇 가지 전형적인 형태를 언급하면 다음과 같다. 가령, 오르가즘 반사를 해소하는 동안 복부흥분이 너무 강해지면 일부 환자들은 멍하니 구석을 바라보거나 창밖의 허공을 바라본다. 이러한 행동을 좀 더 분석해 보면 환자들이 어려서 부모, 형제, 자매 또는 선생님에 대한 분노를 통제해야 했을 때 이런 행동을 의식적으로 습득했다는 것을 기억해낸다. 숨을 오랫동안 참는 것이나 머리와 어깨를 굳게 만드는 것이 자기통제의 영웅적인 성과로 여겨졌다. '이를 악무는 행위'도 도덕적인 요구에 의해 생긴 버릇이다. 통상적인 양육 과정에서 일반적으로 듣게 되는 특정한 말들은 근육무장으로 묘사되는 것을 정확히 재현하고 있다.

어려서부터 듣게 되는 전형적인 훈계들은 처음에 아이들에 의해 거부되지만 점차 그들의 의지에 반해 받아들여지고 수행된다. 그러한 훈계는 항상 어린이의 성격 중추를 약하게 만들고 정신을 압박하고 삶을 파괴하여 어린이를 잘 훈련된 꼭두각시로 만들어버린다.[292]

지금까지 살펴보았듯이 라이히가 근육갑옷 안에 갇혀 있는 에너지를 자유롭게 풀어내기 위해 신체 중심으로 사용한 기법들은 다양하다. 첫 번째로는 환자 스스로 무장하고 있는 근육태도를 깨닫게 하는 것을 시작으로, 두 번째로는 머리, 어깨, 팔과 다리, 배와 골반 부위 등 신체 전반의 의지적이고 무의지적인 움직임과 리드미컬한 진동을 유

---

292) 빌헬름 라이히, 『오르가즘의 기능』, pp.376~379.

발함으로써 오르가즘 반사를 이끌어내고, 세 번째로는 소리치는 것을 포함하여 깊은 호흡(특히 완전한 날숨)으로 정서를 표현하게 하고, 네 번째로는 긴장되거나 왜곡된 부위를 마사지나 신체접촉으로 풀어내는 것 등을 포괄하고 있다.

한마디로 라이히의 치유기법은 긴장-충전 기능에 따라 유기체 전체가 통일적이고 총체적으로 그 생장적 에너지 흐름을 되찾아 자연스러운 오르가즘 반사를 회복하도록 돕는 데에 집중되어 있다.

제2절 성정치를 통한 노동민주주의 사회의 구현

1. 라이히의 성정치운동

앞에서 라이히가 오르가즘론에 입각하여 정신분석을 성격분석으로 발전시키면서 '성격분석적 생장요법'을 통해 개인의 장애인 성격갑옷과 근육갑옷을 치료해 가는 과정을 살펴보았다. 이런 개인치료와 함께 개인의 자연스런 오르가즘 능력을 방해하는 사회적 제약을 타파해 가려는 노력이 바로 라이히의 성정치운동이다.

사실 성욕과 식욕은 인간의 두 가지 생리적 근본욕구로, 그 둘은 밀접한 관련이 있으며 상호 관련 속에서 만족을 추구한다. 그러므로 삶에 가장 중요한 욕구들을 만족시키는 데 개인과 사회가 노력하는 종류와 방식은 여러 분야의 학자들에 의해 무수히 논의되었다. 프리드리히 엥겔스 역시 성(sexuality)이 인간 사회의 건설과 발전에 관여한다는 것을 일찍이 인식하였다. 그래서 그는 자신의 유물론적 역사파악에서 성을 역사형성 요소로 편입하고자 하였는데, 『가족의 기원』 서문에서 다음과 같이 쓰고 있다.

유물론적 견해에 따르면 역사에서 결정적 계기는 최종 심급에서 직접적 생활의 생산 및 재생산이다. 그러나 이것 자체가 다시 두 가지 종류로 나눠진다. 한편으로는 생존수단, 즉 의식주의 대상과 이에 필요한 도구의 생산이며, 다른 한편으로는 인간 자체의 생산, 즉 종족의 번식이다. 일정한 역사시대와 일정한 나라의 사람들이 살고 있는 사회조직은 이 두 가지 종류의 생산에 의하여, 즉 한편으로는 노동의 발전에 의하여, 다른 한편으로는 가족의 발전에 의하여 규정된다.[293]

하지만 엥겔스든 맑스든 성이론을 체계적으로 관철시키지는 못했다. 그들의 성개념은 번식기능만 고려했지 성만족의 기능을 간과했으며, 그 당시에 고유한 사회적 배경을 지닌 성억압 과정을 인식하지도 못했다. 노동으로 얻는 의식주의 조건들은 음식충동, 즉 식욕으로 압축하여 정의될 수 있으므로, 식욕과 성욕이 인간의 두 가지 생리적 근본욕구라고 할 수 있다. 라이히는 생물학적 에너지라는 하나의 원근거로서 그 둘을 결합하고, 그 둘의 동일하면서도 대립하는 성격을 이끌어내게 된다.

살아 있는 물질의 두 가지 객관적이고, 기초적이며, 생물학적 기능들인 '노동'과 '성(섹슈얼리티)' 또는 '쾌락과정'은 20세기 초에는 각각

---

293) 빌헬름 라이히, 『성정치』, p.189에서 재인용.

분리된 과학적 체계들에서, 즉 맑스주의 사회학과 프로이트 심리학에서 각자 다루어졌다. 성과정은 맑스의 체계에서는 '가족발달'이라는 오도하는 표제 아래에 있는 가여운 존재로 살아갔다. 노동과정은 이번에는 '승화'와 '배고픔 충동(식욕)' 또는 '자아본능'이라는 오도하는 표제 아래에 있는 것처럼 프로이트 심리학에서는 마찬가지로 가여운 위상으로 격하되었다. 원칙적으로 서로 모순되기는커녕, 그 두 과학적 체계는 실질적으로 살아 있는 것의 생물학적 원근거, 즉 모든 살아 있는 존재의 '생물학적 에너지'에서 만났다. 그런데 이 에너지의 활동은 우리의 에너지-기능적인 사유방식과 일치하며; 한편으로는 노동으로 다른 한편으로는 성으로 나눠진다.[294]

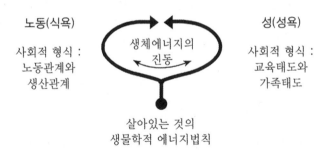

〈그림 21〉 살아 있는 것의 생물학적 에너지법칙[295]

프로이트의 심리학과 맑스의 사회학, 두 가지 과학체계를 화해시키려는 라이히의 시도는 1928년과 1930년 사이 사실적인 실험을 통해 1939년 특정한 생체물리적 에너지인 오르곤을 발견함으로써 최종적

---

294) 위의 책, p.153.
295) 위의 책, p.153.

인 결실을 맺게 되었다.

내가 몇 년 동안 어렵고 일상적인 진료작업에서 사회학적 비판을 프로이트의 심리학에 적용하지 않았다면, 그리고 만일 내가 맑스의 사회경제학에서 틈을 발견하여 그것을 '성격구조'라는 개념으로 채우지 않았다면, 나는 오르곤을 발견하는 데 성공했을까 의심스럽다.

생물학적 에너지인 오르곤의 법칙은 노동과 섹슈얼리티 둘의 기초적인 메커니즘을 포함하며, 따라서 인간 내부에, 인간 외부에, 인간 사이에 있는 감정적 힘들도 포함한다. 이러한 법칙들에는 비합리적인 노력뿐 아니라 합리적인 노력이, 알려지지 않은 전능한 존재의 실존에 대한 신비적인 믿음뿐 아니라 설명되지 않은 것에 대한 과학적 조사연구를 하려는 충동이 놓여 있다.[296]

라이히는 삶의 기초적인 생물학적 메커니즘들을 단순히 성기능과 노동기능의 기계적인 합으로 보지 않는다. 오히려 그것들은 더욱 근본적일 뿐 아니라 공통적이기도 하고 동시에 다양한 제3의 요소를 이룬다고 보았다. 그러므로 성경제학과 오르곤 생체물리학은 맑스주의적 개념들과 프로이트적 개념들의 합이 아니라, 이들 개념들의 양립불가능에서 양자에 공통하는 제3의 개념을 발견하도록 이끄는 사회학적이고 심층심리학적인 통찰들에 기초한 새로운 분과들이다.

라이히는 생물학적 에너지인 오르곤을 발견함으로써 성욕과 식욕

---

296) 위의 책, p.154.

을 통일적으로 결합시킴과 동시에, 그 욕구들을 새로운 메커니즘으로 설명한다. 즉, 식욕은 단지 개인의 보존본능 욕구로 그치는 것이 아니며, 성욕은 종족보존 욕구로 그치는 것이 아니라는 것이다. 개인의 자기보존 및 종족보존은 현실적으로 생체에너지적 장치의 특정한 기제들에 의해서 보장받고 있다. 예컨대 심리적으로 배고픔을 알리는 위의 긴장은 먹으려는 충동을 만들어내 개개인을 보존하고, 유기체, 특히 생식기관의 긴장상태는 성교에 대한 욕망(만족과 쾌락에 대한 욕망)을 만들어내 성행위를 추동하여 종족을 보존한다.

그런데 배고픔의 경우든 성만족의 경우든 개인은 결코 자기보존이나 종족보존을 생각하지 않는다. 특히 성욕은 번식을 향한 욕구로서가 아니라 생체에너지의 기능들에 의해 조건 지워진 성긴장을 제거하려는 욕구로서, 즉 성만족을 향한 갈망으로 나타난다. 자녀출산은 성적 성숙 이후에 아주 늦게 기능으로서 나타나는 반면, 식욕의 만족에 병행하는 것, 즉 성만족의 기능은 출생 직후에 식욕과 함께 동시에 나타난다. 욕구의 승화된 변형들(발명정신, 기술적 관심, 과학적 연구)을 포함하여 성만족으로 체험되는 어떤 긴장감을 해소하려는 욕구라는 주관적 의미에서만, 우리는 성을 배고픔과 유사하게 역사를 움직이는 어떤 원동력으로 도입할 수 있다.[297]

그런데 라이히는 성욕이 식욕보다 성격구조의 형성에 더욱 중요한 역할을 한다고 파악했다. 음식충동은 성충동에 비해 그렇게 변화를 겪을 수 없으며, 다만 더 낫게 혹은 더 나쁘게 충족될 수 있을 따름

---

297) 위의 책, pp.190~191.

이기 때문이다. 더 나아가 성에너지는 생명력의 원천으로 노동력이라는 '생산력'의 근본에너지라고도 보았다.

> 성욕구는 비록 사회적 과정을 통해 변화된다고 해도 '토대'의 요소이다. 왜냐하면 그것은 '현실적 개인'의 매우 본질적인 부분을 이루고 있으며, 그의 '행동'을 결정적으로 규정하기 때문이다. 그러므로 충동심리학과 충동생리학은 이러한 토대 요소들을 개별적인 사회화된 인간에게서 다른 토대 요소들 및 사회적 이데올로기와의 상호관련 속에서 연구한다. 사회학에서 (역사의 주체와 객체로서) 성욕구를 제거하는 것은 음식욕구, 의복욕구, 그리고 주거욕구를 제거하는 것을 의미할 것이다. '노동력'이라는 생산력은 본질적으로 전화된 성에너지라고 덧붙인다면, 성경제학의 긴급성을 증명하기 위해 더 이상 설명할 필요가 없다.[298]

여기서 '생산력을 전화된 성에너지'라고 본 라이히의 견해를 한의학이나 도교의 관점과 비교해 보면, 흥미롭게도 비슷한 관점에 이른다는 것을 알 수 있다. 도교 인체론에서는 '정기(精氣)'를 생체에너지의 본질로 보는데, '생식을 위한 정(精)'과 '활동을 위한 정(精)'으로 구분한다.[299] 생명을 창조하는 에너지인 생식의 정은 활동에너지의 원천으로 활동의 정으로 얼마든지 변용될 수 있다. 이는 생체에너지를 성욕과 식욕의 동일한 원천으로 보고, 성에너지가 생산력으로 전화될

---

298) 위의 책, p.194.
299) 동양의 정기(精氣)에 대한 개념은 제4장 3절 '빌헬름 라이히와 동양 성의학의 성치료 방법 비교'에서 자세히 논의된다.

수 있다는 라이히의 생각과 정확히 일치한다.

이처럼 성에너지가 삶의 원동력으로서 생산력의 원천이며 성욕구가 사회적 인간 행동을 결정짓는 데 본질적인 역할을 한다고 본다면, 인간의 성문제에 대한 이해와 변혁이 없이는 개인과 사회를 근본적으로 개혁할 수 없다는 사실에 쉽게 도달할 수 있게 된다. 그러므로 라이히는 '성혁명'이라는 그의 주장을 통해 개인적 수준과 사회적 수준에서 동시에 성해방을 요구한다. 또한 라이히는 성혁명과 사회혁명의 상호의존성을 역설하며, 억압적 성도덕의 폐지가 동반되지 않으면 정치혁명도 실패하게 될 것이라고 보았다.

라이히는 프롤레타리아가 경제적 좌절과 불합리한 사회적 조건에 대항하여 혁명적 주장을 펼치지 않는 현상은 그들의 성격구조 때문이라고 보았다. 노동자들은 어린 시절부터 부모와 사회도덕, 국가적 권위 등에 복종할 것을 배웠다. 이러한 가부장적 권위에 대한 복종은 성적 충동의 억압에 의해 길들여져 왔다. 성억압은 어린이들에게 불안을 야기하고, 권위에 순종하는 나약한 인간을 양산한다. 그 결과 성에 대한 두려움뿐 아니라 반항에 대한 두려움이 대중의 성격구조에 자리 잡았다. 성격갑옷 때문에 환자가 자신의 참다운 정서적 통찰에 깊이 다가가지 못하는 것처럼, 그것 때문에 시민들은 사회문제를 깊이 꿰뚫어보지 못한다. 1933년에 출간한 『파시즘의 대중심리』에서 라이히는 권위주의적 구조가 성적 금지를 통해 시민들을 얼마나 교묘하게 통치하는지를 적나라하게 폭로하고 있다.

『파시즘의 대중심리』에서 다룬 개념들은 다음과 같이 간단하게 요약될 수 있다. 성적인 억제와 억압으로 인해 일반 대중들은 겁을 먹고 무비판적인 태도를 취하게 된다. 성격방어, 즉 '갑옷' 속에 응결된 에너지는 합리적인 사회 비판에 이용되질 못한다. 전반적으로 정서적인 문제에, 그리고 세부적으로 성적인 갈등에 몰두하다 보면 정치적인 무감각 상태에 이르게 된다. 성적인 문제에 대한 명확성 결여, 인간의 애정생활에 대한 거짓말과 속임수 때문에 정치적 속임수를 꿰뚫어볼 수 있는 사람들의 능력이 저하되었다. 특히 나치즘 같은 정치적 우익에서는 이것을 잘 인식하고 있었다. 그래서 우익 지도자들은 끊임없이 성정치적 선전을 이용했다. 그러나 그들이 이용한 것은 부정적인 측면이었다. 그들은 도덕주의적인 변호의 필요성, '법과 질서'의 필요성, '볼셰비키의 위협'에서 가정을 보호할 필요성을 환기시킴으로써 대중들이 자기 자신의 충동에 대해 느낀 두려움과 무질서에 대한 두려움을 이용했다. 이런 의미에서 가톨릭교회야말로 세계에서 가장 강력한 성정치 조직이라고 라이히는 주장했다.[300]

라이히는 맑스주의자들이 경제적 빈곤의 문제를 다루듯이 성적인 욕구와 성적 빈곤의 문제를 심도 있게 다뤘다. 경제적 궁핍은 사회의 작은 부분들에만 영향을 끼치는 반면에, 성궁핍은 모든 사회계층을

---

300) 빌헬름 라이히, 황선길 역, 『파시즘의 대중심리』(그린비, 2006), 2장, 5장, 6장, 7장, 8장 참조. 오늘날에는 프롬, 테오도르 아도르노(Theodor Adorno), 리처드 호프스테터(Richard Hofstadter) 같은 사회 분석가들의 노력을 통해 정치적인 운동을 이해하려면, 먼저 그에 연관된 심리 구조를 파악해야 한다는 생각이 널리 퍼져 있다. 그러나 라이히가 1933년에 『파시즘의 대중심리』를 썼을 때만 해도 그의 생각은 무척 독창적인 것이었다. 이 책은 프롬의 『자유로부터의 도피』(Escape from Freedom)보다 20년 정도 앞섰다.(마이런 새라프, 『빌헬름 라이히:세상에 대한 분노』, p.248.)

포괄하는 현상이다.[301] 성곤궁은 전반적으로 성기적 생활의 강제적 제어, 즉 성억압의 결과이다. 그렇다면 권위주의적 사회는 성욕구의 만족을 지향하지 않고 왜 성을 억압하고 규제하는 데 골몰할까?

우리는 이 사회의 특정한 경제적 이해관계들 속에서 그 해답을 찾을 수 있다. 즉 우리 사회는 자신의 가장 본질적인 두 가지 제도, 즉 '강제적인 일부일처제 결혼'과 '가부장적 가족'의 유지를 위해 성억압을 필요로 하기 때문이다.

인류의 역사에서 성질서는 사회의 경제적 관심사와 직접적으로 관련되어서, 인간적인 성경제를 촉진시키는 본질적으로 긍정적인 성질서에서, 성을 부정하며 억압하고 인간의 성경제적 생활방식을 조건 짓는 성질서로 변하였다. 이러한 역사적 사건은 모권사회에서 부권사회로의 변화, 원시적 노동민주주의의 사회에서 거래상품으로서의 노동에 근거한 사회로의 변화에 완전히 종속되면서 이루어졌다. 자연스런 사회는 성억압을 전혀 몰랐으며, 여타 자연스런 생명체 조직 역시 성억압을 잘 몰랐다. 처음에 막 생겨난 가부장제는 성격갑옷을 입은 어린이들과 함께, 성부정적인 도덕과 그 결과 왜곡된 인간의 성경제에 사회적 기반

---

301) 성정보와 성적 자극이 홍수를 이루는 성개방의 시대인 오늘날에도 라이히의 이러한 생각은 유효할까? 불행하게도 라이히 이후 80여 년이 흘렀지만 그의 문제의식은 오늘날에도 여전히 유효하다. 풍요 속의 빈곤이라는 말이 오늘날의 현실에 딱 들어맞는다. 개인의 성태도는 많이 자유로워졌지만, 사회적인 공공의식은 여전히 억압적이고 폐쇄적이다. 더욱 큰 문제는 남성의 무지와 조절력 부재로 여성들의 성적 불만족과 성울혈은 줄어들지 않고 있다는 것이며, 라이히도 지적했듯이 사정한다고 만족스럽지 않기 때문에 남성들의 성만족도 대단히 낮은 게 현실이다.

을 제공해 온 모든 경제적 이해들을 창출했다.[302]

부권사회 내의 가부장적 가족은 국가의 축소판으로서 권위주의적 국가, 교회, 기업 등의 지배계급의 이해와 완전히 일치하는 정신 구조를 개인 모두에게 어린 시절부터 만들어낸다. 바로 최고 권력을 가진 국가는 강제적 도덕을 생산하여 자신의 든든한 지지기반인 강제적 가족의 유지를 공고하게 하고 국가의 반동적 역할은 인식하지 못하도록 한다.

성억압이 끔찍한 성빈곤, 노이로제, 도착증, 치정살인 등, 그리고 그것을 통해 개개인들의 노동능력의 심각한 제한을 가져온다는 것은 권위주의적 질서가 의도적으로 추구하지는 않은 것이지만, 그것과 분리할 수 없는 부산물들이다. 이렇게 생산된 정신 장애는 왜곡된 성경제의 결과임을 앞에서도 자세히 살펴보았다.

이러한 문제의식을 가지고 라이히는 사회에 광범위하게 퍼져 있는 대중의 성빈곤을 직접 해소하려고 나섰다. 제1장 1절에서 소개한 라이히의 생애에서 살펴보았듯이, 라이히는 성상담 활동과 강연 활동, 그리고 정당 활동과 저술 활동 등의 구체적인 성정치 활동을 통해 성해방을 추구해 나갔다. 그 내용은 어린이와 청소년의 성권리를 보장하고, 여성의 성적 평등권을 옹호하며, 현존하는 강제적 결혼과 가족 제도를 폐지하는 것 등을 포함한다. 이러한 성정치와 성혁명은 욕망 해방과 사회 해방을 통해 인간이 자신의 삶을 스스로 조절할 수 있는 성

---

302) 빌헬름 라이히, 『성정치』, p.196.

격구조를 만들어내는 것을 그 목표로 한다.

성혁명이 사회혁명의 핵심이며, 억압적 성도덕의 폐지가 동반되지 않으면 정치혁명 역시 실패하게 될 것이라고 본 라이히의 통찰은 옳은 것으로 판명되었다. 1920년대 말 러시아에 간 라이히는 사회주의적 집합체에서 어린이에 대한 성부정적 교육을 보고는 혁명의 실패를 예견한다. 소련 공산주의에서 처음 몇 년 동안 경제적 격변과 함께 간단한 이혼, 낙태 합법화, 여성의 경제적 의존을 없애려는 여러 시도들, 성적으로 개방적인 어린이 공동체들 등, 성생활의 혁명이 나란히 진행되었다. 하지만 곧 사회생활의 자치를 향한 방향이 권위주의적 사회 규제로 굴복하면서 성혁명이 지체되었고 낡은 금욕주의 도덕으로 퇴행하게 되었다.

라이히는 성정치의 남아 있는 과제는 성경제학에 근거한 노동경제의 이론과 성격학에 이르고, 분명한 교육적 목표를 설정하는 것이라고 보았다. 모든 사회구성원들의 욕구충족을 조절하는 경제를 실천하는 사회에 의해서만 이러한 과제는 수행될 수 있다는 것이다. 성정치는 혁명작업의 본질적인 부분이며, 거기서 성정치는 경제학이나 문화와 관련된 비성적인 쟁점들과 밀접하게 연결되어야 한다.[303]

라이히가 프로이트(주체)와 맑스(사회관계)를 결합한 성정치를 통해 꿈꾼 이상사회는 노동민주주의[304]였다. 노동민주주의는 정당이나 정치가들 또는 특정 집단들이 부과하는 이데올로기적 체계가 아니라 자

---

303) 위의 책, p.296.
304) 노동민주주의에 대한 더욱 구체적인 내용은 『파시즘의 대중심리』 10~13장을 참조하라.

유로운 개인들로 구성되고 자유로운 공동체를 구성하며 스스로를 관리하는, 즉 스스로를 통치하는 자치 사회이다. 자연스런 생물학적, 사회학적 환경에서 건강하게 자란 사회 구성원들이 만족스러운 욕구의 충족을 위해 노동을 해 나가면서 자치적으로 결집해 나가는 사회를 노동민주주의로 제시한다. 노동민주주의에서는 노동이 더 이상 귀찮은 의무가 아니라 즐거운 욕구의 충족을 위한 것이 되며, 성혁명을 통해서 사랑과 노동과 지식이 유기적으로 결합하게 된다.

신체심리요법이나 전일적 심신의학, 오르곤요법 분야와 마찬가지로 성정치 분야에서도 라이히는 장밋빛 희망을 꿈꾸며 선지자적 예언을 던져 놓기를 주저하지 않았다. 라이히는 20세기 이래로 성혁명은 진행 중이고 지구상에 어떤 힘도 그것을 멈추게 할 수는 없다고 단언했다.

> 20세기 시작 이래로, 전체 인간이 도처에서 사회 변혁의 완전히 새로운 국면에 들어섰다는 것은 의심할 여지가 없다. 삶은 모든 형식의 억압에 항거하기 시작했다. 자신들의 본성과 목표를 의식하지 못하고, 무식하고 고루한 정치집단의 어리석음으로 잘못 인도되고, 지도부가 없고 그래서 무질서하지만, 인민대중들은 사회 무대에 나타나서 행복한 삶에 대한 자신들의 권리를 요구한다. 진부하고 소모적인 정치체계들이 여전히 사람들의 이러한 진정한 노력을 한동안 오용하고 잘못 인도할 수도 있다. 그럼에도 불구하고 성혁명은 전진하고 있으며, 지구상에 어떤 힘도 그것을 멈추게 할 수는 없을 것이다. 성혁명이 필요로 하는 것은

자신의 목표에 도달하기 위한 합리적인 방향이다.[305)]

이러한 성정치에 대한 라이히의 예언 역시 허언이 아닌 것으로 속속 밝혀지고 있다. 라이히가 성정치 활동을 통해 제기한 문제들은 이후 청소년의 성정치, 여성주의의 성정치, 성적 소수자의 성정치에 의해서 다시 제기되고 논의되게 된다. 단순히 대중에게 향하는 것을 넘어서 대중의 욕망에 귀 기울여 나갈 것을 주문하면서 말이다.

너무 대담하게 권위에 도전한 덕분에, 라이히는 다양한 집단들, 곧 정통 정신분석학자, 종교 조직, 미국 정부뿐 아니라 그가 '붉은 파시스트'라고 비난한 집단으로부터 괴롭힘을 당했다.[306)] 참으로 성혁명과 성정치적 발상을 포함하여 그의 사상 전체는 아직까지도 근본적이고도 급진적 인간개혁과 사회개혁을 부르짖는 혁명성이 내재해 있다. 그러므로 그의 성정치 사상은 탈근대 시대에 들뢰즈[307)]와 가타리[308)]에

---

305) 위의 책, pp.206~207.

306) 앤소니 기든스, 배은경, 황정미 역, 『현대 사회의 성 사랑 에로티시즘』(새물결, 2001), p.240.

307) 질 들뢰즈(Gilles Deleuze, 1925~1995). 20세기 후반 프랑스의 철학자, 사회학자, 작가이다. 1960년대 초부터 죽을 때까지, 들뢰즈는 철학, 문학, 영화, 예술 분야에서 영향력 있는 저작들을 썼다. 가장 인기를 누린 책들은 펠릭스 가타리(Félix Guattari)와 함께 쓴 『자본주의와 정신분열:안티-오이디푸스』(1972년)와 『천 개의 고원』(1980년)이다.

308) 펠릭스 가타리(Félix Guattari, 1930~1992). 20세기 후반 프랑스의 정신분석가이자 철학자이며 활동가. 고등학교 시절부터 청년사회주의 단체에서 활동하였다. 1969년 들뢰즈를 만난 이후 가타리는 프로이트와 맑스의 분열적 종합을 시도하였으며 사회정치적 무의식에 관한 이론을 구성하기 시작하였다. 그는 횡단성 개념과 기계 개념을 가지고 구조주의를 공격해 나갔고 점차 분열분석을 제기하게 되었다. 가타리는 들뢰즈와 공저로 유명하지만 자신의 독자적인 저서도 냈고, 1970년대에는 『탐구』(Recherche)라는

게로 이어지고 있으며, 지금도 여전히 유의미한 쟁점들을 제공해 주며 사회적 성혁명을 부채질하고 있다.

2. 어린이의 성권리

프로이트는 그의 '심리성적 발달이론'을 통해 성격의 발달과정에서 성욕이 얼마나 중요한 영향을 끼치는지 잘 보여 주었다. 그의 성욕 이론은, 성적 충동은 외부의 자극 없이도 어린아이에게 정상적으로 작용하는 충동이라는 새로운 인식으로 확대되었다. 그는 유아 성욕 시기라고 부른 초기 단계에서, 구강, 항문 그리고 남근 등의 성적으로 민감한 신체 부위에 성에너지인 리비도가 집중적으로 투자된다는 사실을 비롯해서 많은 사실들을 관찰했다.

프로이트의 성욕 이론은 그때까지 성적 본능은 유년기에는 존재하지 않고, 생식기능이 성숙하는 사춘기에 시작된다는 일반적 견해를 뒤엎는 혁명적 발상이었다. 유아기의 영향을 다룬 문헌에서 발기, 수음, 심지어 성교와 유사한 행위 등 어린아이의 조숙한 성적 행동에 관한 언급과 마주치게 되지만, 그것은 언제나 예외적인 일들, 기벽(奇癖)이나 조숙한 타락의 끔찍한 예로서만 인용되었을 뿐이었다.[309]

하지만 프로이트는 유아기의 불규칙하고 예외적인 성충동에 대한 잦은 보고들과 신경증 환자들이 상기해내는 유아기의 무의식적 기억에서 재발견된 성적 일들을 관찰하여, 신생아에게 성적인 충동의 배

잡지를 내는 데 주도적으로 관여하였고, 1987년부터는 들뢰즈와 잡지 『괴물』(Chimére)을 내기도 하였다.
309) 프로이트, 『성욕에 관한 세 편의 에세이』, p.286.

아가 이미 존재한다고 주장했다. 성적인 충동은 당분간 계속 발달하지만 다음에는 점차적인 억제 과정에 의해 감소되고, 그 다음에는 성발달의 주기적인 진전에 의해 저절로 중단되거나 개인적 특이성에 의해 저지되기도 하지만, 아이들의 성적인 생활은 대략 3세나 4세 정도가 되면 관찰 가능한 형태로 나타나는 것을 볼 수 있다.[310]

심리성적 발달과정에서 보이는 손가락 빨기와 젖 빨기, 대변 참기나 항문 자극, 성기 자극이나 마찰 등이 모두 유아기 성욕의 표현으로, 그 형태는 다른 사람들에게로 향하지 않고 자기 자신의 몸에서 만족을 얻는 '자가 성애(auto-erotism)' 경향을 띤다. 이러한 유아기의 심리성적 발달과정에서 각 단계의 성적 욕구들이 과도하게 만족되거나 억압당하면, 그 단계에 고착되는 성격을 형성하게 된다고 한다. 예를 들면, 구강기 고착의 성격은 수동적, 의존적, 이기적 경향을 띠며 수다, 과음, 과식, 흡연에 집착하기 쉽고, 거칠거나 강압적 배변훈련에 의해 흔히 형성되는 항문기 고착의 성격은 고집이 세고, 인색하며 지나치게 청결하거나 불결한 성격특성을 나타낸다.

또한 어떤 단계의 고착이나 퇴행은 성인기에 특정한 성도착증이나 신경증을 유발하는 것과도 연관되어 있다. 예를 들면, 구강기 고착은 성인이 되었을 때 키스를 몹시 즐기거나 성도착적인 키스에 집착하는 경향을 보이고, 이성과 연애를 해야 할 연령에도 유아기 사랑의 대상인 어머니에게 애착을 갖게 된다.

그러므로 프로이트는 어른들은 아이들에게 성생활에 관한 사실들

---

310) 위의 책, pp.289~290.

을 비밀리에 붙이고자 해서는 안 된다고 강조했다. 그리고 그렇게 하기 위해서는 성과 관련된 것을, 배워야 할 가치가 있는 다른 것들과 같이 다루어야 한다고 주장했다.

어린아이들의 호기심은 학습의 매단계마다 적절한 만족이 주어지지 않으면 높은 수준의 열정에까지 도달할 수 없습니다. 그러므로 인간의 성욕에 관한 구체적인 사실들과 그것들이 지니는 사회적 의미를 아이들이 초등학교를 졸업하고 중학교 입학하기 전에, 다시 말하면 아이들이 열 살이 되기 전에 가르쳐야 하는 것입니다. 그때가 되면 아이들이 신체에 관한 사실들에 대해 어느 정도 알기 때문에, 그 아이들이 성적 본능을 실제로 만족시키는 행위에 수반되는 도덕적 의무감을 가르치기가 다른 어느 때보다도 확실하기 때문입니다. 이와 같은 노선을 따라 학교가 주도권을 쥐고 성생활에 관한 교육을 단계적으로, 어떤 현실적인 간섭 없이 진행하는 것이, 제가 보기엔 어린아이의 발육을 고려하고 또 일어날 수 있는 모든 위험 요인들을 피해 가며 교육시키는 유일한 방법이라고 생각합니다.[311]

정신분석학적 연구에 영향을 받은 라이히는 1920년대 말과 1930년대 초반에 어린아이와 청소년의 성능력을 확인해서 신경증을 예방할 수 있도록 도와줄 방법을 모색했다. 그는 유년기 초기부터 너무 이르고 엄격한 배변훈련, 착한 품행 그리고 완벽한 자기통제와 예의범

---

311) 위의 책, p.75.

절에 대한 강조, 자위행위의 금지 등에 의해 아이의 발달과정이 방해
받고 신경증적 토양이 만들어진다고 보았다. 자연스럽게 그의 유아와
아동에 대한 교육적 관심사는 감정의 흐름이 처음에 어떻게 차단되었
고 어떻게 그 차단을 방지할 수 있는지에 집중되었다.

먼저 라이히는 어린이에 대한 금욕주의 이데올로기 역시 경제와 사
회 구조에서 부권제의 발달과 함께 발전한다고 파악했다. 권위주의적
인 환경에서 부모와 사회의 강요된 금욕 및 성억압에 의해 아이들의
무력감과 죄책감이 길들여지며, 부모와 사회에 복종적이고 순종적
인 인물로 성장하게 된다고 보았다.

> 어린이에 대한 성억압은 씨족과 대립하는 가부장적인 가족의 발달과 함
> 께 등장한다. 동년배들과의 성 놀이는 금지된다. 자위행위는 점차 벌 받는
> 행위가 된다. 피첸타라(Pitchentara)의 어린이에 관한 로하임(Roheim)의 보
> 고에서 볼 때, 어린이가 자연스러운 성을 더 이상 경험할 수 없으면 어린
> 이의 본성이 얼마나 무섭게 변하는지는 분명하다. 어린이는 부끄러워하
> 고 냉담해지고 두려워하게 되고 복종적이게 되고 권위를 두려워하게 되
> 고, 사디스트적인 경향과 같은 부자연스러운 성충동을 발전시킨다. 자유
> 롭고 '두려워하지 않는' 본성이 복종과 쉽게 영향 받는 성격으로 변해 버
> 린다. 성충동을 억압하는 것은 많은 에너지와 주의와 '자제'를 요구한다.
> 어린이의 생물학적 힘이 더 이상 외부세계와 충동 만족으로 향하지 않는
> 한, 어린이는 활력, 운동력, 용기, 현실 감각을 잃는다. 어린이는 '억제된
> 다'. 이 억제의 중심에서 우리는 항상 활동, 걷기, 뛰기, 신체 활동 일반의
> 억제를 정규적으로 발견한다. 가부장적인 문화 속의 어린이는 완고하고

냉담하고 '말이 없어'지며, 4년, 5년 또는 6년 동안에 외부에 대해 자신을 무장하기 시작하는 것을 일반적으로 관찰할 수 있다. 어린이는 자연스러운 매력을 잃어버리고 흔히 서투르고 멍청하며 고집스러워 '키우기 힘들게' 된다. 이것은 이번에는 더욱 엄격한 가부장적인 교육 방법들을 가져온다. 이러한 구조적 근거에서 부모에 대한 강한 애착과 의존뿐 아니라 종교적인 경향들이 보통 생겨난다. 자연스러운 운동력의 측면에서 잃은 것을 어린이는 이제 환상화된 이상으로 대체하기 시작한다.[312]

이런 문제의식에서 라이히는 강제적인 도덕적 이상 대신에 자율 조절의 이상을 어린이에게 가르치는 것, 그리고 그 이상을 주입하는 대신에 어린이의 성격 구조를 스스로 조절하고 저항 없이 노동민주주의적 분위기를 받아들일 수 있도록 발전시키는 것을 제기한다. 그리고 이러한 종류의 재구조화에 대한 이상적 시도를 소련의 베라 슈미트(Wera Schmidt), 스필레인(Spielrein) 등과 같은 교사가 시도한 성 긍정 교육에서 찾았다. 하지만 이것들은 고립된 노력이며, 전체적으로 소련에서는 어린이의 성을 부정하는 교육이 이뤄졌다.[313]

1921년 8월에 모스크바의 정신분석의사인 베라 슈미트는 어린이집을 만들어 작은 어린이를 올바르게 키우려고 시도했다. 그녀의 체험은 1924년에 『소비에트 러시아에서의 정신분석적 교육 (Psychanalytische Erziehung in Sowjetrussland)』이라는 소책자로 출판되었는데, 진정으로 어린이의 성을 긍정하는 성경제학적 원리에 따라

---

312) 빌헬름 라이히, 『성혁명』, pp.337~338.
313) 위의 책, p.339.

교육이 진전되었다는 것을 보여 준다.

> 어린이집의 기본 특징은 다음과 같았다. 교사는 어린이들에 대해 어떤
> 처벌도 해서는 안 된다고 배웠다. 어린이에게 강한 어조로 말해서도 안
> 된다고 배웠다. 교사 쪽에서 어린이에 대한 주관적인 판단은 금지되었
> 다. 상벌은 어린이들이 이해할 수 없는 판단이라고 여겨졌다. 상벌은 교
> 사의 야심과 자존심을 만족시키는 데에만 기여하였다.[314]

무엇보다도 어린이의 교육에서 도덕주의적이고 권위주의적인 태도
가 배제되었다. 어린이의 환경 전체는 그들의 연령이나 특이한 욕구
에 맞추었다. 욕구를 소재에 맞추는 것이 아니라 소재를 욕구에 맞추
는 원리는 성경제학의 기본적 관점과 일치했다. 베라 슈미트는 주위
세계가 어린이에게 적대적인 힘으로 나타나지 않고 쾌적하면, 어린이
가 원시적인 쾌락을 버리고 그것을 이성적이고 합리적인 쾌락으로 대
체하도록 노력한다고 보았다. 어린이들에게 명령이 주어지지 않아도,
어린이가 올바로 포기해야 하는 충동 만족은 어른이나 동료에 대한 사
랑과 같은 다른 만족 형태로 대체되었다. 독립해 있다는 자기의식과
느낌이 권장되고 지지되었다.

어린이들의 성충동 역시 다른 자연스런 충동들과 마찬가지로 부끄
러워하지 않고 만족되었다. 그리고 생후 2년까지도 엄격한 배변훈련
을 금했다. 배설 기능과 연관하여 어떤 창피나 수치감도 지니지 않는

---

314) 위의 책, p.343.

아이들은 또한 나중에 성기 장애를 일으킬 어떤 기반도 인생에서 가지지 않는다. 임상경험에 따르면, 어른이 오르가즘 능력을 손상당한 가장 흔한 원인이 유아기의 엄격한 청결교육이라고 한다. 억압을 통한 충동의 억제는 오히려 충동의 승화를 막을 뿐이다. 같은 방식으로 어린이들은 자연스런 성적 노출인 알몸교육을 통해 성 호기심을 자유롭게 충족할 수 있었다. 나체에 대해 어린이들은 매우 평온하고 자연스러웠으며, 성기관에 흥미를 표명한 것은 오직 옷을 입고 있을 때뿐이었다.

하지만 베라 슈미트의 이러한 성 긍정 교육은 주변과 인민교육위원회, 당국의 반대에 부딪혀 폐쇄된다. 중요하게도 어린이집의 해체는 소비에트 성혁명의 전반적인 지체가 세력을 떨치기 시작한 때와 대체로 일치한다.[315] 그 이후 러시아에서는 어린이 비행이라는 엄청난 문제에 봉착했는데, 라이히는 그것은 그들의 성활동 자체 문제가 아니라 자연적인 성욕구의 억제 교육 때문이라고 보았다. 어린이와 청소년들의 성생활을 성 긍정적인 의미에서 조절할 수 있는 지식과 용기를 지니지 않으면, 어떤 사회도 비행자 문제, 어린이와 청소년의 정신병 문제를 해결하는 데 성공할 수 없을 것이라고 예견했다.[316]

한편 아동의 감정생활에 대한 라이히의 관찰과 개념은 1944년 태어난 라이히 자신의 아들, 피터와의 경험을 통해 가장 잘 드러난다. 라이히는 3주 된 피터가 '추락 불안'을 겪는 것을 보고 피터의 어린 시절에 대한 관찰을 논문으로 썼다.

---

315) 위의 책, pp.343~349.
316) 위의 책, pp.357~363.

먼저 그는 어린아이의 가장 두드러진 접촉 부위는 생체에너지가 매우 많이 충전되어 있는 '입과 목구멍'이라는 사실을 알았다. 피터에 대한 관찰에서 가장 놀라운 것은 피터가 '입으로 느끼는 오르가즘'이었다.

생후 2주가 되었을 때 아이는 입 부위에서 최초의 오르가즘 흥분을 경험했다. 젖을 먹는 동안 아이는 눈알을 위로 옆으로 굴렸고 입이 혀와 마찬가지로 떨렸다. 얼굴 전체에 수축이 일어났다. 수축이 10초 동안 지속되다가 얼굴 근육이 이완되었다.[317]

건강한 어머니의 똑바로 선 젖꼭지와 생체에너지가 많이 충전된 아이의 입 사이에서 일어난 에너지의 접촉은 성인 남녀의 결합과 같은 것이었다. 라이히는 피터가 입을 통해 오르가즘을 처음으로 경험할 때까지는 그에게서 특별한 불안을 발견하지 못했다. 그러던 아이가 엄청나게 울기 시작했고, 2주 후에야 라이히는 아이가 원하는 것이 신체적 접촉이라는 것을 알았다. 3주가 끝날 무렵 '심한 추락 불안'이 나타났다. 라이히는 아이에게 나타나는 추락 불안의 원인에 대해 당혹스러워했다. 그는 오르가즘 불안감이 나타날 때 성인 환자에게서 추락 두려움이 나타난다는 사실을 오래전부터 알고 있었지만, 신생아가 오르가즘 불안감을 경험하고 있을 리 만무했다. 또한 어린아이에게는 높낮이의 개념이 없기 때문에 추락에 대한 합리적 두려움일리도 없었다.

라이히는 추락 불안이 생긴 것은 약 2주 동안 어머니와 아이 사이에

---

317) 마이런 새라프, 『빌헬름 라이히:세상에 대한 분노』, p.500.

오르곤적 접촉이 적었기 때문이라고 추정했다. 접촉이 부족하면 생물학적 에너지가 사라지고 수축이 일어나 에너지가 중심으로 옮겨가면서 양쪽 끝의 에너지가 감소하고 그 결과 평형감각이 사라지는 것이다.

라이히는 치료사로서 피터의 추락 불안감을 치료했다. 그는 아이의 오른쪽 어깨뼈와 오른쪽 팔이 뒤로 당겨져 있고 왼팔보다 움직임이 덜하다는 것을 발견하고는 이 수축과 불안감 사이의 연관관계가 있다고 판단했다. 그가 피터에게 행한 다음의 치료적 조치는 나중에 다른 아이들을 연구할 토대가 되었다.

첫째, 아이가 울면 안아주었다. 둘째, 어깨에 초기 단계의 갑옷이 형성되는 것을 막기 위해 아이가 좋아하는 소리를 내면서 뒤로 고정된 어깨를 부드럽게 앞으로 당겨주었다. 셋째, 라이히는 피터가 떨어지는 느낌에 익숙해지도록 그의 겨드랑이를 잡아서 들어 올린 다음 떨어뜨렸다. 처음에는 천천히 하다가 나중에는 점차 빠르게 했는데, 처음에는 아이가 울었지만 곧 좋아하기 시작했다. 아이는 라이히의 가슴에 기어오르고 싶어 하기도 하고, 머리 위에서 깩깩대며 즐거운 비명을 지르곤 했다. 그 후에는 '기어오르다 떨어지는 것'이 아이가 가장 좋아하는 놀이가 되었다.

3주 치료 후 아이의 추락 불안감이 사라졌고 그 후 6개월 동안 불안감이 다시 나타나지 않았다. 라이히는 유아기의 다른 측면에 대해서도 주목했는데, 신생아가 활기차려면 주변 환경이 활기차야 한다는 사실

을 알기 시작했다.[318]

　　여기서 '활기 있음'은 성인의 언어적 의미뿐 아니라 문자 그대로 움직임을 의미한다. 아이는 어두운 색보다 생생한 색을 더 좋아하고 가만히 있는 물체보다 움직이는 물체를 더 좋아한다. 유모차의 가리개 때문에 시야가 가려지지 않도록 아기를 가리개보다 더 높은 곳에 올려놓거나 지붕을 없애주면 아기는 주변 환경을 관찰할 수 있다. 아이는 지나가는 사람들과 나무들, 작은 나무들, 기둥과 벽 등에 대한 강한 관심을 보인다.[319]

　몇 년 후에 라이히는 아이와 어머니 사이에 일어나는 '시선 접촉의 중요성'도 강조하곤 했다. 또 그는 아이들이 가짜 아기 말투나 엄격하고 쌀쌀한 표정을 접하면 움츠러든다는 것을 강조했다. 라이히가 유아기에 대해 쓴 논문의 몇 가지 개념을 요약하면 다음과 같다.

　첫째, 라이히는 피터의 추락 불안을 개념화할 때 성인 환자들과의 경험에서 도움을 얻었고 또한 추락 불안을 개념화하여 성인 환자들의 치료를 향상시킬 수 있었다. 신경증 환자와 암환자 모두 추락 불안을 경험했다. 이때에는 얼굴이 창백해지고 쇼크 상태 같은 증상들이 함께 나타났다. 그 후에는 기분 좋은 흥분을 느끼는 능력이 현저하게 증가했다. 피터와의 경험을 통해 라이히는 이런 과정을 에너지의 관점에서 더 잘 이해하게 되었다. 추락 불안은 에너지가 강하게 확장한 후에 갑

---

318) 위의 책, pp.501~503.
319) 위의 책, p.503.

작스럽게 수축하는 결과 나타나는 것으로, 그 과정은 딱딱한 갑옷의 고질적인 수축과는 분명히 달랐다.

두 번째, 어머니에게 기분 좋은 흥분이 존재하지 않으면 아이에게도 영향을 준다. 아이의 에너지로 충전된 입술은 젖뿐 아니라 접촉을 구하지만 겨우 젖만 얻는 경우가 많았다. 아이의 기분 좋은 충동은 줄어들고 에너지의 풍부함과 입 부위의 유연함은 생기 없음과 건조함, 수축, 즉 갑옷으로 대체되었다. 피터를 연구하기 전에 라이히는 '언어 장애, 감정 표현의 부재, 섭식 장애, 키스에 대한 두려움' 같은 성인에게 나타나는 구강적 증상들의 원인을 어린아이와 어머니의 관계에서 찾으면서 분석을 통해 재구성해야만 했다. 그러나 이제 그는 이런 성인의 현상을 어머니와 아이의 관계에 대한 생생한 연구와 연관시킬 수 있었다.

세 번째, 부정적인 면에서 어머니와 아이의 오르곤적인 접촉의 중요성에 대한 라이히의 강조는, 실제로 이런 종류의 접촉을 확립하기 힘든 어머니들에게 죄책감을 느끼게 만든다. 이 딜레마에 대한 쉬운 답은 없다. 연인들 사이에 나타나는 오르가즘 능력처럼, 비록 최상의 경험이 매우 드물긴 해도 어머니와 아이의 관계에서 라이히가 강조했던 것은 매우 중요하다.

네 번째, 라이히는 입의 오르가즘에서 다시 한 번 긴장→충전→방출→이완이라는 오르가즘의 공식을 설명했다. 곧 설명하겠지만 이런 관찰과 아동의 '오르가즘 반사'가 성기기와 함께 시작된다는 생각을 연결할 때 우리는 그가 어떻게 이런저런 오르가즘의 형태와 삶의 전체 주기를 결합시키는지 볼 수 있다. 라이히는 에너지-정서적 패러다임을 통해 눈을 위로 옆으로 굴리는 것과 입의 전율과 같은 현상들이 사실 일종의 오르가즘이라고 주장하게 되었다. 그는 그것을 사소한 간질 발작은 아닐지라도 뱃속에 가스가 찬 것으로 쉽게 해석할 수도 있었다.[320]

다섯 번째, 피터의 추락 불안을 다루면서 라이히는 일종의 '놀이치료'를 시작했다. 그는 이 놀이치료를 성인의 신체적, 정서적 표현에 대한 오랜 연구로부터 이끌어냈고 그것을 여러 영역에서 연구하고 있던 에너지 기능과 긴밀하게 연관시켰다. 더구나 그가 개발했던 종류의 치료는 아이들을 치료하기에 이상적으로 적합했다. 보통의 놀이치료와 달리 이 놀이치료는 '환자'에게 놀이와 활동을 통해 환상을 실행에 옮길 것을 요구하지 않는다. 그리고 해석에 대한 이해를 필요로 하지도 않는다. 라이히가 했던 것은 감정적인 표현, 접촉을 통한 에너지 흐

---

320) 사실 1981년에 라이히의 연구에 관심을 가진 한 어머니가 아이들을 기르는 문제에 대해 논문을 쓰고 다음과 같이 논평했다. "나는 두 아이 모두 오르가즘을 경험했다고 믿는다. …… 처음에는 무서웠다. 우리는 아들이 병에 걸린 것이 아닐까 걱정했지만 그 외에는 전혀 아픈 것처럼 보이지 않았다. 그런 일이 몇 번 일어난 후 우리는 걱정할 일이 전혀 아니라고 생각했다."(Maria Yalkub, "Raising Two Children," *Offshoots of Orgonomy*, 2, 1981, 23)
이후 라이히의 연구에 관심을 가진 두 어머니가 아이의 오르가즘에 대해 비슷한 이야기를 해주었다. 그러나 이 세 경우를 제외하고는 1945년 라이히가 책을 출판한 이후 구강 오르가즘에 대해 읽거나 들은 적이 없다. 비교적 흔한 이런 현상이 어떻게 해석되었건 그동안 철저하게 무시받았고, 주목받았다 해도 라이히의 연구에 친숙한 사람들에게조차 불편함을 느끼게 했다면, 사람들이 오르곤 맥박의 표출을 두려움에 가득 차서 회피한다고 했던 그의 설명이 더욱 그럴듯해진다.(마이런 새라프, 『빌헬름 라이히:세상에 대한 분노』, p.505.)

름, 신체 '놀이', 근육 움직임을 직접적으로 연구하는 것이었다.[321]

피터와의 경험 후 1949년 12월이 되어서야 유아와 아동에 대한 조직적인 연구를 위해 '오르곤 유아 연구소(OIRC:Orgonomic Infant Research Center)'를 세웠다. 당시 그는 대기 중의 오르곤에너지를 연구하는 일에 몰두하고 있었다. 1950년 1월 그는 영국에 있는 제자 닐에게 다음과 같은 편지를 보냈다.

> 메인에 머물지, 뉴욕으로 되돌아갈지 고민하다 보니 인간 구조에 대해 연구를 그만두면 내가 단 하나의 오르곤 개념(오르곤에너지의 수학)도 만들어내지 못할 것이라는 생각이 들었소. 그리고 11월 말에 뉴욕으로 돌아가서 곧 120명의 의사와 교육자, 간호사와 사회복지사, 심리학자 중에서 가장 적당한 40명을 뽑아, 병이 아니라 건강을 연구하기 위한 오르곤 유아 연구소(OIRC:Orgonomic Infant Research Center)를 세우기 시작했소. 궁극적으로는 병리학에서 벗어나서 건강한 아이들에 대한 연구를 시작해야 하오.[322]

피터의 유아기에 대한 간략하지만 알찬 라이히의 관찰이 새로운 오르곤 유아 연구소의 계획에 포함되었다. 천성적으로 타고난 유아의 생에너지적 기능을 발현시키기 위해, 연구는 잉태에서부터 출산, 그리고 기본 성격구조가 완성되는 5~6세까지 발달과정 전체에 집중되었

---

321) 위의 책, pp.503~505.
322) Wilhelm Reich, *Record of a Friendship*(New York:Farrar, Straus&Giroux, 1981), pp.268~269. 위의 책, p.506에서 재인용.

다. 태아에 대한 어머니의 보살핌, 출산과 신생아의 탄생 직후 처음 며칠에 대한 세심한 감독, 생후 5~6년 동안 갑옷 형성의 예방, 사춘기 이후까지 더 성장한 이 아이들의 발달에 대한 연구와 기록 등이 강조되었고, 이를 위한 네 주요그룹이 결성되었다.[323]

① 태아에 대한 건강한 임신부의 보살핌(태교). 이를 위해 임신 기간 동안 부모에 대한 성경제학적 카운슬링이 제공되었다. 특히, 격한 감정 이완, 정기건강검진, 꽉 낀 거들과 같은 태아의 성장에 해가 되는 활동에 대한 규제, 임신 기간 동안 오르곤 축적기 사용, 전반적인 유기체, 특히 골반의 생에너지적 행태에 대한 세심한 정기적 관찰 등이 포함되었다.

② 출산과 신생아의 탄생 직후 처음 며칠에 대한 세심한 감독. 출산과 신생아의 탄생 직후 처음 며칠은 발달의 가장 결정적인 시기로 알려져 있기 때문에 가장 중요하다. 대부분의 만성적 혹은 침울한 우울증은 조기의 좌절에서 생겨난다. 또한 첫 6주간 형성되는 그릇된 인지기능의 발달과 통합과정은 명백하게 정신분열증과 정신분열증적 성격을 낳는다. 이 시기 동안 소아과전문의 정신과의사가 투입되어 어머니와 협력하여 신생아의 자연스런 표현을 이해하도록 노력하고 그들의 장애물들을 제거해 주어야 한다. 이 기간의 가장 큰 어려움은 신생아의 생에너지적 표현에 대한 이해 부족이다. 우리는 신생아가 자궁밖의 첫 주 동안 무엇을, 어떻게 느끼는지 알지 못한다. 그렇지만 주의 깊은 관찰을 통해 문제들을 재빠르고도 분명하게 떠올려 결국 해결하

---

323) Wilhelm Reich, *Children of the Future*(New York:Farrar, Straus&Giroux, 1978), pp.9~10.

도록 노력해야 한다.

③ 생후 5~6년 동안 갑옷 형성의 예방. 이 시기 역시 임상적으로 알려진 것이 거의 없었기 때문에, 처음 접근할 때 대부분의 문제가 모호했다. 이미 심하게 무장된 아이를 다루는 과업은 자연스럽게 발달하는 아이의 초기 무장을 인식하는 것과는 다르다는 사실을 알 수 있다. 유아의 어떤 성격특성이 초기의 무장에 기여하는지 혹은 어떤 것이 자연스런 삶의 표현에 기여하는지 알려진 바가 없었다.

최근에야 자기조절의 완전히 다른 방식으로 자라난 몇 아이들을 보아 왔다. 그들은 다른 성격특성을 발달시켰다. 그러므로 라이히는 무에서부터 시작해야 했다. 동물적 감각과 표현, 즉 오르곤론적 감각을 잃지 않은 부모들과 간호사들, 산부인과 의사들만이 이 영역의 연구에 적합했다.

④ 사춘기 이후까지 더 성장한 이 아이들의 발달에 대한 연구와 기록. 유아 연구 과업은 일반 연구 프로그램과는 달리 최종 기한을 정하거나 빠른 결과를 기대하지 않고 수년에 걸쳐 지속적이고 끈기 있는 수행 원칙하에 이루어졌다. 첫 번째 확정적인 결과에 도달하기 위해서는 10년에서 15년간의 주의 깊은 노력이 필요할 것으로 판단되었다. 건강한 아이나 '성기적 성격'의 창조에 대한 어떤 종류의 이상이나 신비적 기대도 배제되었으며, 적시의 유아 교육에 대한 실수나 잘못된 생각을 기꺼이 인식하고 적합하지 않거나 참을 수 없다고 느껴지는 사안은 과감히 포기했다. 어떤 사안의 성공 여부는 중요하지 않았다. 어떤 사안이 실패하더라도 부정적 결과에서 중요한 점을 배울 수 있기

때문이었다.[324]

이러한 체계적인 연구 조직을 갖춘 라이히는 사회복지사인 그레테 호프와 다른 오르곤 의사들의 도움을 받아서 아이들을 신중하게 연구해 나갔다. 계획은 피실험자들을 임신 초기부터, 아이의 출생에서 청소년기에 이를 때까지 관찰하는 것이었다. 라이히는 어머니들을 선발하면서 갑옷 형성의 정도와 종류를 평가하기 위해 그들과 남편들을 정신의학적으로 검사했다. 아이를 키우는 데 할례나 다른 파괴적인 관습에 얼마나 저항할 수 있을지 조사했다. 정서적으로 건강한 어머니가 아이에게 더 나은 자궁 환경을 만들어준다고 믿어 연구 계획에 두 그룹(비교적 건강한 어머니들과 건강상 약간 문제가 있는 어머니들)의 어머니들에게 태어난 아이들을 포함시켜 두 그룹의 아이들이 어떻게 다른지 알아보기도 했다.[325]

라이히는 태아에 영향을 미칠 것을 우려해서 임신 중의 약물복용을 극도로 조심하라고 촉구했다. 그는 이미 태교를 강조했다는 점에서 시대를 앞서갔다. 그리고 그는 지금은 대부분 반대하지만 1940년대에 보편적이었던 여러 산부인과 관례에 대해 매우 비판적이었다. 우선 신체적인 이유에서는 병원에서 분만하는 것이 집보다 안전하지만, 정서적으로는 아기가 태어난 직후 어머니와 함께 있는 것이 매우 중요하다고 그는 강조했다.

아기는 처음 태어날 때 37도의 따뜻한 자궁에서 18~20도의 혹독한 환경의 충격을 맞이한다. 그런데 첫 번째 인사가 거꾸로 들려 엉덩이

---

324) 위의 책, pp.10~13.
325) 마이런 새라프, 『빌헬름 라이히:세상에 대한 분노』, pp.506~508.

를 맞는 것이고, 두 번째 인사가 어머니와 격리되는 것이다. 그 아기는 9개월 동안 따뜻한 신체에너지 장과 접촉해 오다가 갑자기 그 어떤 신체접촉도 박탈당한다.

그 다음이 할례[326]이다. "불경스런 페니스를 잘라라! 신경감각이 충분히 발달되지 않았기 때문에 아기는 아프지 않다." 하지만 그것은 살인행위이다! 아기는 말은 하지 못하지만 울면서 표현한다. 그들은 위축되고, 무지막지한 세상으로부터 달아나 내면으로 달아난다. 이 불쌍한 아기는 항상 팔을 뻗어 접촉할 수 있는 온기를 찾고, 어머니의 젖을 입으로 빨기를 원할 뿐이다. 그들은 '아니요'라고 하며 '난 몹시 고통당하고 있어요!'라고 말하고 싶지만 그럴 수 없다. 바로 여기서부터 최초로 원한이 싹트고 인류의 크나큰 '부정(no)'이 생겨난다. 그런데도 당신은 이 세상이 왜 이토록 엉망진창인지 묻는다.[327]

---

326) 남녀의 성기 일부를 절제하거나 절개하는 의례로, 옛날에는 세계 각지에서 행하여졌다. 현재에도 이슬람교도, 유대교도를 비롯해서 오스트레일리아, 아프리카 원주민의 대부분, 폴리네시아, 멜라네시아, 아메리카 원주민의 일부에서 관찰된다. 할례의 목적에 대해서는 위생이나 성교 시의 실리관계를 지적하는 자도 있지만, 정설은 아니다. 유대교도의 할례는 특정 집단에 대한 통합이라는 의미에서는 전형적인 것으로, 생후 8일째에 행하여진다. 성서는 이를 규정이라고 하며, 할례는 일정한 신과의 '계약'의 표시로서, 또는 동일 유대교도 공동체에 대한 소속의 표시로 이루어진다. 포경수술도 사실은 할례의 종교적 전통에서 나왔다. 포경수술은 현재 유대인들, 필리핀, 미국, 한국 등을 제외하고는 거의 행해지지 않는다. 한국은 미군정 시기 미군들의 영향으로 포경수술이 유행하게 되었다고 한다. 할례와 포경수술은 위생을 위한 목적이라고 하지만, 사실은 특정 집단의 결속과 성적 감수성 둔화의 종교적 목적에서 유래되었다. 말 못하는 유아에게 폭력을 행사하고 자연스런 신체를 함부로 훼손하는 백해무익한 포경수술은 하루 빨리 근절되어야 마땅하다.(구성애의 아우성 팟캐스트 방송 참조)
327) Wilhelm Reich, *Children of the Future*, pp.3~4.

또한 분만 유도제 사용, 필요성이 명확하지도 않은 상태에서 분만 중 산모에게 과도한 진정제를 투여하거나 집게를 불필요하게 사용하는 것, 흔히 행해지는 회음부 절개술 등, 산모나 태아보다는 의사의 편의를 위한 조처가 많다. 산모에게 과도한 약물복용이 필요하지 않도록 도와주기 위해서 오르곤 유아 연구소는 오르곤 치료사를 파견해서 산모가 호흡하면서 긴장을 풀 수 있도록 도와주었다.

해로운 분만 절차를 제거하는 것을 넘어서서 라이히는 매우 일찍부터 여러 종류의 개입, 즉 그가 명명한 '정서적 응급조치'를 유아와 아동에게 시도했다. 라이히의 연구에 관심이 많았던 어머니에게서 태어난 남자아이 하나가 출생 직후 병에 걸렸다. 분명치 않은 이유로 아기는 할례를 받았다. 출산 직후 아기를 보았던 라이히는 그를 '푸른 풍선'처럼 둥글다고 표현했다. 아기의 가슴이 높게 들먹거렸고 호흡이 불안했다. 유기체가 아기 몸에서 빠져나가고 싶어 하는 것처럼 아기는 화난 울음을 터뜨렸다. 페니스는 파랗게 질린 상태였다. 아기는 거의 끊임없이 울었고 살짝 만지만 해도 소스라쳤다. 이 일들은 고리가 쭉 연결되어 있는 연쇄적인 사건들 같았다. 라이히는 관장제 사용과 화학 치료를 모두 중단하라고 조언했다. 아기를 상당히 따뜻하게 해주고 마지막으로 가슴이 들먹거리지 않도록 만들어줘야 했다. 라이히는 가볍게 아기를 간질이고 흔들면서 숨을 쉴 수 있도록 도와주려고 애썼다. 부드러운 마사지도 해주었다. 라이히는 어머니에게 같은 기술을 가르쳐 주었다. 어머니도 함께 아기의 몸을 어루만지기 시작했다. 그리고 부모는 아기에게 구역질을 시켰다. 몇 달 후에 아기는 좋아졌고 움직임도 더 부드러워졌다.

여기서 라이히의 개입은 그의 원리들을 명확하게 보여 준다. 첫째, 그는 아기의 날카로운 수축과 갑옷을 치료하기 위해서 심하게 갑옷을 입은 성인으로부터 끌어낸 기술을 수정했다. 이런 수축이 성인에게 나타나면 그것을 푸는 데 더 많은 시간이 걸릴 것이다. 둘째, 그는 어머니도 함께 치료에 참여시켰다. 다시 한 번 그는 자신의 노력이 사회적으로 더 실제적인 기여를 할 수 있는 방법을 찾고 있었다. 그는 의사만이 심한 정서장애를 치료해야 한다고 믿었지만, 덜 심한 장애에 대해서는 다른 사람들도 '정서적 응급조치'를 취할 수 있다고 생각했다.

라이히는 아이가 남근기에 이르면 성기적 흥분뿐 아니라 흥분을 발작적으로 방출할 수 있다고 믿었다. 아이는 성인들처럼 가파르게 흥분의 절정에 이르렀다가 급격하게 흥분을 방출하지는 않았다. 아이에게는 흥분의 상승과 하락이 서서히 이루어지며 클라이맥스가 없었다.[328]

그리고 라이히는 아동의 자위를 두 종류로 구분했다. 하나는 성기적 쾌감을 추구하는 자연적인 욕구의 표출로 교육자들에게 어떤 어려움도 가져오지 않는다. 또 다른 자위행위 방식은 외부세계가 자위를 모욕, 경멸, 제한하는 데 대한 반동으로 일어나는 것이다. 아동은 기본적으로 성기적 쾌감을 위해서가 아니라 두려움과 분노를 배출하는 방법으로 자위를 이용한다. 두 번째 형태는 불안 및 저항에서 강화된 생장적 흥분의 결과이므로, 세심한 보호와 치료가 필요하다.[329]

불행하게도 오르곤 유아 연구소가 적극적인 활동을 벌인 것은 불과 몇 년 정도밖에 되지 않는다. 1952년 초 이후 다른 사건의 압력을 받

---

328) 마이런 새라프, 「빌헬름 라이히:세상에 대한 분노」, pp.508~511.
329) 빌헬름 라이히, 「성혁명」, pp.347~348.

은 라이히는 오르곤 유아 연구소에서 거의 시간을 보내지 못했다. 오르곤 유아 연구소의 수명은 짧았지만 라이히가 시도한 다른 여러 일들처럼 활발한 활동을 벌였고 중요한 개념들과 구체적인 기술들이 만들어져 후대에 많은 영향을 끼쳤다. 구강 오르가즘, 유아와 아동에게 나타나는 갑옷 차단, 유아기의 성능력 인정, 아동 자위와 성적 놀이 인정 등에 관한 개념과 발견들은 분명히 라이히와 그의 제자들이 만들어낸 고유한 것들이다. 그가 강조했던 자연분만은 다른 많은 사람들에 의해 진전되었고, 오늘날에도 진전되고 있다.[330]

하지만 라이히의 연구는 유사한 특정 접근방법의 연구에서는 찾아볼 수 없는 고유한 통일된 이론 구조, 오르곤에너지의 법칙을 바탕으로 하고 있다. 그리고 오르곤 유아 연구소에서 행한 교육목표의 가장 큰 특징은, 아이들은 자연스런 조절능력을 타고난다는 믿음에서 아이들이 스스로 자신의 길과 운명을 발견하고 스스로 결정할 수 있는 성격구조를 형성하고 그들의 생물학적 활력을 발휘하도록 돕는 것이었다.

아이들의 발달과정에서 외부적 환경의 영향을 최대한 배제하고 자신의 운명을 스스로 선택하고 자기 자신이 되도록 허용하고 돕는 것은 참으로 교육학의 신선한 혁명이 아닐 수 없다. 오늘날까지도 얼마나 많은 부모들과 교사들, 사회와 국가, 종교와 이데올로기적 권위들이 다양한 개성과 잠재력을 지닌 순수한 우리의 아이들을 자신의 틀에 짜서 맞추려고 안간힘을 쓰고 있지 않은가? 자신의 삶과 운명을 스스

---

330) 마이런 새라프, 『빌헬름 라이히:세상에 대한 분노』, p.512.

로 발견하고 개척하지 않으면, 강요된 그 어떤 성취도 성공적이지 못하고 그에게 진정한 행복을 줄 수 없다는 사실은 오랜 세월 동안 우리 인류가 체험해 온 바다. 이런 견지에서 자연스런 욕구의 억압으로 뒤틀린 이차적인 욕망이 생겨난다는 라이히의 통찰을 다시 한 번 상기해 볼 필요가 있다.

3. 청소년의 성권리

사춘기 청소년의 해로운 교육원칙은 이미 이전의 유년기적 충동의 금지라는 단단한 기반 위에서 반복된다. 유아기에 성의 손상을 입은 정도가 심하면 청소년이 정상적인 성생활로 접어들 수 있는 가능성이 줄어들고, 청소년의 성욕에 대한 사회적 방해는 훨씬 더 쉽게 효과를 발휘한다. 사춘기에 첨예하게 나타나는 성빈곤이나 성문제는 사회적으로 결정되는 것이지 정신분석학에서 믿고 있는 것처럼, 생물학적으로 결정되는 것도 아니며 부모와의 유년기 갈등에 의해서 결정되지도 않는다.[331]

사춘기에 극명하게 나타나는 성적 갈등은 많은 경우 사춘기의 신경증과 정신병을 유발한다. 15세경이면 청소년들은 이미 생물학적으로 성숙되는 성기능과 성욕, 수태 능력을 갖추게 된다. 그러나 이 연령의 청소년들은 사회적 성금지와 법적이고 경제적인 규제로 인해 결혼을 할 수가 없다. 이런 생물학적 조건과 경제적이고 구조적인 문제 사이의 심각한 모순에 의해 청소년들은 엄청난 성적 갈등을 겪게 된다. 청

---

331) 빌헬름 라이히, 『오르가즘의 기능』, p.235.

소년들이 처한 이런 근본적 어려움과 심각한 모순을 어떻게 해소할 수 있을까?

우선 라이히는 금욕을 통해 청소년들의 성적 성숙이나 사회적, 문화적 성취를 꾀할 수 있다는 주장을 통렬하게 비판한다. 이런 금욕사상은 성욕과 성에너지를 사회적, 문화적 성취의 더욱 숭고한 목적으로 승화해야 한다는 프로이트의 승화이론을 바탕으로 하고 있다. 그리고 프로이트는 유년기의 성욕을 옹호했던 때만큼이나 노련하게 인민대중의 행복에 대한 포기를 정당화했다.

> 누구나 알고 있듯이, 인생은 우리한테 너무 힘들다. 인생은 너무 많은 고통과 실망과 과제를 우리에게 안겨준다. 인생을 견뎌내기 위해서는 고통을 일시적으로 완화하는 수단이 필요하다. 우리는 보조적인 구조물 없이는 해나갈 수 없다. 그런 수단으로는 세 가지가 있을 것이다. 첫째는 우리의 관심을 다른 데로 돌려 고통을 가볍게 생각하도록 만드는 강력한 편향, 둘째는 고통을 줄여주는 대리 만족, 셋째는 고통에 무감각하게 만드는 마취제다. 이런 고통 완화제는 반드시 필요하다.[332]

이런 승화이론은 많은 임상적 경험에 의거하여 정확히 옳지만, 라이히는 성만족과 승화를 절대적으로 대립하는 것으로 만들어버렸다고 지적했다. 성만족과 성활동이 반드시 소모적인 것만이 아니며, 만족스러운 성생활과 불만족스러운 성생활을 구분하지 않기 때문에 성

---

332) 지그문트 프로이트, 강석희 역, 『문명 속의 불만』(열린책들, 2013), p.246.

생활이 사회적 성취 및 승화와 맺는 다양한 관계를 알 수 없다는 것이다.

청소년들의 성교가 성이 성숙한 나이에 그들의 성취를 저하시킨다는 주장은 청소년들의 거의 100%가 자위를 한다는 사실로 무력화된다. 금욕적 도덕이 요구하는 바와는 달리, 사춘기 청소년들에게서 어떤 종류의 성적인 행위가 없다는 것은 거의 사실이 아니다. 완전한 금욕이 있더라도 심각하게 신경증적이고 억압된 소년들에게서만 나타난다. 소녀들에게서는 종종 광범위하게 금욕적 태도가 나타나지만, 역시 겉보기에 금욕하는 것처럼 보이지만 실제로는 모든 가능한 성행위가 행해지고 있다. 라이히는 자위인지 알지 못한 채 몇 년 동안 자위를 해온 여성들, 심지어는 남성들도 만났다고 한다. 여성들의 자위는 양 허벅지로 압박하는 형태로 위장되기도 하고, 자전거와 오토바이는 무의식적인 자위의 유용한 수단으로 활용될 수 있으며, 성적 백일몽 역시 행위는 동반되지 않더라도 충분한 심리적 가치를 지닌 자위이다. 성적 백일몽은 만족의 측면에서는 금욕적이지만 흥분의 측면에서는 결코 금욕적이지 않다.[333]

"성교가 사회적 성취에 해롭다면 자위는 왜 해롭지 않은가?" 그리고 "더욱이 갈등에 싸인 자위가 제대로 된 성생활보다 끊임없이 더욱 유해하지 않은가?"라고 라이히는 반문한다.[334] 또한 라이히가 노동자

---

333) 빌헬름 라이히, 『성혁명』, pp.160~162.
334) 위의 책, p.161. 하지만 청소년의 성생활은, 그들의 에너지가 학업 생활이나 청소년기의 신체적 성장에 집중되어야 한다는 측면에서 적절히 규제되어야 한다는 견해가 현재도 지배적이다. 이런 견해는 현실적으로 타당성이 있는 게 사실이다. 안전하고 건강한 성생활을 위해서는 신체가 사춘기

청년들이나 대부르주아 계급의 청년들을 관찰한 바로는 현실적으로 성자유가 만연하고 있었다. 하지만 그들은 주거 시설 부족으로 출입구나 어두컴컴한 길거리 구석 등에서 비위생적인 성교를 일삼기가 일쑤였다. 피임지식이나 피임기구의 부족으로 성교 중단에 의한 질외 사정이 자주 행해졌고, 원하지 않은 임신으로 낙태도 흔히 이뤄졌다. 그들은 위험스런 성병에도 광범위하게 노출되어 있었다. 이렇게 불안하고 억압된 상황에서 허겁지겁 이뤄지는 성생활은 성병, 원치 않는 임신 등의 문제뿐 아니라 조루, 불감증, 수줍음과 죄의식, 우울증, 신경과민과 같은 내적인 문제도 만들어낸다.

한편 성교까지 이어지지 않는 청소년들의 성적 갈등 역시 심각한 문제를 유발한다. 흔히 소녀들은 어떤 남자 친구에 대한 갈망을 갖지만, 사랑하는 관계로 접어드는 경우에는 불행하게도 거부하게 된다고 털

이후에도 더욱 성숙해야 하고 현실적으로 학업의 성취도 간과할 수 없는 문제이다. 도교 양생가들도 어린 나이에 성행위를 해서는 안 된다고 경고한다. 남자가 너무 일찍 양을 깨뜨리면 정기가 손상되고, 여자가 너무 일찍 음을 깨뜨리면 혈맥이 상한다고 생각한다.(李遠國, 김낙필 외3인 역, 『내단 심신 수련의 역사1』(성균관대 출판부, 2006), p.151 참조.)
하지만 성적 긴장을 해소하기 위한 청소년 자위는 적절하게 권장되어야 하고, 올바른 자위 방법이 청소년기부터 적극적으로 학습되어야 한다고 사료된다. 청소년의 건강한 성적 만족 자체도 중요하며, 더구나 청소년기의 자위 습관은 성인기의 성기능과 성생활에도 지대한 영향을 끼치게 된다. 죄의식과 불안을 가지고 빠른 사정 위주로 자위습관을 들이면 성인기에 조루증으로 굳어지기 쉽다. 그리고 청소년의 성장을 저해하고 이른 시기에 발기부전이나 정력 약화를 초래하곤 한다. 반대로 자위 억제는 라이히가 지적한대로 신경증이나 충동적 성격을 낳는다. 청소년기부터 성 긍정 교육을 통해 올바른 성의식을 심어주고 건강한 성생활 양식을 교육하는 과제가 시급하다. 청소년들에 대한 전적인 성의 규제는 은밀한 성탐닉을 더욱 부추길 뿐이며, 성의 무지는 성범죄나 성병 같은 사회적 병폐를 낳게 마련이다.

어놓는다. 또 청소년들은 모든 형태의 성흥분을 시도하지만, 대부분 성행위까지 가지 않는다. 애무로는 해방되었지만, 마지막 단계인 성행위를 부인하는 것으로 사람들은 여전히 강제적인 도덕에 집착한다. 처녀성은 청소년들에게 결혼을 위한 가장 좋은 조건을 의미하기 때문에, 여기에서 여학생들의 결혼 능력이 고려된다.[335] 현재에도 처녀막 재생수술이 심심찮게 행해지고 있는 것을 보면 라이히 시대와 별로 달라진 것이 없어 보인다.

금욕의 전제 조건은 성적인 생각, 특히 성행위에 대한 억압이며 성흥분에 대한 억압도 포함된다. 그런데 성억압이나 성적 흥분의 거부는 쾌감에 대한 불안, 즉 '쾌감불안'을 만들어낸다. 쾌감불안은 보통 무의식적인 거세불안에서 정점에 달하는, 성행위에 대한 '처벌불안'과는 근본적으로 다른 것이며, 다음과 같은 청소년의 성문제를 만들어낸다고 라이히는 지적한다.

점차 자리를 차지하는 성적 수줍음[수치심]은 이러한 쾌감불안에 정박해 있다. 그 이유는 다음과 같다. 즉 성금지의 영속적인 작용을 통해 성흥분의 과정 자체가 변한다. 우리는 임상적 경험을 통해 금지된 쾌감이 불쾌함이 되고, 심지어는 종종 성기에 고통스러운 흥분을 가져오기까지 한다는 것을 안다. 따라서 이를테면 성 충족에서의 쾌감 흥분은 불쾌감의 원인이 되고, 그렇게 함으로써 청소년에게 자신의 성에 대항하여 싸우고 자신의 성을 억누르도록 강제하는 실제적인 동기가 된다. 예를

---

335) 빌헬름 라이히, 『성혁명』, pp.162~173.

들어 만족이 결여되면 불쾌하게 되기 때문에 일부러 발기를 억제하는 청소년들의 독특한 관행을 훈련받은 의사는 잘 알고 있다. 사춘기 소녀들 사이에서 불안은 처벌에 대한 불안이라기보다는 오히려 훨씬 더 분명한 강렬한 흥분에 대한 불안이다. 흥분은 위험으로서 경험된다. 성행위의 처벌에 대한 외부로부터 학습된 불안의 고유한 고정 장치를 우리는 이러한 쾌감 불안에서 찾아야 한다. 이러한 방식으로 종종 청소년 자신이 성금지의 옹호자가 된다. [336]

금욕은 성충동을 억압하여 쾌락불안(Pleasure Anxiety)을 가져오며, 만성적으로 금지된 쾌감은 불쾌로 또는 고통을 동반하는 성기의 흥분으로 바뀐다. 이처럼 쾌감이 있는 흥분이 불쾌의 근원이 되며 이 때문에 청소년은 자신의 성과 투쟁해야 되고 그것을 억압하게 된다는 것이다.

그러므로 라이히는 청소년에게 강요되는 금욕은 위험하고 건강에 절대적으로 유해하다고 주장한다. 억압된 성에너지는 다양한 탈출구를 찾아 다른 방식으로 표출된다. 신경장애가 나타나기도 하고, 성적 백일몽에 몰두하게 되는 경우도 있다. 나이가 들어 합법적인 성행위에 대한 요구에 직면했을 때 비로소 신경증이 나타나기 시작하는 경우는 더욱 흔한 일이다. 막상 성적 만족을 추구하려 할 때 성기는 무뎌져 제기능을 하지 못한다. 막상 남성의 불감증에 비해 여성의 성장애가 월등하게 많다는 사실을 생각해 보라. 소녀들의 덜 빈번한 자위 및 더 강

---

336) 위의 책, pp.180~181.

한 성억압은 그들이 나중에 성적 쾌감을 경험할 수 없는 사실과 깊이 연관되어 있다는 것을 밝혀준다.

라이히는 스포츠나 운동을 통해 성충동을 전환할 수 있는 가능성에 대해서도 부정적으로 보았다. 스포츠가 성충동을 감소시키는 최선의 방법이긴 하지만, 성충동을 자신의 운동으로 완전히 꺾으려고 하는 운동선수들은 나중에 더 이상 성기능을 행사할 수 없게 된다는 것이다. 라이히는 매우 뛰어난 운동선수들이 성적으로 장애가 많다는 사실을 발견하고는 놀라곤 했다.[337] 그들은 운동 경기에서 자신들의 성흥분을 지속적으로 방출할 수 없었기 때문에, 결국은 성흥분이 통상적으로 만들어내는 모든 결과를 지낸 채 억압수단에 의지해야 했다.[338]

건강한 청소년들이 사춘기의 첫 번째 폭풍을 뚫고 나갈 수 있도록 도와주는 자위행위는 억압되거나 강한 죄책감 속에서 행해질 때 굉장히 위험해진다고 라이히는 보았다. 자위는 흥분과정에서 지나치게 강한 죄책감과 장애 없이 이루어질 때에만 성에너지를 조절하는 데 도움이 된다. 대개 청소년들은 도덕주의적 교육의 영향 때문에 자위 충동에 대항해 다소 성공적으로 싸운다. 만약 자위행위를 극복하는 데 실패한다면 그들은 강한 죄책감과 불안 속에서 불완전하게 성욕을 발산할 뿐이다. 그들은 종종 가장 심한 억제 하에서, 예를 들면 사정의 억

---

337) 필자 역시 성상담과 성교육 과정에서 운동선수들이나 무술수련자 등 극심한 운동에 탐닉하는 사람들에게 발기부전이나 조루, 불감증 같은 성문제가 적지 않다는 사실을 발견하곤 한다. 이들의 경우 금욕보다는 과도한 운동과 근육 형성에 의한 교감신경 항진이 성기능문제를 유발하는 것으로 보인다. 교감신경이 항진되면 성기능은 잘 발휘될 수가 없다.
338) 위의 책, pp.181~182.

제와 같은 가장 해로운 실행을 하면서 자위를 한다. 이것은 신경쇠약의 장애를 가져온다.[339]

안나 프로이트는 자위 죄의식에 대해 설득력 있게 제시한 이론의 한 구절에서 다음과 같이 단정하고 있다. "인간의 본성에는 개인적인 경험과 상관없이 무차별적으로 어떤 본능들, 특히 성적인 본능들을 거부하려는 성향이 있다. 이런 성향은 계통발생적인 유전처럼 보인다. 즉 개인에 의해 시작되는 것이 아니라 그저 지속될 뿐인, 수많은 세대를 거쳐 행해진 억압행위에 의해 축적된 일종의 퇴적물처럼 보인다."[340] '원형적 무의식'에 관한 이런 종류의 유전적 사고는 성기적 충동을 둘러싸고 있는 불안과 죄의식을 결정하는 사회적 요소들을 강조하는 라이히와 선명한 대조를 이룬다.

필자는, 자위 죄의식에 대한 두 견해는 상호 보완되어야 더욱 만족스런 이해에 도달할 수 있다고 생각한다. 자위 시 느끼는 불안이나 죄의식은 사회적 환경요소가 크게 영향을 미치지만, 생래적인 원형적 무의식의 작용도 무시할 수 없다. 만족스럽지 못한, 소모적인 자위가 혐오감과 죄책감을 더욱 유발한다는 사실을 고려해 보면, 자위 죄책감은 과도한 에너지 소모로부터 생명을 보호하려는 무의식적 본능의 발동이 개입하고 있다고 봐야 한다.

자위는 얼마 전까지도 끔찍한 행위로 여겨졌지만, 최근에는 금욕 요구가 관철되기 어렵다는 인식에서 도덕적 질서를 유지하기 위해 자

---

339) 위의 책, p.188.
340) Anna Freud, *The Ego and the Mechanisms of Defense*(New York:International University Press, 1946), p.171. 마이런 새라프, 『빌헬름 라이히:세상에 대한 분노』, p.211에서 재인용.

위를 전적으로 무해하고 자연스럽다고 말하는 것이 유행이 되었다. 하지만 라이히는 그 주장이 제한적으로만 옳다고 본다. 자위는 확실히 금욕보다는 낫지만, 결국에는 애정의 대상이 없어서 곧 참을 수 없게 되기 때문에 불만족스럽고 혼란스러워진다는 것이다. 만족스럽지 못한 자위는 혐오감과 죄책감을 만들어내고, 자아의 모순 하에서 성흥분을 누르기 때문에 강제가 된다. 더욱이 자위는 가장 최상의 조건 아래에서도 점차로 환상 행위들을 신경증적이고 이미 잊어버린 유아적인 성 지위에 더욱더 몰아넣는다. 신경증의 위험은 자위의 만족이 지속되는 가운데에서도 자라날 수 있다. 그리고 자위는 지속되면 현실과의 관계를 약화시키고, 홀로 만족을 얻기 쉬우면 알맞은 상대를 찾으려는 생기 있는 투쟁을 할 수 없게 된다.

확실히 자위는 야동과 같은 과도한 성적 환상들을 동원하기 때문에 성기적 성을 약화시키고 전(前)성기적 성인 유아적 성에 고착시키는 경향이 있다. 혼자 하는 자위에 길들여진 요즘 청소년들은 성인이 되어서 이성 간의 성생활에 소극적이고 냉담해지기 쉽다. 자위를 통해 빠른 말초적 쾌감과 편리한 성적 배설을 추구할 수 있기 때문에 결혼 후에도 섹스리스에 빠지는 일부 경향이 요즘 나타나고 있다. 이런 면에서도 건강을 돕고 이성 간의 성행위로 바르게 이끌 올바른 자위 교육이 반드시 필요하다고 사료된다.

이와 같이 개인적 병리와 사회적 문제를 다양하게 양산하는 청소년기의 금욕이 가정에서나 사회적으로 강요되는 이유는 무엇일까? 라이히는 청소년기의 금욕 요구는 확실히 일부일처제의 결혼제도와 밀접한 관련이 있다고 진단한다. 청소년들에 대한 금욕 요구가 청소년들을 더 순종적으로 만들어 엄격한 부부 성생활에 적응하도록 하고 훌륭한 국가 신민이 되는 개인의 성구조를 만드는 데 기여한다고 한다. 모스크바에서, 성병연구소 의사인 바라쉬(M. Barash)[341]는 『사회 위생지』에 『모스크바 노동자들의 성생활』이라는 논문을 발표했는데,[342] 이 논문에는 부부의 부정과 혼전 성교의 시작 시기 사이의 관련에 대한 통계연구가 포함되어 있다. 즉, 청소년이 만족스런 성교를 일찍 경험할수록, 평생 동안 한 명의 배우자라는 엄격한 요구를 받아들이기는 더욱 힘들게 된다는 것이다.[343]

현대의 경향에 의하면 혼전순결이 엄격한 부부 성생활의 유지에 더욱 크게 기여하는 것은 아닌 것으로 나타난다. 설령 금욕 요구가 결혼의 요구에 적응하도록 만든다고 하더라도, 그것에 의해 성불능과 신경증이 만들어지고 원치 않는 불행한 결혼이 지속된다고 한다면 바람직한 현상이라고 할 수 있겠는가? 이런 문제의식을 강하게 가진 라이히는 청소년들의 성을 긍정하고, 할 수 있다면 어디서나 그들을 도와야 하며, 청소년의 성의 최종적인 해방을 준비하기 위해 모든 일을 해야만 한다고 강조한다. 하지만 청소년 성교육 문제에 대한 근본적으로 준비된 해결책 없이, 그리고 피임 및 주거 문제를 해결하지 않은 채 청

---

341) Iuliu(Julius) Barasch(1815~1863). 우크라이나 태생의 루마니아 의사. 1840년 부카레스트 대학의 교수가 된 뒤 의학과 자연과학의 대중화에 힘썼으며, 1857년 루마니아 최초의 일간지 『루마니아의 유태인』(Israelitul Roman)을 발행해 이디시어[중부 유럽의 유태어]의 보급과 루마니아에 살고 있는 유태인들의 인권향상을 위해 노력하기도 했다.

342) M. Barash, "Sex Life of the Workers of Moscow," *Journal of Social Hygiene*, Vol. VII, No.5. May 1926.

343) 빌헬름 라이히, 『성혁명』, p.178. 『오르가즘의 기능』, p.236.

소년들에게 성교를 권장하는 것은 금욕에 대한 설교만큼이나 무책임하고 해로울 뿐이라고 지적한다.

한마디로 라이히가 주장하는 청소년의 성권리는 사춘기의 성접촉을 허용하고 실제로 권장할 것을 포함하며, 성욕구를 충족시킬 수 있도록 필요한 주거공간과 피임기구들을 제공할 것을 요구하는 것이다.

4. 강제적 결혼과 지속적인 사랑의 관계

성과 사랑, 결혼의 관계 정립은 본능과 이성의 관계, 자연과 문화의 관계를 정립하는 기초로서 인간의 삶과 사회 구조에 가장 많은 영향을 끼치는 요소일 것이다. 과연 결혼은 성과 사랑의 감옥일까, 안식처일까? 인간의 욕구를 충족시켜 주고 인간에게 최고의 행복을 가져다줄 남녀관계, 혹은 결혼의 모습은 어떠해야 할까?

라이히 이전과 당대 수십 년 동안 전개된 성개혁은 성적인 비참함을 완화하려고 노력해 왔다. 매춘과 성병의 문제, 성적 곤궁, 임신 중절, 치정 살인 문제, 신경증 문제도 지속적으로 공적인 관심의 핵심에 있다. 하지만 수많은 대책들 중 어느 하나도 성적 곤궁을 완화시킬 수 없었다. 더 나아가 성개혁주의자들은 실제 성생활에서 벌어지는 구체적인 변화를 따라가지 못했다.

결혼의 감소, 이혼과 간통의 증가는 결혼 개혁에 대한 토론을 강제하였다. 윤리적 성과학 지지자들의 관점과는 반대로, 혼외 성행위는 더욱더 인정받게 되었다. 대부분의 15~18세 청년들 사이의 성행위는 일반화되고 있는 반면, 성개혁은 사춘기 청소년의 절제는 20세가 넘어서도 계속되어야 하는가 아닌가, 혹은 자위행위를 자연적인 현상으로 인정해야 하는가 아닌가 하는 문제에 여전히 머무르고 있다. '범죄적인' 낙태와 피임 수단은 더욱 널리 퍼지고 있는 반면, 성개혁은 아직도 임신 중절에 대한 의학적인 지표뿐 아니라 사회적인 지표도 인식해야 할 것인가 아닌가 하는 문제와 싸우고 있다.

라이히는 성개혁이 사람들의 성욕구, 성과정, 성경험보다도 성생활의 외적인 형태들, 즉 주택 문제, 낙태, 결혼법 등을 강조했다고 비판한다. 그리고 일부일처제적인 결혼제도, 교육 장치로서의 강제적 가족, 권위주의적 가부장적 가족제도가 보수적인 성개혁의 제동장치로 뿌리 깊은 곳에서 작용하고 있다는 사실을 간파한다.[344]

우선 강제적 결혼과 가부장적 가족은 권위주의적 사회와 국가의 지배이데올로기를 생산하는 공장의 핵심요소로서 기능한다고 라이히는 통찰했다. 가족의 기본 유형은 아버지, 어머니, 자녀라는 삼각형 구조를 이루고 있는데, 보수적 관점은 가족을 인간 사회의 '세포', '국가'와 '사회'의 유일한 토대라고 본다. 하지만 이 견해는 강제적 가족이 권위주의 사회와 국가의 존립에 없어서는 안 된다는 의미에서만 옳다. 역사 발전 과정에서 가족의 변화나 각 시대의 가족의 사회적 기능을 연구해 보면, 가족이 세포나 기반이 아니라 특정한 사회의 경제 구조의 산물임을 알 수 있다.[345] 라이히에 따르면 가족의

---

344) 빌헬름 라이히, 『성혁명』, pp.95~98.
345) 역사상 모계 가족, 일부다처제, 일처다부제, 이부일처제, 자드루가(Zadruga, 세르비아인들이나 불가리아인들 사이에 있는 가부장적 세대공동체) 등 다양한 가족 형태가 존재했고, 현재도 풍습과 경제적 상황에 따라 다양한 가족 형태들이 지구촌 곳곳에 존재하고 있다. 특히 현대에 들어와 무자녀부부, 동거부부, 동성애부부, 공동체지향 가족 등 다양한 가족생활양식이 등장하고 있다.

사회적 의미는 전적으로 세 가지 특성을 지닌다.

첫째, 경제적으로 가족은 자본주의 초기에는 경제적 소기업이었으며, 지금도 농업이나 소규모 자영업에서 그러하다. 둘째, 사회적으로 가족은 권위주의 사회에서는 경제적으로나 성적으로 권리를 빼앗긴 여성과 어린이를 보호하는 중요한 기능을 지닌다. 셋째, 정치적으로 사적 소유의 전자본주의 시기나 자본주의 초기에, 가족은 가족 소경제에 직접 경제적 뿌리를 내리고 있던 반면, 생산력의 발달과 노동과정의 집단화와 함께 가족의 기능 변화가 일어났다. 가족의 직접적인 경제적 토대는 의미를 잃었고, 경제적 토대에서 잃은 것은 정치적 기능을 통해 대체되었다. 보수적인 과학과 법률이 가장 많이 지키려고 하는 가족의 핵심적 과제는 권위주의적 이데올로기와 보수적 성격구조의 공장으로서의 특성이다.

가족은 거의 모든 사회 성원이 처음 숨을 쉬는 순간부터 통과해야만 하는 교육 장치이다. 가족은 자신의 권위주의적 형태나 권위주의적 사회의 직접적인 영향을 통해 현존 사회 질서와 보수적인 사고방식의 일반적인 태도를 전달할 뿐 아니라, 또한 자신이 생겨나고 발전시킨 보수적인 성구조를 통해 어린이의 성구조에 직접적인 영향을 미친다.

쁘띠 부르주아 가족의 토대는 가부장적 아버지와 그 아내 및 자녀의 관계이다. 아버지는, 말하자면 가족에서 국가권위의 지지자 및 대표자로서 국가에서 하달 받은 지배적인 세계관을 흡수하여 아랫사람을 지배한다. 가족은 성 이데올로기 측면에서 지속적인 일부일처제로 유지된다. (사실은 강제적 일부일처제란 남녀불평등의 일부다처제 성격이

짙다.) 결혼 상황과 가족구조가 아무리 비참하고 암담하고 참기 어려워도 가족은 이데올로기적으로 가족 성원에 의해서 내외적으로 보호되어야 한다. 가족과 결혼은 그 비참함을 감추고 '아늑하고 행복한 가정', '평화로운 휴식처'라는 구호들로 치장되어 존중된다. 성생활에 대한 모든 물질적, 법적, 이데올로기적 보호 장치가 없기 때문에 결혼과 가족을 벗어나서는 더욱 암담해진다는 사실에서 사람들은 가족 제도의 필연성을 이끌어낸다.

가정교육은 처음부터 아이를 양육하기 위한 목적이다. 가족 이데올로기는 유치원이나 학교보다 아이에게 훨씬 먼저 더욱 큰 영향력을 발휘한다. 성을 부정하고 거부하는 가정교육은 사회 분위기에서 지도받을 뿐 아니라, 어른들 스스로의 성억압을 통해서 필연적으로 행해질 수밖에 없다. 가족의 성교육은 권위적인 가정과 일부일처제적 결혼제도를 유지해 가려는 그 본질상 개인의 성생활을 제한하고 해치는 방향으로 나아간다. 성욕망의 억압은 성기능의 약화와 성도착을 넘어서 정신적, 정서적 기능의 약화, 특히 자기 확신, 강한 의지, 비판 능력의 약화를 초래한다. 결국 유기체의 억압은 모든 권위주의적 사회 질서에 쉽게 복종하는 심적 구조를 만들어내고, 민주주의보다는 독재가 싹틀 수 있는 대중심리학적 토대를 이룬다.

지금까지 논의를 요약하자면 가족은 두 가지 정치적 역할을 지닌다. 첫째, 가족은 사람들을 성불구자로 만듦으로써 스스로를 재생산한다. 가부장적인 가족이 유지됨으로써, 성억압 또는 자신이 가져온 성장애, 신경증, 정신병, 성범죄 등의 결과와 함께 보존된다. 둘째, 가족은 권위를 두려워하고 삶을 불안해하는 복종자를 만들고, 그로 인해 한

줌의 권력자들이 대중을 지배할 수 있는 가능성을 항상 새롭게 만들어 낸다. 이처럼 가족은 보수주의자들에게는 그가 긍정하는 사회 질서의 보루라는 특별한 중요성을 지니며, 바로 그렇기 때문에 보수적 성과학이 가족을 그토록 지키려하는 것이다.[346]

라이히는 강제적 결혼제도 자체가 그 본질상 성생활의 모순을 만들어내며 행복한 성생활을 보장할 수 없다고 주장한다. 성행위는 번식과는 무관한 욕망 행위 내지는 쾌락 목적으로 되어서는 안 된다는 것이 성도덕의 근본 요소이다. 이에 발맞추어 보수적인 성과학은 성욕을 종족보존의 의미에서 파악하는 배타적인 생물학적 관점을 억압의 도구로 내세운다. 또한 '아내의 엄격한 정조'와 '소녀의 혼전순결'은 가부장적 결혼과 가족을 떠받치는 성도덕의 두 기둥을 이루었다. 이러한 가부장적 결혼제도는 남성의 외도는 허용하지만 여성의 외도는 엄격하게 비난하는 남녀 불평등의 사회구조를 낳았고, 매춘과 결혼 내외에서의 성의 황폐화를 성행시켰다.[347]

일찍이 문명과 이성의 악덕에 대해 신랄하게 비판한 푸리에(Charles Fourier)[348]도 억제당하지 않은 본능의 열정과 자연에 따라 행복을 누

---

346) 위의 책, p.152.
347) 위의 책, pp.100~103.
348) 푸리에(Charles Fourier, 1772~1837). 19세기 초 프랑스의 공상적 사회주의자. 유복한 모직물 상인의 외아들로 프랑스 동부의 브장송에서 출생하였다. 1791년 19세 때 리옹의 어떤 상사(商社)의 외무사원이 되었다. 1793년 부친의 유산으로 리옹에서 상사를 차렸으나 프랑스 혁명의 소동으로 상품을 징발당하여 파산한다. 그 후에도 사용인으로서 상업실무에 관계하거나 중매인이 된다든가 하여 상업 투기의 기만성을 체험한다. 이 체험에서 사적 소유에 기초를 둔 상업의 무정부성이 그의 자본주의 비판의 요점이 되었다. 1808년에 『4운동의 이론』을 발표하였고, 또 1822년 간행한 주저

리고 사랑이 넘치는 신세계를 그린 바 있다. 푸리에는 문명사회에서 도덕주의는 인간의 본성을 왜곡하고 억압할 뿐 아니라 오히려 인간의 위선을 증대시킨다고 보았다. 즉 문명사회에서 도덕은 자연과 상반되며, 결국 사랑이라는 근본적 속성을 통해 형성되어야 하는 가족 혹은 부부 관계에도 부정적인 영향을 미친다. 도덕은 가족을 서로 반목하게 하는 근원이며 총체적인 구속과 허위 아래에서 사랑이라는 제도를 만들어낸다는 것이다.

> 푸리에에 따르면 문제의 원인은 부부간의 정조를 강조하는 일부일처제 중심의 결혼제도에 있다. 그는 사랑이라는 이름으로 부부간에 영속적인 정조를 강요하는 것은 인간 본성에 부합하지 않는다고 말한다. 그런 사랑은 인간적인 욕망을 숨기게 하기 때문에 오히려 순수하지 않다는 것이다. 이는 실제로 은밀하게 행해지는 성적 관행을 부인하거나 은폐하며, 오히려 기만과 허위를 조장한다. 즉 성적 욕망의 중요성을 간과한 채 종족보존을 결혼의 목적으로 삼는 결혼제도는 인간의 본성을 억압해 표리부동한 사람을 양산할 뿐이다.[349]

또한 푸리에는 산업에서 이루어지는 착취가 부부 관계에서도 나타난다고 지적하며, 남성은 여성을 소유하며 마음대로 할 수 있는 일종

『농업가족집단』(개정 증보판 『보편적 통일의 이론』1834년), 기타 저서와 논문으로 집단 소유에 입각한 '파랑쥬'라는 조화와 평등의 공동체를 구상하였다.
349) 샤를 푸리에, 변기찬 역, 『사랑이 넘치는 신세계』(책세상, 2007), p.129.

의 재산으로 생각한다는 것이다. 이처럼 불평등하고 억압적인 고립된 가정에서는 비사교적이며 배타적인 사랑만이 존재한다.

라이히 역시 현대 산업사회에서 남성들의 사회적 역할은 성행위에도 그대로 반영되고 있다고 비판한다. 대부분의 남성들은 '얼마나 정력적인가' 하는 것을 성기능의 척도로 삼고 있으며, 성행위를 여성에 대한 지배나 정복으로 생각하고 표현하는 사고방식에 익숙해져 있다. 그런데 이러한 관념이 그들의 성을 오히려 절름발이로 만들고 있다. 남성이 진실하게 자신의 성감각에 몰입하기보다는 얼마나 강력하게 여성을 정복할 수 있는가에 모든 신경을 집중하고 있으며, 그러한 허세 뒤에 실제로는 불안과 두려움이 강하게 내재해 있는 경우가 많다.

여성들의 경우에는, 성행위 자체를 결혼에 따른 의무사항으로서 이차적인 것으로 치부하거나 더 심할 경우에는 성행위에 대한 혐오감을 심리적으로 갖게 되는 성향이 있다고 라이히는 말한다. 이는 금욕주의적 사회구조 속에서 여성은 성적 대상물 혹은 소유물로 인식되어 왔으며, 여성이 본능적으로 가지는 성적 호기심 혹은 성적 감수성 등은 전적으로 무시당해 왔기 때문이다.

여성의 낙태 금지 역시 생명을 보호한다는 그럴듯한 명분을 내세우지만, 사실은 결혼 도덕에 대한 이데올로기적 지지와 결혼제도에 대한 고려가 결부되어 있다. 낙태 찬성은 근본적으로 성쾌락을 인정하는 것이 되며, 미혼여성에게도 적용되어 혼외정사를 용인하고 임신시키면 결혼해야 한다는 도덕적 강제를 파기시키는 것을 의미한다.[350] 하

---

350) 빌헬름 라이히, 『성혁명』, pp.101~102.

지만 낙태 금지는 낙태를 숨어들게 만들 뿐 줄이지 못하고, 원치도 않으며 경제적으로 건강하게 키울 수도 없는 아이를 강제적으로 낳게 하는 것으로 여성들에게 끔찍한 고통만 안겨줄 뿐이다.

확실히 결혼은 자연스러운 제도나 영구불변의 제도가 아닌 많은 문제점을 지닌 권위주의적 사회제도의 산물이다. 어떤 이들은 사회적 발전 관점을 내세워 일부일처제 가족제도가 원시인들의 동물적인 무정부적 상태를 극복한 것으로 자랑스러워해야 한다고 주장하기도 한다. 하지만 라이히는 인간은 동물보다 더욱 동물적인 존재로, 동물보다 더 강한 성, 즉 성교를 언제든 할 수 있는 능력을 지녔다는 측면에서 다른 동물과 구분된다는 사실을 강조한다. 그러면서 원시인들의 성경제학이 우리들의 성경제학보다 훨씬 우월하다고 본다.

강제적 결혼이 불합리적이며 많은 문제를 양산하는 사실은 매년 증가하는 이혼율에서도 쉽게 증명된다. 라이히는 1910년대에서 1930년대 유럽 각국과 소련, 미국 등지에 행해진 결혼과 이혼에 대한 수많은 통계조사를 예로 들었다. 가령, 1915년부터 1925년까지 비엔나에서 행해진 결혼과 이혼의 통계를 보면 10년 동안 결혼 건수는 배로 증가한 반면 이혼은 5배 증가하였다.[351]

린제이는 자신의 저서 『동지적 결혼』(The Companionate Marriage, 153쪽 이하)에서 미국의 수치를 제시해 주고 있다. 1922년 콜로라도 주의 덴버에서는 이혼 건수와 악의적인 유기를 합한 수가 결혼 건수보다 더 많았다. 2,909건의 결혼 중에서 1,492건이 이혼으로 끝났으며

---

351) 위의 책, pp.214~215.

1,500건의 악의적인 유기가 있었는데, 전부 합해서 2,992건이었다. 결혼 건수는 1920년에 4,002건에서 1922년에 3,008건으로 뚝 떨어졌다. 시카고에서는 39,000건의 결혼과 13,000건의 이혼, 즉 이혼이 정확히 1/3이었다. "사람들은 허둥대고 있다."고 린제이는 절망스럽게 보고하고 있다. 린제이는 이혼건수 외에 법정으로 가지 않고 해당 결혼의 실패를 기록하는 더 많은 사례들이 존재한다고 보고하고 있다. 그러고는 이혼 및 별거가 점차 증가하고 있으며, 언젠가는 그 수가 결혼의 수에 달할 것이라고 예견했다.[352]

이런 상황은 1980년대 미국의 성생활을 통해서도 여실히 드러났다. 성과학자 시어 하이트 여사는 그녀의 저서 『여성과 사랑-진행중인 문화혁명』에서 14세부터 85세까지의 여성 4천5백 명을 대상으로 실시한 설문조사 결과 응답자의 98%가 성관계에서 불만족을 표시했다고 밝혔다. 또 결혼한 지 5년 이상 된 주부의 75%가 혼외관계를 맺고 있는 것으로 드러났다는 것이다.[353]

모스크바에서 있었던 외국인 의사들을 위한 한 강좌에서, 레베데바(Lebedeva)는 성관계의 지속에 관한 흥미로운 통계를 보고하였다. 현실적인 의도에서, 그녀는 지속적인 성관계였던 등록된 결혼만을 포함시켰다. 19%는 일 년 동안, 37%는 3~4년, 26%는 4~9년, 12%는 10~19년 동안 지속되었다. 이러한 수치는 성관계의 토대로서 평균적인 시간이 4년이라는 사실을 증명한다. 결혼 개혁은 이러한 사실을 어

---

352) 위의 책, pp.216~218.
353) 『한국일보』, 1897년 10월 7일자. 민용태, 『성의 문화사』(문학아카데미, 1997), p.248에서 재인용.

떻게 다룰 것인가?

여기에 '좋다'와 '평온하다'고 기록된 결혼생활에 대한 관찰 내용들이 더 있다. '평온하다'는 것은 갈등이 나타나지 않은 것이며, 조용한 체념이 모든 것을 압도할 때 결혼생활이 '행복하다'고 부를 수 있다. 만일 그러한 결혼생활을 하는 배우자 한 사람이 정신치료를 받기 위해 온다면, 우리는 결혼생활을 하는 몇 년 동안의 과정에서 쌓여 왔지만 전혀 의식하지 못하고, 마침내는 정신병에서 발견할 수 있는 억압된 증오가 엄청나다는 사실 때문에 계속해서 놀란다.[354]

실제 라이히는 성격분석적인 임상경험을 통해서 여성의 일부일처제적인 본성은 신경증적인 억압 메커니즘을 통해서 유지된다는 사실을 확인했다. 대부분의 여성들은 여러 남자와 성교하려는 '매춘 환상'을 갖고 있었으며, 정숙하고 현실 적응적인 여성들이 부분적으로는 경제적인 이유에서, 부분적으로는 도덕적인 이유에서 성적으로 금지되어 있기 때문에 신경증의 모든 징후를 보였다. 라이히는 일부일처제에 대한 경직된 도덕적 요구가 경제적인 독립이 가능해지면, 더 이상의 분석적 작업 없이도 흔들린다는 사실을 그때그때 경험하였다.[355]

오늘날 여성의 경제적 독립이 가속화되면서 여성 주도의 이혼율이 증가하고 권위적 가족구조가 급속도로 해체되고 약화되는 상황에 비추어 보면, 그 당시 라이히의 통찰은 옳았다는 사실을 알 수 있다.[356]

---

354) 빌헬름 라이히, 『성혁명』, pp.221~222.

355) 위의 책, pp.223~224.

356) 현재 우리나라 이혼율은 40~50%에 이르며 OECD 가입 국가 중에서 1위를 기록하고 있다. 또한 금융 업계와 통계청에 따르면 지난해 국내 1인 가구는 총 453만 9,000가구로 전체 가구의 25.3%에 달할 것으로 추정된

또한 러시아 혁명 이후에, 아내와 어린이를 지배하는 아버지의 경제권이 무너지고 그와 더불어 결혼과 성제약도 신속하고 완벽하게 깨졌다는 것에서, 결혼제도가 성경제학적인 견지에서 얼마나 취약한지 알 수 있다.

아이러니하게도 결혼의 존속을 위해 행해지는 여성 성욕에 대한 억압은 오히려 성능력을 손상시키며 결혼을 파괴하는 결과를 낳곤 한다. 결혼 전의 순결 강요와 성 부정적 교육은 여성을 성적으로 무감각하고 냉담하게 만들어버린다. 일단 새로운 자극이 닳아 없어지면 그녀는 남편을 더 이상 흥분시키거나 만족시킬 수 없게 되고, 남자는 자기에게 더 많은 것을 주는 다른 여자를 곧 찾게 된다. 성억압은 결혼을 보존하는 듯이 보이지만 성능력 장애와 신경증을 유발하여 결혼을 손상하고 가정의 행복을 방해하게 된다.[357] 강제적인 일부일처제 결혼 이데올로기가 존재하는 한, 결혼생활은 외관상 균형을 유지하지만 내적으론 무정부적이고 비경제적이다.

그렇다면 강제적 결혼과 가족제도에 대한 라이히의 대안은 무엇인가? 그는 '연속적인 일부일처제'라 할 수 있는 '지속적인 사랑의 관계'를 전통적인 결혼의 대안으로 내놓았다. '결혼하길 원한다'는 것은 실제로는 '서로 성교하길 원한다'라는 의미로서, 결혼 증서에 도장을 찍는 형식적인 결혼이 아니라 '사실혼'이 지속적인 성관계, 혹은 사랑의

다. 네 가구 중 한 가구는 1인 가구인 셈이고 그 비율은 계속 상승될 것으로 전망되고 있다.
357) 위의 책, pp.225~226.

관계의 전형이라고 라이히는 보았다. 현실적으로 프랑스, 스칸디나비아, 미국 등 거의 대부분의 국가에서 법적으로 승인되는 동거, 즉 내연관계가 존재한다. 지속적인 사랑의 관계는 법적 책임의 강요가 아니라 내적인 책임, 도덕적인 자기조절에 의해 유지되고 조절된다.[358]

'지속적인 사랑의 관계'는 질척하게 매달리는 강제적인 일부일처제의 애정과는 달리 다정함과 조화로운 성적 즐거움을 바탕으로 한다. 라이히는 사랑의 관계를 기간이 아니라 질적인 면에서 규정해야 한다고 강조했다. 이 관계는 몇 달, 몇 년, 혹은 오랜 세월 동안 지속될 수 있다. 그러나 같이 나누고, 다정하게 지내며, 시간이 지나면 관계를 발전시켜 가는 것 같은 자질들은 더욱 감각적이고 말초적인 '일시적 관계'와는 구분된다.[359]

'일시적 관계'는 상대와의 완전한 교감은 물론 지속적인 관계에서 가능한 완전하고 깊은 성만족이 불가능하다. 남녀 사이의 성관계는 오랜 동안의 교류를 통해 상대에 대한 깊은 이해가 생기고 상호 성지식과 성욕구를 충분히 파악한 뒤라야 더욱 깊어지고 조화롭게 일치하게 된다. 만족스러운 성관계의 또 다른 이점은 알맞은 상대를 끊임없이 찾을 필요를 없애주어 사회적 성취감을 고취시켜 준다는 것이다.

이러한 지속적인 사랑의 관계는 영국의 사회학자인 앤소니 기든스(Anthony Giddens, 1938년 1월 18일~)가 그의 저서『현대 사회의 성 사랑 에로티시즘』에서 현대인의 성적 추구를 '순수한 관계', 혹은 '조형적 섹슈얼리티'라고 명명한 개념과 동일하다. 기든스가 말하는 순수

---

358) 위의 책, pp.195~197.
359) 마이런 새라프,『빌헬름 라이히:세상에 대한 분노』, pp.215~216.

한 관계는 상대에게 사로잡히거나 상대를 압박하거나 통제하려는 '중독적 관계'가 아니라, 상대에 대한 신뢰를 바탕으로 상대의 개성을 포용하며 우정과 배려에서 비롯되는 섹스를 지속하는 관계이다.[360]

사랑이 넘치는 신세계를 꿈꾼 프리에는 18세기의 인물치고는 더욱 혁명적인 사랑의 관계를 제시한 바 있다. 그는 사랑은 육체적 근원과 정신적 근원, 관능적 쾌락과 감정적 쾌락이 평형을 이루면서 형성된 최고의 열정으로서, 신과의 일치에 이르러 완전한 행복을 누릴 수 있는 씨앗이 된다고 보았다. 그러면서 사랑의 다섯 단계를 제시했다. ① 소박한 단계(소박한 물질과 감정이 혼합된 단계) ② 혼합된 단계(사랑의 두 가지 요소, 관능적 쾌락과 감정적 쾌락을 포함하는 단계) ③ 폴리가미 단계 혹은 혼합된 사랑을 여러 결합에 적용하는 초월적 단계 ④ 총체적 혹은 통일적 단계(혼합된 통음난무를 포함하는 단계로 문명에서는 알려지지 않은 것 혹은 방탕한 통음난무 단계) ⑤ 다의적 단계 혹은 여러 가지가 혼합된 단계.

여기서 합법적 사랑이란 육체적인 것과 정신적인 것이 관련을 맺고 있는 두 번째 단계뿐이다. 하지만 푸리에는 완벽한 균형 속에서 사랑을 유지하면서 다섯 단계의 사랑을 모두 공평하게 누려야 한다고 보았다. 그는 일부일처제의 관계에서 발생하는 권태로움을 비롯한 모든 불행이 건전하고 건강한 사람들을 '도덕적 범죄자'로 만들고 있다고 비판하면서, 완전한 자유의 상태에서 사랑을 실행함으로써 행복을 발견해야 한다고 주장했다. 이것이 푸리에가 말하는 '순수한 사랑', 즉 조

---

360) 앤소니 기든스, 『현대 사회의 성 사랑 에로티시즘』, pp.155~156.

화 내에서 자유를 토대로 형성되는 완전한 사랑이다.[361]

일부일처제에서 강조하는 표면적인 정숙함은 비열함과 기만일 뿐이며, 정숙함의 가치를 인정하지 않으면 질투심이나 소유욕도 가질 필요가 없다고 프리에는 강조한다. 이런 관계에서는 불신이나 경쟁도 없으며 오히려 우정이 흘러넘치게 되고, 인간과 사회를 분열과 갈등의 상태로 전락시키는 이기주의에서 해방될 수 있다는 것이다. 프리에의 욕망 해방은 그 자체로 삶의 긍정이며, 확실히 평등과 해방보다는 자유의 사상이라 할 수 있다.[362]

라이히가 주장하는 지속적인 사랑의 관계를 할 수 있는 능력을 살펴보면 프리에의 사상과 통하는 데가 많음을 알 수 있다. ① 완전한 오르가즘 능력, 즉 배려 깊은 성과 관능의 성이 분리되어 있지 않아야 함, ② 근친성관계적인 고착과 성에 대한 유아기적인 불안이 극복되어 있어야 함, ③ 동성애건 비성기적인 성이건, 어떤 승화되지 않은 성흥분에 대한 어떠한 억압도 없어야 함, ④ 성과 삶의 쾌락에 대한 완전한 긍정, ⑤ 권위주의 성도덕의 근본적인 요소를 극복할 것, ⑥ 파트너와의 정신적인 교제[동지애]의 능력을 지닐 것 등이다.[363]

결혼으로 이어지지 않는 지속적인 사랑의 관계는 보통 일생 동안 지속되지 않는다는 것을 라이히는 인정한다. 나이를 먹으면서 두 파트너의 관심사가 달라질 수도 있고, 가장 열정적인 부부일지라도 시간이

---

361) 샤를 푸리에, 『사랑이 넘치는 신세계』, pp.78~83.
362) 위의 책, pp.144~152.
363) 빌헬름 라이히, 『성혁명』, pp.200~201.

지남에 따라 성적인 둔감화가 일어나기 때문이다.[364] 둘 모두가 동시에 시들해지는 경우는 별다른 큰 문제가 일어나지 않지만, 어느 한쪽이 먼저 흥미를 잃을 경우 다른 상대가 극심한 질투를 느낄 수 있다. 하지만 자기조절력을 지닌 사람의 정상적인 질투심인 경우 이별로 인한 고통스러운 감정은 곧 극복하고 해결할 수 있다.

라이히는 지속적인 사랑의 관계가 더욱 원활하게 이루어지려면 사회적인 필요조건이 구비되어야 한다고 보았다. 그것은 여성의 경제적 독립, 사회에 의한 아이의 양육과 교육, 경제적인 이해의 방해가 없을 것 등이다.[365]

우선 라이히는 성인이 되고 난 후 줄곧 여성들이 경제적으로 의존해서 사는 것에 반대했다. 그는 여성들이 직업을 갖고 스스로 재정을 꾸려나가야 한다고 굳게 믿었다. 그렇게 하면 사랑과 경제적인 필요 사이의 고리가 깨져 어쩔 수 없어서가 아니라 스스로 선택해서 남성 파

---

364) 필자는 상대에 대한 성적인 둔감은 소모적이고 매너리즘에 빠진 성생활로 가속화된다고 생각한다. 성에너지를 지극히 발산하고 소모하는 식의 쾌감은 남녀의 음양에너지를 떨어뜨려 서로 끌고 끌리는 생체전기적 매력을 둔감하게 만든다. 만약 남녀가 창조적인 방식을 통해 에너지를 살리는 성생활을 조화롭게 즐긴다면, 상대에 대한 성욕이나 매력이 좀처럼 줄어들지 않을 것이다. 이런 남녀의 조화롭고 건강한 관계는 법이나 자녀 등의 외적 규제 없이도 오랫동안, 혹은 평생 동안 자율적 도덕 아래 지속될 수 있다.

365) 빌헬름 라이히, 『성혁명』, p.198. 다른 한편으로는 예속에 대한 여성의 강한 경향은 여러 특유의 두려움, 즉 부양자로서의 남편을 잃게 되었던 소련식 결혼제도에 대한 두려움, 합법적인 섹스파트너를 갖지 못하는 것에 대한 두려움, 자유스런 삶에 대한 두려움에 의해 강화되는데, 이러한 두려움은 부정적인 측면에도 최소한 똑같이 강력한 억제요소들로 작용한다. 특히 그들의 엄마들로부터 아이들을 빼앗아 집단양육을 시킨다는 두려움은 심지어 공산주의 여성 사이에서도 명백한 정치적 사고에서 강한 반감으로 작용하였다.(빌헬름 라이히, 『성정치』, pp.280~281.)

트너와 함께 지낼 수 있게 될 것이다. 헤어지게 되었을 때 자녀들이 있다면 각자 양육비를 부담해야 한다.

자녀들의 양육 문제에 대해서는 라이히의 입장이 변했다. 1920년대 말과 1930년대 초에 그는 자녀들을 위한 사회적 보살핌과 공동 양육의 중요성을 역설했다. 그러나 어떻게 이런 일이 조종되어야 하는지, 부모는 어느 정도나 참여해야 하는지에 대해 자세한 사항들을 설명하진 않았다. 그는 때로 출산휴가와 양육, 탁아시설 설비에 관한 법을 통해 정부가 자녀 양육에 더 많은, 그러나 제한된 참여를 해야 한다고 촉구했다. 또 어느 때는 가족의 폐지를 주장하기도 했다.[366]

> 가정이 자녀의 양육을 계속 맡는 한 신경증의 예방은 생각할 수도 없다. 더불어 오이디푸스 갈등도 막을 수 없다. 물론 이 문제가 복잡하다는 것은 유감이다. 그러나 어쩔 수 없다. 신경증의 예방은 아이들이 교육에서 부모들이 배제되는 것에서부터 시작된다. 부모는 사실 가장 부적합한 교육자임을 스스로 증명했다. 어린아이의 성교육은 편견을 덜 가진, 특별 훈련을 받은 사람들의 손에 맡겨야 한다. 그러나 이것은 사회 전반에 대한 교육을 전제로 한다.[367]

1935년경에 이르자 라이히는 더 이상 자녀의 교육에서 부모를 배제해야 한다고 주장하지 않았다. 그는 계속해서 사회적 지지의 필요성과 현존하는 사회구조를 훨씬 넘어서는 정도까지 사회가 자녀들의 양육

---

366) 마이런 새라프, 『빌헬름 라이히:세상에 대한 분노』, pp.216~217.
367) 위의 책, p.217.

에 참여해야 할 필요성을 강조했다. 그러나 해가 지나면서 그는 교육자로서의 가정과 교육자로서의 국가를 대비시키기보다는 자연스러운 가정과 강제적인 가정 사이의 대비를 훨씬 더 강조했다. 자연스러운 가정은 바로 '지속적인 사랑의 관계'를 의미한다. 이런 가정에서는 파트너들이 자녀들을 낳아서 탁아소 같은 사회 시설들과 명확한 구분 없이 협력해서 자녀들을 책임진다.[368]

결국 라이히가 꿈꾼 사회적 성혁명의 핵심과제는 '강제적 결혼'에서 벗어나 '지속적인 사랑의 관계'로 나아가야 한다는 것이다. 경제적 이해가 개입되어 있는 강제적 결혼에서 벗어나, 성욕에 근거하며 오래 지속되는 경향이 있는 성관계의 형태로 나아가야 한다는 것이다. 현존하는 강제적 결혼제도에 대한 비판은 여성의 성권리를 열렬히 옹호하고 어린이와 청소년의 모든 성권리를 보장하는 내용을 포함하고 있다. 여성들의 독립과 자녀들의 권리를 확보하는 방향으로 사회 재조직화가 필요하다는 것이다.

그리고 지속적인 사랑의 관계는 성적인 자기조절로 가능하다고 본다. 라이히가 말하는 지속적인 사랑의 관계는 성적인 방종을 획책하거나 가정을 파괴하려는 의도가 아니다. 오히려 자연스런 욕구 만족에 바탕을 둔 참으로 행복하고 다정한 가정의 이상적 모습을 그린 것이다. 또한 그의 성혁명이나 성해방은 무분별하게 병적이고 이차적인 욕망을 좇는 목적이 아니라 인간의 자연스런 욕구를 건강하게 즐기고 누리는 데 그 목적이 있다.

---

368) 위의 책, p.218.

금욕주의, 권위주의, 삶 부정의 왜곡은 아마 일단 성공할 수도 있다. 그러나 결국 인간의 자연적인 힘, 자연과 문화의 통일이 승리하게 될 것이다. -(중략)- 그러나 삶을 이해할 수 있는 사람은 누구든 절망하지 않는다. 배부른 사람은 훔치지 않는다. 성적으로 행복한 사람은 어떤 '도덕적 지지물'도 필요하지 않으며, 자신의 가장 자연스러운 '종교 체험'을 가진다. 삶은 이러한 사실처럼 단순하다. 삶은 삶을 불안해하게 된 인간 구조에 의해서만 복잡해진다. 삶 기능의 단순화와 그 생산성의 확보를 이론적, 실천적으로 전반적으로 관철시키는 것이 문화혁명이다.[369]

이러한 라이히의 사고는 '사랑이 넘치는 유토피아'를 제시한 푸리에와 마찬가지로 삶과 성에 대한 절대 긍정, 인간과 자연의 자기조절 능력에 대한 무한한 신뢰, 자연과 문화의 대립이 아닌 통일이 결국 승리하게 될 것이라는 강렬한 신념에서 나왔다.

제3절 빌헬름 라이히 성치료와 동양 성의학의 비교

1. 상통하는 관점

확실히 라이히의 성이론은 동양적 사유방식과 흡사한 점이 많다. 그렇다면 라이히 성이론은 동양의 성의학이나 성수행 전통과 어떤 점에서 유사하고 또 어떤 점에서 차이가 날까? 이 점을 비교함으로써 우리

---

369) 빌헬름 라이히, 『성혁명』, p.375.

는 더욱 포괄적이고 바람직한 성이론을 이끌어낼 수 있을 것이다.

첫째, 라이히와 동양의 성의학은 욕망을 대단히 자연스런 힘으로 긍정하고 성에너지를 생명과 삶의 근원에너지로 본다는 측면에서 매우 유사하다. 중국 고대의 중의학에서는 정(精)을 생명의 근본 물질, 혹은 인체 생명활동의 원동력으로 보았다. 여기서 정은 일반적으로 정액을 포함한 인간의 근원적 생명력을 뜻하지만, 방중가에서는 교감지정(交感之精)이라고 하여 구체적으로 남녀간의 성적 교섭 시 누설되는 정액(精液)으로 본다.[370]

이러한 정의 개념은 최고(最古)의 한의서인『황제내경』에서 비롯되었는데,『황제내경 영추』「본신(本神)」에서는 "인간이 비로소 태어나니 처음으로 정기를 이루었다. 정은 인체의 근본이다."[371]라고 했다. 그런데 정은 하단전 가까이 위치한 정사(精舍)에서 생겨나는데, 정사는 정낭(精囊)에 해당하는 부위라는 견해가 적지 않다.

> 정사는 배꼽과 마주보고 있는데, 맨 위로부터 세어 19번째 척추골의 내부 공간, 척주(脊柱) 하단과 방광이 만나는 곳에 있다.

> 남자는 그곳(정사)에 정액을 간직하고 있고, 여자는 그곳에 월경 때 나

---

370) 김낙필,『조선시대의 내단사상』(대원출판, 2005), pp.188~189. 이동호,『수련도교의 방중술에 관한 현대 의학적 고찰』,『도교와 한국문화』(아세아출판사, 1988), pp.424~425. 만탁 치아, 권성희 옮김,『性도인술 남성편』(하남출판사, 1988) pp.45~54. 만탁 치아, 이여명 역,『멀티 오르가즘 맨』(타오월드, 2013), pp.47~55.
371) 生之來, 謂之精, 夫精者, 身之本也.(『靈樞』「本神」第八篇)

오는 혈액을 간직하고 있다(男子以藏精, 女子以藏月水).[372]

명나라 사람 장개빈(張介賓)의 『유경(類經)』에서는 "양생에 뛰어난 자는 반드시 그 정액을 소중하게 여긴다. 정액이 가득 차니 정기가 가득 차고 정기가 가득 차니 정신이 온전해지고 정신이 온전해지니 몸이 건강하고 몸이 건강하니 병이 적다. 정신의 기가 굳세고 강하니 늙어도 더욱 혈기가 왕성한 것은 모두 정액에서 근본한다."고 말하였다.[373]

인도 탄트라(Tantra)[374] 전통에서도 성에너지를 쿤달리니(Kuṇḍalini), 혹은 샤크티(Śakti)라고 하며 생명에너지의 근원으로 이해하였다. 17~18세기 인도에서 성립된 쿤달리니 탄트라의 요가 경전인 『쉬바 상히타』에서는 "인간의 탄생과 죽음의 열쇠는 정액이다. 이 사실을 안다면 이것의 배출을 억제하는 수행을 해야 한다."[375]라고 했다.

---

372) 『운급칠첨』판 『양성연명록(養性延命錄)』, 앙리 마스페로, 표정훈 옮김, 『불사의 추구』(동방미디어, 2000), p.135에서 재인용.

373) 蕭兵, 노승현 역, 『노자와 성』(문학동네, 2000), p.389.

374) 힌두교·불교·자이나교 등에서 행해지는 밀교 수행법, 또는 밀교 수행법을 담은 경전을 일컫는 것으로, '성력(性力)'을 교의의 중심으로 삼는다. 본래 인도문명과 함께 전승되어온 인도의 전통사상으로 약 5천년 전 인더스강 유역에서 발생한 인더스문명의 샤크티 신앙과 시바 신앙에 기반을 두고 있다. 현재의 카슈미르 지역에서 8세기 말부터 11세기 초까지 성행하였고 10~18세기에 많은 문헌이 등장해 티베트, 몽골, 중국, 한국, 일본, 캄보디아, 미얀마, 인도네시아 등 아시아 각국으로 전파되었다. 힌두교 탄트라 문헌은 종파에 따라 부르는 이름이 달라서, 시바파는 '아가마(Āgama)', 비슈누파는 '상히타(Saṃhita)', 샤크티파는 '탄트라'라고 부른다. 샤크티파는 샤크티의 창조력과 에너지를 중요시하며, 명상할 때 쓰는 기하학적 도형 얀트라와 밀교의 그림 만다라, 주문의 효과를 강조하고 성교 행위와 비슷한 좌도(左道) 수행법도 실천한다.

375) 이태영, 『쿤달리니 요가』(여래, 2005), p.199에서 재인용.

고대 인도의 종교 지식과 제례규정을 담고 있는 문헌인 『리그베다(Veda)』에서도 정액을 씨앗, 주스, 우유, 혈액 등으로 표현하며 생명의 액체 혹은 생명을 주는 불로장생약으로 보았다.[376]

동양 고전에서 언급한 정(精)은 대체로 물질적 정액을 핵심으로 거기서 파생되는 생명력을 아우르는 개념으로 파악할 수 있다. 먼저 인간의 근원적 생명력은 정(精)이며 정(精)에서 기(氣)가, 기(氣)에서 신(神)이 나옴으로써 생명활동이 이루어진다. 특이하게도 생명력의 원천에서 감각과 정신이 나온다는 생각은 서구 사상사에도 보인다. 피타고라스학파는 에너지가 변한 갓난아기의 "정액은 한 방울의 뇌수로 뜨거운 증기를 포함하고 있으니" "뜨거운 증기는 영혼과 감각을 낳는다."고 생각하였다.[377] 확실히 이런 정(精)의 개념은 라이히가 말하는 생체전기에너지인 성에너지와 통하는 개념이며, 원초적 욕망을 의미하는 프로이트의 리비도 개념을 포함한다.

둘째, 라이히는 원초적 에너지인 성에너지가 본질적으로 생체전기에너지, 즉 생명에너지이며, 이 생명에너지는 결국 우주적 오르곤에너지와 동일하다는 결론에 이른다. 라이히는 우주 오르곤에너지를 발견함으로써 그때까지 추구해온 사상적 궤적을 하나로 명확하게 꿰뚫게 되었고, 전일적 사유에 대한 더욱 명확한 통찰을 얻게 된다.

라이히에 의하면 우주 오르곤에너지는 신과 에테르의 우주적 근원으로 신과 에테르처럼 사방에 존재하고 모든 것에 스며든다. 우주 오

---

376) W.O.O'Flahorty, 기형준 역, 『인도인의 성』(예문서원, 1994), pp.17~74.
377) 蕭兵, 『노자와 성』, p.452.

르곤에너지는 자연의 물리적 과정과 인간 유기체의 인식과정 모두의 배후에 존재하며, 정신적 신과 물리적 에테르 모두를 관통하고 있다.[378] 오르곤에너지라는 개념 안에서 기계주의와 신비주의, 물질과 정신은 별개의 존재가 아니라 동전의 양면처럼 한 실체의 다른 양상으로 통합되는 것이다.

이처럼 오르곤에너지가 인간을 비롯하여 삼라만상과 전 우주에 걸쳐 편재하고 있다는 에너지 일원론 사상은 동양의 기일원론(氣一元論) 사상과 동일하다고 할 수 있다. 중국과 우리나라의 전통사상에서는 이일원론(理一元論)·이기이원론(理氣二元論)·기일원론(氣一元論) 등으로 우주의 근원적 존재에 대한 이기(理氣) 논쟁이 분분해왔다. 이 중 기일원론(氣一元論)은 우주만물이 존재할 수 있는 근원적 실체를 추상적인 이(理)보다 물질적인 기(氣)에서 구해야 한다고 주장한 학설로, 동양사상에서 대세를 이어왔다. 물(物)과 심(心)을 하나의 두 측면으로 보는 기일원론(氣一元論)은 신과 에테르를 우주 오르곤에너지의 양면으로 보는 라이히의 에너지 일원론 사상과 상통한다.

더구나, 성에너지→생명에너지→우주에너지에로의 발전 과정은 인간의 근원적 생명력인 정(精)에서 기(氣)가, 기(氣)에서 신(神)이 나옴으로써 생명활동이 이루어진다는 도식과 넓은 의미에서 닮은 데가 있다.

셋째, 라이히의 성이론과 동양의 성의학은 모두 성생활이 심신의

---

378) Wilhelm Reich, *Ether, God and Devel*(New York:Orgone Institute Press, 1949), pp.13~51. 라이히의 오르곤에너지 일원론 사상은 제5장 4절의 '전일적 사회와 자연주의적인 종교'에서 자세히 논의된다.

건강에 크게 영향을 미친다고 보았다. 다만 라이히는 성생활과 관련한 정신 병리 해석에 탁월한 점이 돋보이고, 동양의 성의학은 건강한 성생활을 통한 장생을 강조한 점이 특징적이다.

중국 고대의 방중술에서는 음양의 교접을 건강과 장생의 근본 원리로 파악했으며, 생명력의 근원인 정(精)을 아끼고 되도록 소모하지 않는 성생활의 법도를 강조했다. 중국 동진의 도학자인 갈홍(283~?)은 『포박자·내편(抱朴子·內篇)』「석채(釋滯)」에서 방중(房中)을 통한 양생의 중요성에 대해 다음과 같이 말하였다.

방중술은 십여 가지의 법이 있다. 혹은 이것은 손상된 것을 보완할 수 있고, 혹은 각종의 질병을 치료할 수도 있고, 혹은 음정을 채취하여 양정을 증강시킬 수도 있고, 혹은 수명을 연장시킬 수도 있는데, 그 대요는 환정보뇌(還精補腦)란 한 가지 일에 귀결된다. 이 법은 성인들의 입에서 입으로 전해 온 것으로 책에는 없는 것이었다. 비록 명약을 복용했다 해도 이 원리를 익히지 못한다면 장생은 불가능하다. 사람은 역시 음양의 관계를 단절해서는 안 된다. 음양의 교접을 행하지 않으면 기가 막혀서 침체하는 병에 걸리고 만다. 그러므로 침실에 갇혀 독신의 적적함을 원망하는 사람은 많은 병을 얻어 장수할 수 없다.[379]

---

379) 房中之法十余家, 或以補救傷損, 或以攻治衆病, 或以采陰益陽, 或以增年延壽. 其大要在於還精補腦之一事耳. 此法乃眞人口口相傳, 本不書也. 雖服名藥, 而復不知此要, 亦不得長生也. 人復不可都絕陰陽, 陰陽不交, 則坐致壅閼之病, 故幽閉怨曠, 多病而不壽也.(『포박자·내편(抱朴子·內篇)』「석채(釋滯)」)

일본인 단파 야스요리(凡波康賴, 911~995)가 편술한 의서『의심방(醫心方)』(984년)에서는 팽조의 말을 인용하여 방중술의 중요성을 다음과 같이 자세히 설명하였다. 교접의 도는 천지가 결합하는 이치로서, 이를 알지 못하면 백약이 무효요 다른 양생법을 실천해도 한계가 있다고 강조하는 내용이다.

정기를 아끼고 정신을 수양하며 음식으로 양생하고 여러 약을 복용하면 장생할 수 있다. 그러나 교접의 방법을 알지 못하면 약을 먹는다 해도 아무런 효과가 없다. 남녀가 서로 성행위를 하는 것은 천지가 결합하는 것과 같은 이치다. 올바르게 결합하기 때문에 천지는 영원히 존재하는 것이고, 인간은 교접의 도를 잃었기 때문에 일찍 죽는 것이다. 음양술을 체득하면 육신이 점차 상하는 일을 막을 수 있으니 이것이 바로 죽지 않는 방법이다.[380]

1973년 중국 장사 마왕퇴 한묘(한나라 시대의 무덤)에서 14종의 의서들이 발굴되어 중국 의학사에 일대 혁명이 일어난 적이 있다. 14종의 의서 중『십문(十問)』,『합음양(合陰陽)』,『천하지도담(天下之道談)』등 5종이 성의학서로, 성생활에 대한 체계적인 이론이 나온다. 그 성고전들은 성생활의 양생원리뿐 아니라 전희, 삽입기교, 체위, 성의 해부와 생리, 성기관 명칭, 그리고 성기능 장애의 예방과

---

380) 愛精養神, 服食衆藥, 可得長生. 然不知交接之道, 雖服藥無益也. 男女相成, 猶天地相生也. 天地得交會之道, 故無終竟之限. 人失交接之道, 故有夭折之漸, 能避漸傷之事而得陰陽之術, 則不死之道也.(『醫心方』「至理篇」)

치료법까지 지금 보아도 놀라우리만큼 깊고 정밀한 성이론들을 포함하고 있다.

그 내용 중 『천하지도담(天下之道談)』의 '칠손팔익(七損八益)'은 7가지 죽이는 성생활과 8가지 살리는 성생활 방법을 말하는 것으로 고대 성이론의 백미라고 할 수 있다. 일찍이 『황제내경 소문』에서 "칠손팔익을 알면 음양을 잘 조절할 수 있지만 이를 모르면 일찍 뇌쇠해버리게 된다."[381]라고 하며, 칠손팔익의 이치를 이해하면 자연법칙에 따라 살고 성생활도 절제하여 자연히 건강하게 장수할 수 있다고 강조하고 있다. 하지만 황제내경에서는 칠손팔익의 구체적 내용은 나와 있지 않아 이에 대한 역대 학자들의 의견이 분분했었다. 그런데 『천하지도담(天下之道談)』이 발견된 이후 칠손팔익이 성생활의 살리고 죽이는 규칙을 말하는 것으로 확정되게 되었으며, "성생활은 잘하면 사람을 기르지만, 잘못하면 즉시 죽음에 이를 수 있다."[382]는 방실생활의 양면적 실제를 구체적으로 제시해 주었다.[383]

---

381) 能知七損八益, 則二者(陰陽)可調, 不知用此, 則早衰之節也.(『黃帝內徑』「素問 · 陰陽應象大論」)

382) 房中之事, 能殺人, 能生人, 故知能用者, 可以養生, 不能用者, 立可致死.(『醫方類聚 券200』「養生門」)

383) 칠손팔익(七損八益)의 구체적인 내용은 다음과 같다. 팔익(八益)은 치기(治氣), 치말(致沫), 지시(知時), 축기(蓄氣), 화말(和沫), 적기(積氣), 대영(待嬴), 정경(定傾)이다. 첫 번째, 치기(治氣)는 아침에 일어서 앉아 등을 똑바로 펴고 둔부의 긴장을 풀고 항문을 수축시키며 기를 음부로 끌어내리는 동작이다. 두 번째, 치말(致沫)은 혀 밑의 진액을 삼키며 둔부를 곧추세워 단정히 앉아 등을 쭉 펴고 항문을 오무려 도기함으로써 기가 전음(前陰)에 이르게 하는 것이다. 세 번째, 지시(知時)는 교합 전에 남녀가 서로 애무하고 마음껏 유희하여 서로 마음이 편안해지고 즐거워지도록 하다가 쌍방이 모두 성욕을 강하게 느끼면 교합을 시작하는 것이다. 네 번째, 축기(蓄氣)는 교합

인도 탄트라 전통 역시 정액을 통제하여 인체 상위로 되돌리는 '쿤

달리니 상승 수련'을 강조한다. 탄트라요가 경전인 『쉬바 상히타』에

시에 등줄기를 이완시키고 항문은 수축시키며, 기를 밑으로 끌어내려 음부
에 정기가 충만하도록 하는 것을 말한다. 다섯째, 화말(和沫)은 교합 시에 거
칠거나 성급하게 하지 말고 최대한 가볍고 부드러우면서도 천천히 왕복운동
을 하는 것을 말한다. 여섯째, 적기(積氣)는 침상에서 교합하다가 적절한 때
에, 즉 음경이 아직 발기되어 있는 상태에서 더 연연해하지 말고 신속히 떨
어져야 하는 것이다. 일곱째, 대영(待贏)은 성교가 거의 끝났을 때에는 요동
하지 말고 기를 들이마셔 등줄기로 운행시키며 정기를 수렴하고, 기를 밑으
로 끌어내려 정기가 충만하기를 기다리고 있어야 하는 것을 말한다. 여덟째,
정경(定傾)은 교합이 끝나면 남은 정을 모두 쏟아내고 신속히 물러나 즉시
깨끗이 씻는데, 음경이 아직 발기되어 있을 때 빼내는 것을 말한다. [治八益:
旦起起坐, 直脊, 開尻, 翕州, 印(抑)下之, 曰治氣; 飮食, 垂尻, 直脊, 翕州,
通氣焉, 曰致沫; 先戱兩樂, 交欲爲之, 曰知時; 爲而奭脊, 翕州, 抑下之, 曰
蓄氣; 爲而勿亟勿數, 出入和治, 曰和沫; 出臥, 令人起之, 怒擇(釋)之, 曰積
氣; 幾已, 內脊, 毋動, 翕氣, 抑下之, 靜身須之, 曰待贏; 已而灑之, 怒而舍
之, 曰定傾, 此謂八益.]
이와 같이 '팔익(八益)'의 제 단계를 보면 기본적으로 도인법을 통하여 수련
을 하고 성교에 있어서도 철저한 사전준비를 통해서 거칠거나 급작스런 성
교는 절대 삼갔음을 알 수 있다.
그리고 '칠손(七損)'은 내폐(內閉), 외설(外泄), 갈(竭), 불(勿:弗), 번(煩), 절
(節), 비(費)이다. 첫째, 내폐(內閉)는 교합 시 음경에 통증이 있거나 정액의
통로가 막혀 있고, 심지어는 정액이 없는 경우를 말한다. 둘째, 외설(外泄)
은 교합 시 땀을 그냥 지나치게 많이 흘리는 것으로 양기가 밖으로 새나가는
것을 말한다. 셋째, 갈(竭)은 방사를 무절제하게 하여 진기가 훼손되고 정액
이 소모되어 버리는 것을 말한다. 넷째, 불(勿:弗)은 교접을 하고 싶은 욕구는
있어도 발기가 되는 않는 경우이다. 다섯째, 번(煩)은 교접 시 마음이 산란하
며 숨이 가쁜 것을 말한다. 여섯째, 절(節)은 여성이 성욕이 전혀 없는 상태
에서 남성이 교합을 강행하면 양쪽 모두에게 좋을 것이 없고 특히 그 여성은
육체적, 정신적으로 매우 해로운 영향을 받게 된다는 뜻이다. 일곱째, 비(費)
는 교합 시 성급하게 쾌락을 얻으려 하는 것을 말하며, 공연히 정력만 낭비
한다는 뜻이다.[七損 : 爲之而疾痛, 曰內閉; 爲之出汗, 曰外泄; 爲之不已,
曰竭; 臻欲之而不能, 曰弗; 爲之喘息中亂, 曰煩; 弗欲强之, 曰節; 爲之臻
疾, 曰費, 此謂七損.] (周一謨, 김남일. 인창식 共譯, 『고대 중국의학의 재
발견』, pp.354~368. 박청정 역, 『中國房內秘籍』, pp.90~96 참조.)

서는 이렇게 말한다.

> 정액은 달이고 질 분비액은 태양이라는 것을 알아야 한다. 이 둘은 하나의 몸 안에서 결합되어야 한다.
>
> 사실 나(쉬바)는 정액이고 샥티는 질 분비액이다. 이 둘이 요가 행자의 몸 안에서 결합될 때, 그는 성스러운 육체의 불멸을 갖게 된다.
>
> 정액의 소모는 죽음이요, 이것의 보존은 삶이다. 그러므로 이것을 보존하려는 노력을 아끼지 말아야 한다.
>
> 인간의 탄생과 죽음의 열쇠는 다름 아닌 정액이다. 이 사실을 안다면 이것의 배출을 억제하는 수행을 해야 한다.
>
> 이 정액의 흐름을 철저하게 통제할 수 있을 때 비로소 세상의 모든 힘을 통제할 수 있다. 사실 나도 이것을 통제한 덕택에 이처럼 되었느니라.
>
> 이 세상에서 늙음과 죽음의 희생양으로 환상에 젖어 방황하는 사람들은 정액의 흐름을 통제함으로써 쾌락과 고통을 평정시킬 수 있다.[384]

이처럼 동양 전통에서는 정기(정액)를 생명의 원천으로 보아 정기의 절제와 통제를 건강과 장수의 핵심 요법으로 삼았으며, 더 나아가 정신을 기르고 삶을 통제하는 원리로 생각했다.

놀랍게도 서양에서도 절제된 성생활을 통해 양생술을 행한 전통이 있었다. 푸코는 『성의 역사2-쾌락의 활용』에서 그리스와 로마 시대의 '절제의 미학'을 통해 쾌락을 활용한 전통을 핵심적으로 다루

---

384) 이태영, 「쿤달리니 요가」, pp.199~200에서 재인용.

고 있다. 그리스와 로마 시대의 의사들(히포크라테스, 디오클레스 등)이나 철인들(소크라테스, 플라톤, 피타고라스 등) 역시 정액을 귀중한 실체나 모든 영양의 근원으로 보아 그것을 무분별하게 배출하는 성행위는 값비싼 소모를 초래하고, 질병과 죽음을 불러올 수 있다고 경고한다. 그러면서 마치 동양의 의사들이나 도사들이 그랬던 것처럼 성행위의 절도와 시기, 횟수와 호기의 전략을 사용할 것을 요구한다. 이 전략은 그것의 완성 지점과 최종 목표로서 철저한 '자기통제'를 지향한다. 그들이 말하는 절제는 확실히 억압과는 다르며, 쾌락을 적절하게 활용하는 기술이다. 자기 자신에 대한 지배력을 장악함으로써 쾌락에 매몰되지 않고 성적 쾌락을 건강하게 즐기고 승화시키는 기술인 것이다.[385]

라이히의 성이론은 비록 실천 방법에서는 차이점이 있을지라도 동양의 성의학과 서양 전통의 양생술에서 강조한 바와 같이 성생활을 건강의 원천으로 다루었다.

넷째, 라이히가 충전과 방전, 긴장과 이완, 수축과 팽창이라는 오르가즘 정식에서 이끌어낸 삶의 정식은 '남녀교감(男女交感)', '음양상제(陰陽相濟)', '음양합일(陰陽合一)'을 중요하게 생각하는 동양의 음양론(陰陽論)과 상통하는 원리이다. 『주역·계사(繫辭)』에서는 "한번은 음이 되고 한번은 양이 되는 음양변화의 이치가 도이다."[386], "천지가 교감하여 만물이 생겨나고 남녀의 정기가 만나 만물의 형체가 살아

---

385) 미셸 푸코, 『성의 역사2-쾌락의 활용』, 『성의 역사3-자기 배려』에서 서양 전통에서 행한 다양한 쾌락의 활용법들을 공부할 수 있다.
386) 一陰一陽之爲道.(『주역·계사(繫辭)』)

난다."[387]고 하였다. 즉 음양이 서로 교류하여 만물이 끊임없이 변화의 과정을 반복하고, 음양이 서로 짝을 이루며 만물이 화생하고 번성하는 것은 불변의 진리라는 것이다. 중국의 고대 성의학서인 『동현자(洞玄子)』에서는 음양의 이치를 다음과 같이 말하고 있다.

> 하늘이 만물을 창조했는데 사람이 가장 고귀하다. 사람이 최상으로 삼는 것 중에서 방욕보다 더한 것이 없다. 인간은 하늘을 법도로 하고 땅을 본뜬 존재로서 음은 둥글고 부드러우며 양은 모나고 단단하다. 그 이치를 깨달은 자는 생명을 기르고 수명을 연장시키지만, 그 진리를 업신여긴 자는 정신을 손상시키고 수명을 단축시킨다.[388]

음양(陰陽)과 남녀(男女)는 서로 대립하면서도 서로 의존하므로 음(陰)에 양(陽)이 없으면 쇠잔(衰殘)하고, 양(陽)에 음(陰)이 없으면 고갈(枯渴)되고 만다. 마찬가지로 한서(寒暑), 주야(晝夜), 일월(日月), 호흡(呼吸), 성쇠(盛衰), 생사(生死) 등의 모든 천지자연의 이치도 상호 상생하고 상극하며 끊임없이 순환하고 있다.

라이히는 긴장과 이완, 수축과 팽창이라는 오르가즘 정식에서 수정란의 분열, 아메바의 위족운동, 교감신경 반응과 부교감신경 반응과 같은 모든 생명과정의 정식을 이끌어냈는데, 이는 음양의 무한한 순환과 지극한 화합을 강조하는 동양의 음양사상과 흡사하다.

---

387) 天地絪縕, 萬物和醇, 男女構精, 萬物化生.(『주역 · 계사(繫辭)』)
388) 洞玄子曰 : 夫天生萬物, 爲人最貴. 人之所上, 莫過房欲. 法天象地, 規陰矩陽. 悟其理者則養性延齡, 慢其眞者則傷神夭壽.(『洞玄子』)

다섯째, 앞서 네 번째의 '오르가즘 정식'과 '음양합일론'과 관련하여 남녀가 함께 조화로운 즐거움에 도달하는 성생활의 방법론을 강조한 것도 두 사상의 공통점이라고 볼 수 있다. 동양의 성의학은 음양상제론(陰陽相濟論)에 따라 성생활에서 남녀의 조화로운 교감(交感), 합기통신(合氣通神)을 무엇보다도 중요하게 생각했다.

남자가 부르면 여자가 화답하고, 남자가 위가 되면 여자는 아래가 되어 따른다. 이것이 만물 만사의 도리이다. 만약 남자가 요동쳐도 여자가 불응하고, 여자가 움직이는데 남자가 따르지 않는다면 단지 남자에게 손실(損失)이 되며, 여자에게도 해(害)가 된다.[389]

음양(陰陽)이란 서로 감(感)이 있어야 응(應)하게 된다. 그러므로 양(陽)이 음(陰)을 얻지 못한 즉 기쁘지 못하고, 음(陰)이 양(陽)을 얻지 못한 즉 감응이 일어나지 않게 된다. 남자가 교접하려 욕심을 가져도 여자가 즐거워하지 않고, 여자가 교접하려 욕심을 가져도 남자가 그럴 마음이 없는 것이다. 두 마음이 화합하지 않으니, 정기가 성하지 못하고, 갑자기 위로 올라 아래에 폭행을 하면 사랑과 즐거움이 미처 베풀어지지 않는다. 남자가 바라고 원해서 여자를 구하고, 여자가 바라고 원하여 남자를 구해야 정(情)의 뜻이 합치되니 함께 마음의 희열을 느끼게 되므로, 여자는 질적으로 감흥에 떨게 되고 남자는 뜨겁고 옥경은 강성해진다.[390]

---

389) 男唱而女和, 上爲而下從, 此物事之常理也. 若男搖而女不應, 女動而男不從, 非直損於男子, 亦乃害於女人.(『洞玄子』)
390) 陰陽者, 相感而應耳. 故陽不得陰則不喜, 陰不得陽則不起, 男欲接而女不樂, 女欲接而男不欲, 二心不和, 精氣不感, 加以卒上暴下, 愛樂未施.

이처럼 동양의 성의학에서는 남녀가 서로 배려하고 화합하는 교접 지도를 통해 쌍방이 모두 희열에 도달하고, 그리하면 서로를 살릴 수 있다고 보았다. 그리고 남녀화합을 위한 구체적이고 세밀한 성생활의 방법, 즉 전희 애무와 안마법, 삽입법, 체위법, 흥분에 따른 여성의 생리변화에서부터 성행위의 절도와 시기, 횟수와 호기의 전략 등을 자세히 기술하고 있다. 건강한 성생활법과 해로운 성생활법의 핵심 원리가 앞서 소개한『천하지도담(天下之道談)』의 '칠손팔익(七損八益)'에 압축되어 있다고 볼 수 있다.

남녀가 조화를 이루기 위한 가장 중요한 성교법 중 하나는 남성이 몸을 천천히 움직이는 것이며, 거칠거나 급작스런 성교는 절대 삼갔다. 팔익(八益) 중 다섯째가 '화말(和沫)'인데, 성교 시에 거칠거나 성급하게 하지 말고 최대한 가볍고 부드러우면서도 천천히 왕복운동을 하라는 것을 말한다.[391] 또한 칠손(七損) 중 여섯째는 여성이 성욕이 전혀 없는 상태에서 남성이 교합을 강행하면 양쪽 모두에게 좋을 것이 없고 특히 그 여성은 육체적, 정신적으로 매우 해로운 영향을 받게 된다는 뜻으로 '절(節)'이라 했다. 일곱째는 교합할 때 너무 조급하게 하여 마음도 유쾌하지 못하고 몸도 전혀 보익되지 못하며 공연히 정력만 낭비하는 것을 '비(費)'라고 한다.[392]

또『십문(十問)』에는 성을 통해 살리는 방중보익의 관건을 이렇게

男欲求女, 女欲求男, 情意合同, 俱有悅心, 故女質振感, 男莖盛男熱.(『玄女經』)

391) 爲而勿亟勿數, 出入和治, 曰和沫.(『천하지도담(天下之道談)』)

392) 弗欲强之, 曰節 ; 爲之臻疾, 曰費.(『천하지도담(天下之道談)』)

설명한다. "성교할 때는 조금씩 천천히 몸을 움직여야 하는데, 그러면 여자는 성적 쾌감으로 5가지 탄식소리를 내게 됩니다. 바로 이때 사정을 해야만 몸이 허한 사람은 몸을 보익하고, 몸이 충실한 사람은 오랫동안 건강을 유지하며 늙은 사람은 장수할 수 있습니다."[393]

이 외에도 동양의 성고전에는 남녀가 천천히 즐겨 조화로운 쾌감에 이르러 몸을 보익하고 생명을 연장할 것을 수없이 강조하고 있다. 라이히 역시 빠르고 강한 마찰 위주의 찌르는 성교는 사디스트적 강박신경증 성격에서 발견되거나 신경질적인 성급함으로 조루증을 겪고 있는 사람들에게서 나타난다고 보았다. 반면 마찰이 느리고 부드러울수록 그리고 서로가 서로에게 조율할수록 쾌락감각은 더욱 강렬해지는데 이것은 상대와 자신을 일치시키는 고도의 능력을 전제로 한다고 보았다.

지금까지 살펴본 바와 같이, 첫째, 성에너지를 생명과 삶의 근원에너지로 본점, 둘째, 원초적 에너지인 성에너지가 결국 우주적 에너지와 동일하다는 에너지 일원론 사상, 셋째, 성생활이 심신의 건강에 크게 영향을 미친다고 본 점, 넷째, 충전과 방전, 긴장과 이완, 수축과 팽창이라는 오르가즘 정식에서 이끌어낸 삶의 정식이 '남녀교감(男女交感)', '음양상제(陰陽相濟)'를 중요하게 생각하는 동양의 음양론(陰陽論)과 상통하는 원리라는 점, 다섯째, 남녀가 함께 조화로운 즐거움에 도달하는 성생활의 방법론을 강조한 점 등이 두 사상의 공통점이라고 볼 수 있다.

---

393) 侍(待)坡(彼)合氣, 而微動其刑(形). 能動其刑(形), 以致五聲, 乃入其精, 虛者可使充盈, 壯者可使久榮, 老者可使長生.(『십문(十問)』)

2. 상이한 관점

라이히의 성이론은 많은 부분 동양의 성의학과 일치한다. 하지만 좀 더 세밀한 영역으로 들어가면 두 견해 사이에 상당히 상반된 측면이 있음도 발견할 수 있다. 두 견해의 상반된 측면을 고찰함으로써 우리는 좀 더 통합적이고 전체적인 성이론을 끌어낼 수 있을 것이다.

첫 번째, 라이히는 성건강과 관련하여 욕망 해방을 강조한 반면 동양의 성의학 전통은 절욕(節慾)을 강조했고, 더 나아가 접이불루(接而不漏, 접하되 사정하지 않는 비사정 기법)를 가르친다. 성교는 하되 사정은 하지 않는 '접이불루(接而不漏)'의 양생법은 음양쌍수단법(陰陽雙修丹法)이나 인도 탄트라요가 등 동양의 성수련 전통에 들어오면 정을 소모하지 않고 뇌수를 보강하는 '환정보뇌(還精補腦)' 수련법으로까지 발전한다. 정기가 생명의 원천에너지요, 몸의 보배이므로 되도록 소모하지 않고 지키는 것이 몸에 거름을 주어 장생하는 길이며, 궁극적으로 뇌수를 보강하여 정신력까지 기를 수 있다는 것이다.

> 방중의 일은 능히 사람을 살리기도 하고 죽이기도 한다. 물, 불과 같으니 그것을 잘 사용하는 것을 알면 양생할 수 있고, 그것을 잘 사용하지 못하면 죽음 앞에 서게 된다. 남자는 여자가 없어서는 안 되고 여자도 남자가 없어서는 안 된다. 무릇 양생의 요체는 정을 아끼는 것이다. 만약에 한 달에 두 번 사정하고 일 년에 스물두 번 사정하면 모두 백이십 살까지 살 수 있다.[394]

---

394) 房中之事, 能生人, 能殺人. 辟如水火, 知用之者, 可以養生, 不能用之者, 立可死矣. 男不可無女, 女不可無男, 凡養生, 要在于愛精. 若能

『선경(仙經)』의 가르침에 따르면, 환정보뇌의 원리는 교접하여 정이 막 방출되려 할 때, 왼손의 중지와 약지로 음낭과 항문 사이의 지점을 강하게 누르면서 극력 억제하여 사정하지 말며, 날숨을 길게 쉬면서 이를 몇 십 번 맞쪼으며 숨을 죽여서는 안 된다. 이렇게 하면 사정을 하더라도 정기는 몸 바깥으로 나가지 않고, 옥경을 거쳐 상승하여 뇌수(腦髓)로 들어간다.[395]

남자들도 여성들과 마찬가지로 골반 부위에 있는 내부 기관들을 적절하게 수축시키는 것으로 골반 부위에서 생성되는 분비물[정액]을 위로 끌어올리는 기술을 획득한다면 바즈롤리를 성취할 수 있다.(3-84절) 수슘나를 통해 골반으로 흘러내리는 체액은 수련을 통해서 위로 끌어올려야 하고, 아래쪽으로 흐르는 수행자의 체액은 위로 끌어올리는 노력으로 소모되는 것을 막아야 한다.(3-86절) 이와 같은 방법으로 숙련된 요기는 빈두를 안전하게 지키는 것에 의하여 죽음도 정복할 수 있다. 이 빈두를 보존하면 생명을 연장시킬 수 있다.(3-87절)[396]

이처럼 동양은 성에너지와 성욕에 대한 통제나 조절을 강조하며 세

一月再施精, 一歲二十四氣施精, 皆得壽百二十歲. (남북조시대의 도홍경 (456~536), 『養性延命錄』「御女損益篇第六」)

395) 仙經云, 還經補腦之道, 交接精大動欲出, 急而左手中央兩指却抑陰囊后, 大孔前, 將事抑止, 長吐氣, 并啄齒數十過, 勿閉氣也. 便施其精, 精亦不得出, 但從玉莖復還, 上入腦中也. (『玉房指要』)

396) 오경식 편역, 『하타쁘라디피카』(아까시, 2009), p.177~180.

련된 '사랑의 기술들'을 다양하게 고안했다. 물론 이런 통제나 조절은 서양 전통과 같이 본능에 대한 이성의 대립 혹은 우위 개념에서 행해지는 것이 아니라, 정액을 보존하는 양생 차원과 성에너지를 정신적 에너지로 승화시키고자 하는 성수련 차원에서 이뤄졌다.

라이히는 건강하고 충만한 오르가즘 체험은 '긴장→충전→방전→이완'의 정식에 따라 성에너지의 충전과 방출의 성경제학적 방식으로 이루어진다고 본다. 반면 동양의 탄트라나 방중술은 되도록 사정을 적게 하거나 사정을 하지 않는 '접이불루(接而不漏)'와 '환정보뇌(還精補腦)'를 통해 양생을 추구하고 더욱 내적이고 전체적인 멀티 오르가즘(Multi-Orgasm)과 여기서 더 나아가 무아경의 지복(至福)의 체험까지 추구한다.[397]

이런 동양의 성체험을 라이히의 오르가즘 정식에 비교하여 표현하면, '긴장→충전→순환→이완'의 과정으로 정식화할 수 있다. 여기서 각성된 성에너지는 사정이나 오르가즘의 폭발을 통해 방출되는 것이 아니라 신체 전체로 순환되어 더욱 깊은 심신의 이완으로 이끌며, 궁

---

397) 멀티 오르가즘(Multi-Orgasm)은 성에너지의 외적인 방출에 의해 순간적으로 얻어지는 일회적이고 국소적인 정상 오르가즘(Peak Orgasm)과는 달리, 성에너지의 내적인 순환과정을 통해 얻어지는 다발적이고 전체적인 오르가즘이다. 정상 오르가즘은 '신경지대 오르가즘'으로 시간이 짧으며 허탈감과 탈진감을 동반하는 반면, 멀티 오르가즘은 에너지센터의 각성에 의한 '에너지 오르가즘'으로 오르가즘이 여러 번 반복되며 충만감과 영적 각성을 일으킨다. 성에너지가 밖으로 방출되면 물질적 에너지이지만, 신체 내부와 위쪽으로 상승할 때는 몸과 마음을 살리는 영적인 에너지가 된다. 순간적인 오르가즘 방출이 오랜 시간 연장되면, 영적 각성이 일어나 '멀티 오르가즘'을 넘어서서 '무아경의 엑스터시'를 체험하게 된다.(만탁 치아, 『멀티 오르가즘 맨』, 『멀티 오르가즘 커플』 참조.)

극적으로는 인간의 의식을 무아경의 황홀경 체험으로 인도하게 된다.

한마디로 요약하자면 동양의 성의학에서 추구하는 절욕의 기술은 성에너지를 건강과 장생에너지로 활용할 뿐 아니라 영적 에너지로 승화시킨다. 동양의 성수련 전통은 성생활을 통한 양생에서 더 나아가 궁극적으로 정신적 성장과 깨달음의 측면을 많이 강조한다.

사실 라이히도 우주 오르곤에너지의 개념을 발견함으로써 성에너지가 우주에너지로 확장되면서 오르가즘 체험이 우주적 신비체험으로까지 확장되는 원리에 도달했다. 라이히는 궁극의 신비체험인 '우주적 합일'의 무아 경지가 오르가즘이라는 원초적인 체험의 확장된 형태에 속하는 것이라고 통찰함으로써 종교와 섹슈얼리티의 통합점을 찾았다.[398] 하지만 그는 성을 통한 정신 수행이나 깨달음을 강조하진 않았고, 그것을 위한 실제적인 기법도 동양의 성수행 전통만큼 제시하지 못했다.

라이히는 정기의 순환을 통한 성에너지의 승화 개념이 없었기 때문에 오히려 사정의 연장이나 접이불루(接而不漏)를 '방해받은 성경제'에 의한 성울혈로 보고 전(前)성기적 쾌락의 유아적 성도착으로 규정하려 할 것이다. 라이히는 성적 긴장의 정상을 이룬 후 방출의 이완으로 아래로 떨어지는 곡선의 과정을 '성경제적 에너지 과정'으로 보고, 정상에 이르기 전에 멈추는 것을 '방해받은 성경제(울혈)'로 본다.[그림 22 참조]

하지만 동양의 성의학이나 성수련 전통에서는 사정의 연장이나 접이불루(接而不漏)를 통해 에너지 울혈이 아닌 순환을 이루어 더욱 깊

---

398) 이 논문의 제5장 4절의 '전일적 사회와 자연주의적인 종교'를 참조하라.

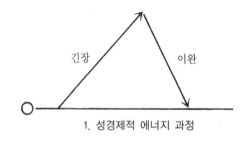

긴장 　　　　　　 이완

1. 성경제적 에너지 과정

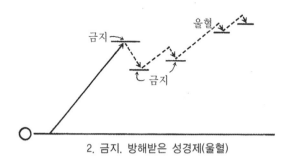

금지

울혈

금지

2. 금지. 방해받은 성경제(울혈)

〈그림 22〉 성경제적 에너지 과정과 방해받은 성경제[399]

은 이완을 얻을 수 있고 내적인 오르가즘을 더욱 심화시킬 수 있다고 본다. 대표적인 성고전인『소녀경(素女經)』에서 남녀의 교합 시 사정을 해야 쾌락을 느끼는데 하지 않고 무슨 쾌락을 얻을 수 있는지 묻는 현녀(玄女)의 질문에 방중술의 스승인 팽조가 다음과 같이 대답한다.

　　정액을 사출하면 몸에 피곤을 느끼게 될 것이고, 귀에서 윙윙 소리가 나고, 눈이 희미해져 졸음이 오고, 목이 마르고 뼈가 박살나는 듯하오. 비록 사정할 당시는 쾌락을 느끼겠지만 결국 쾌락하지 못하게 되오. 교접

399) 빌헬름 라이히,『오르가즘의 기능』, p.143.

만 하고 사정하지 않으면 기력이 남아돌아 몸이 가볍고 귀와 눈이 밝아
지게 되오. 억제하고 사정은 하지 않지만, 성애는 늘 만족이 없는 듯 더
강렬해지오. 어찌 쾌락을 느끼지 못하겠소?[400]

　이 인용문은 사정의 쾌락과 사정하지 않는 쾌락을 비교하며 사정하
지 않는 쾌락이 은근하게 더욱 강렬하고 만족스럽다는 사실을 말해주
고 있다. 만약 성에너지의 적절한 순환 없이 무조건 사정을 억제한다
면, 라이히의 견해처럼 성울혈을 초래할 수도 있는 게 사실이다. 그래
서 동양의 성고전에는 억지로 참고 사정하지 않으면 종기와 악창이 생
긴다고 하며, 나이와 체력에 따른 적당한 성관계 횟수를 권하기도 한
다.[401] 하지만 성에너지를 자유롭게 순환하여 '환정보뇌(還精補腦)'를
이룰 수 있다면, 사정하지 않는 행위는 성울혈을 초래하지 않고 신체
적 건강과 정신적 진보를 크게 이루어 줄 수 있다고 본다.

　라이히는 주로 성억압에 의해 생겨나는 심신의 병리와 사회의 병폐
에 집중하고 성해방을 강조했다. 하지만 성억압 이상으로 성적 방종에
의한 성남용도 많은 문제를 일으킬 수 있다. 프로이트는 성억압에 의
해 불안신경증이 생기고, 성남용에 의해 신경쇠약증이 걸린다고 보며
성문제의 양면을 모두 언급한 바 있다. 물론 동양의 성의학에서도 양
자 모두를 문제로 인식하고 있지만, 성적 방종을 생명력인 정기(精氣)
의 낭비를 초래하는 것으로 더욱 큰 문제로 보는 경향이 있다.

---

400) 夫精出則身體怠倦, 耳苦嘈嘈, 目苦欲眠, 喉咽乾枯, 骨節解墮, 雖復
暫快, 終於不樂也. 若乃動而不瀉, 氣力有餘, 身體能便, 耳目聰明, 雖自抑
精, 意愛更重, 恒若不足, 何以不樂耶.(『素女經』)
401) 『素女經』 참조.

두 번째, 라이히의 성이론은 주로 타인들에 대한 치료 경험을 통해 형성되었고, 타인들을 치료할 목적을 지닌 성체계이다. 반면 동양의 성의학과 성수행은 자가 경험을 통해 주로 형성되었고, 자기관리나 자가 수행을 강조한다.

그러므로 라이히의 성이론은 구체적인 성적 기교나 성건강법에 대한 내용은 빈약한 반면, 성격분석과 근육갑옷, 그리고 생장요법의 이론과 실제를 통해 타인의 문제를 진단하는 분야와 타인을 치료하는 기법에서는 비교적 세밀한 체계를 전개했다.

그런데 동양의 성의학은 현대 성의학에 버금갈 만큼 혹은 그 이상으로 성생활의 원리와 기법뿐 아니라 성생리학, 성심리학, 성사회학 등을 포괄적으로 다뤘다. 청말 민초 대량의 고대 성의학 서적을 정리 취합하여 『쌍매경암총서(雙梅景闇叢書)』로 출판한 섭덕휘(葉德輝;1864~1927)는 성학 고적의 보편적인 6가지 내용을 발견하였다. 첫째, 두 성의 교합은 천지 우주간의 대사이므로 화목한 성관계가 제일 중요함. 둘째, 성교 시 전희에 대한 서술. 셋째, 성교 과정에 대한 서술로 각종 자세와 기교. 넷째, 출산, 임신, 우생(優生), 양육법. 다섯째, 성치료. 여섯째, 성의 음식보양과 식이요법.[402] 이중 우생(優生)과 성의 음식 보양은 라이히에게서는 찾아볼 수 없는 요소일 것이다.

세 번째, 라이히가 성이론을 통해 개인의 건강뿐 아니라 사회변혁을 꾀한 성정치를 수행했다는 점이다. 라이히는 성억압이 의존적이고 나약한 인간을 만들어 독재국가나 비민주주의, 그리고 사회적 병폐를

---

402) 유달림, 강영매 외 역, 『中國의 性文化 하』(범우사, 2000), pp.142~172.

낳는다고 보았다. 그래서 성적 건강을 통해 자율적인 인간이 탄생하기를 바랐으며 자율적인 주민들의 자치에 의해 운용되는 노동민주주의를 구상한 바 있다.

물론 동양 문화에서도 천인상응론(天人相應論)이 존재하여 물난리, 가뭄 등을 남녀 짝짓기로 해결하려 한 전통이 있었다. 하늘과 땅이 서로 결합하여 달콤한 이슬을 내리듯이 남녀의 화합으로 음양의 기운이 막혀 생긴 자연재해를 극복하려 했던 것이다.[403]

하지만 라이히의 성이론은 개인의 성문제와 사회적 병폐를 동시에 해결하기 위해 더욱 구체적인 이론체계를 전개했고 과학적 실험연구까지 시도했다는 점이 탁월한 점이다.[404] 바로 이런 점에서 라이히는 심리문제를 다룬 프로이트와 사회문제를 다룬 맑스를 결합하여 프로이트-맑스주의 사조를 탄생시킨 선구자로 평가받는 것이다.

지금까지 살펴본 바를 간단히 요약하면 다음과 같다. 첫 번째, 라이히의 성이론은 동양의 성의학 개념에 많이 접근했음에도 불구하고 접이불루나 환정보뇌 같은 동양의 핵심적 성사유와는 크게 차이를 보인다. 두 번째, 라이히의 성이론은 주로 타인들을 치료할 목적을 지닌 성체계인 반면, 동양의 성의학과 성수행은 자가 관리나 자가 수행을 강

---

403) 蕭兵, 『노자와 성』, pp.213~222.
404) 가령, 라이히가 행한 인공강우 실험은 동양의 기우제 차원에 그치지 않고 인공장치를 통한 과학적 시도를 한 사례 중 하나이다. 그는 물에 접지한 '구름 대포(Cloud Buster)'를 고안하여 인공강우 실험을 했고, 실제로 성공적으로 비를 오게 한 적도 있었다. 라이히의 인공강우 실험에 대한 내용은 이 논문 제5장 2절의 '오르곤에너지의 과학적 활용'을 참조하라.

조한다. 세 번째, 라이히의 성이론은 개인의 성문제뿐 아니라 사회적 병폐를 해결하기 위해 더욱 구체적인 이론체계와 실천을 전개했고 과학적 실험연구까지 시도했다는 점이 탁월한 점이다.

둘 사이의 특징을 살펴본 결과, 라이히의 과학적이고 체계적인 성 탐구 방식을 동양의 심오한 성체험을 이해하고 분석하는 데 적용한다면, 인류의 행복과 자유를 위한 더욱 완벽한 성이론이 탄생할 수 있으리라 사료된다.

제5장
빌헬름 라이히 성이론의 확장과 응용

제1절 성에너지에서 오르곤에너지로의 발전과정

동서양을 막론하고 인류는 오래전부터 생명과 물질, 온 우주에 편재되어 있는 신비로운 에너지의 존재를 느끼고 이해해 왔다. 한의학이나 도가 전통에서는 그것을 기(氣), 인도 요가에서는 프라나(Prana)라고 표현했고, 고대 그리스의 철학자 피타고라스(Pythagoras, BC 570~BC 490)는 뉴마(Pneuma), 현대의학의 아버지라 불리는 고대 그리스의 의사 히포크라테스(Hippocrates, BC 460?~BC 377?)는 피지스(Physis), 파라켈수스[405]는 퀸테센스(Quintessence) 등으로 표현했다.

---

405) 필리푸스 파라켈수스(Philippus Paracelsus, 1493~1541). 스위스의 의학자이며 화학자이다. 그는 자신이 1세경 로마의 유명한 의사인 켈수스보다 훨씬 더 위대하다고 생각하여 '파라셀수스'(켈수스 이상이라는 의미)라는 이름을 사용했다. 서양에서 약물요법을 최초로 도입했으며 '감응요법'의 기초도 다졌다. 감응요법의 내용은 모든 공간에 가득 차 있는 유체(流體)를

그런데 일반인들이 쉽게 느끼고 볼 수 없다고 하여 그 신비로운 에너지의 존재를 부정해 오기가 일쑤였고, 그런 경향은 뉴턴의 기계론적 물질론에 근거한 근대의 기계론적 물질과학이 태동되면서 현대과학에 이르기까지 더욱 맹위를 떨쳐 왔다. 모든 물질은 가장 작은 소립자들로 이뤄져 있고, 모든 화학 반응은 원자 내의 전자 교환에 의해 이루어지며 핵반응에 의한 물질 변환도 원자 내의 핵을 구성하고 있는 양성자와 중성자의 교환에 의해 설명된다. 에너지는 크게 '위치에너지(Potential Energy)'와 '운동에너지(Kinetic Energy)'로 나뉘지며, 결국 물질의 개념에서 벗어나지 못하고 있다. 이러한 경향은 인간의 오감으로만 자연을 파악하려 하며, 오감으로 인식할 수 없고 측정되지 않는 것은 결국 존재하지 않는 것이 된다. 이러한 물질론적 세계관의 주류 속에서 미지의 에너지나 초상현상, 초능력 등은 비과학적인 것이라 하여 무시되거나 마녀사냥을 당해왔다.

하지만 최근 몇 십 년 사이, 정확히 1970년대 중반부터 본격화된 새로운 과학적 사고관에 의해 기존의 물질과학을 생명과학적인 관점에서 해석하려는 시도들이 전개되기 시작했다. 많은 신과학자들이 주로 양자역학과 상대성 이론, 열역학 제2법칙 등을 내세워 현대 과학문명의 기저를 이루는 뉴턴과 데카르트에 의해 정착된 기계론적 물질관과 심신 이원론을 강력히 비판하면서, 심신 일원론과 생태론적이고 전체론적인 세계관을 주창하고 나섰다. 모든 물질은 궁극적으로 파동의 형

통해 하늘의 별들과 자석이 인체에 영향을 미친다고 하는 것으로, 생명력은 인체 내에서만 한정된 것이 아니라 인체 주위에서 밖으로 방사되어 먼 거리에서도 작용한다고 주장하였다.

태로도 존재한다는 입자-파동의 이중성과, 물질은 질량에 상응하는 에너지로 변환된다는 질량-에너지 등가성은 물질적 세계관(입자, 질량)에 비물질적 세계관(파동, 에너지)을 도입할 수 있는 근거를 마련해 주었다.

또한 모든 물질은 절대 온도가 0℃가 되어도 기본적인 최저 에너지를 가지고 있다는 영점 에너지(Zero-Point Energy)와 모든 힘의 근원은 하나라는 통일장 이론은 우주의 시작은 하나의 거대한 점의 폭발에서 비롯되었다는 빅뱅이론과 함께, 우주의 근본은 하나이며 우주에는 원천적으로 어떤 기저 에너지가 존재한다는 사실을 암시하고 있다.[406]

이런 새로운 과학적 관점에서 본다면, 단순히 아무것도 없는 텅 빈 진공(empty vacuum)에 지나지 않는다는 기존의 시공간(space-time) 개념은 바뀔 수밖에 없다. 최근에 등장한 공간에너지 신기술의 개념에 의하면, 시공간이란 아무것도 없는 진공이 아니라 무언가 미지의 근원에너지로 가득 차 있는 공간이라고 본다. 그리고 이러한 에너지공간 이야말로 실제적으로 물질(Matter)과 각종 에너지(Energy)가 미지의 법칙과 원리들에 의해 생성되고 또 환원되어지는 근원이라는 것이다.

이러한 사고는 동양 전통의 기 개념과 흡사하다. 동양의 기는 '우주를 가득 채우고 있는 원천적인 실체'로 파악되었다. 그 기는 텅 빈 공간을 가득 채우고 있지만, 어떤 물체에 응집되면 그 물체의 특성을 띠게 된다. 그리고 만물은 각기 고유한 기의 특성을 지니고 상호 간에 기 순환과 교환에 의해 긴밀한 작용을 하고 있다고 보았다.

---

406) 박병운, 정재서 외, 『氣와 21세기』(양문, 1998), pp.10~15.

이 미지의 에너지를 최근의 공간에너지 신기술에서는 공간에너지(Space Energy) 또는 진공에너지(Vacuum Energy), 영점에너지(Zero Point Energy), 프리에너지(Free Energy) 등등으로 부르고 있다. 더욱 놀라운 사실은 많은 과학자들이 이러한 공간에너지, 즉 기(氣)에너지의 존재를 연구할 뿐 아니라 그것을 측정하고 활용하는 장치까지 고안하고 있으며 현재 많은 성과를 보이고 있다는 것이다.

이 미지의 공간에너지를 이용 가능한 형태로 응집시키는 장치들은 상온핵융합(Cold Fusion)과 공간에너지 장치(Space Power Generator), 영구동력장치(Perpectual Machine), 초효율성 동력장치(Overunity Machine) 등으로 불리고 있다. 현재 인류가 사용하고 있는 동력장치나 발전기장치들은 모두 에너지보존의 법칙에 구속되어 있어 입력되는 에너지보다 출력되는 에너지가 클 수가 없다. 전기에너지를 회전력이라는 기계적 에너지로 전환시켜 주는 전기모터의 경우, 모터가 가동될 때의 소음이나 마찰력 등으로 약간의 에너지가 소모되기 때문에 출력되는 모터의 기계적 에너지는 입력 전기에너지의 70~80% 정도이다. 이것을 효율성이라고 한다. 아무리 효율을 좋게 하더라도 이론적으로 모터의 효율성은 100%를 능가할 수 없다. 그러나 공간에너지 신기술은 이러한 개념과 상황을 뒤집어버리고 있다. 효율성이 200% 또는 300% 이상의 모터와 발전기 등이 만들어지고 있으며, 이미 제작되어 소개되고 있다는 것이다. 효율성이 100% 이상의 이 장치들을 '초효율성 동력장치'라고 부른다.[407]

---

407) 허창욱, 『반중력의 과학』(모색, 1999)

그런데 1930년대에 이미 라이히가 이 미지의 에너지를 오르곤에너지라 명명하고 그에 대한 과학적 탐구를 시작했으며, 그것을 활용하는 장치까지 만들었으니 놀라운 일이 아닐 수 없다.

사실 라이히에 앞서 18세기에 메스머(Franz Anton Mesmer)[408]와 메스머의 영향을 받은 라이헨바흐(Baron von Reihenbach)[409]가 미지의 물질에 대한 과학적 연구를 시도했었다. 메스머는 파라켈수스의 생명력에 관심을 갖고 연구를 시작했는데, 유자(流子, fluidum)가 우주를 가득 채우고 있는 미세한 실체로서 보이지 않는 액체이며 사람을 포함하여 만물을 연결하고 있다고 주장하였다. 이 유자는 매우 미세하기 때문에 에너지 손실이 없이 신경계에 은밀하게 침윤하여 생물체에 영향을 미친다고 하면서 자기적 특성을 지니고 있다고 생각하여 '동물자기'(動物磁氣, animal magnetism)라고 이름 지었다. 그리고 질병은 몸속에 있는 유자의 흐름에 장애물이 생긴 결과이므로 이것을 제거하면 질병이 낫는다고 생각했다.

---

408) 프란츠 안톤 메스머(Franz Anton Mesmer, 1734~1815). 독일의 의사이다. 최면술을 뜻하는 용어 중 하나인 mesmerism은 메스머의 이름에서 유래한 것이다. 그는 빈 대학교에서 판 슈비텐과 드 하엔 등 당시에 앞서나가던 학자들에게서 의학을 공부하였고, 학위를 취득하였다. 점성술에 관심이 있었던 메스머는 하늘의 별들이 지구에서 살아가는 생물들에게 영향을 끼친다고 생각하였다. 그는 이러한 생각을 1766년에 De planetarum influxu로 출판하였다. 메스머는 동물자기 이론 때문에 의사들에게 사기꾼으로 비판받았다.

409) 한스 라이헨바흐(Hans Reichenbach, 1891~1953). 독일태생 미국의 과학철학자이다. 빈 학파의 대표자로서 논리적 진술은 선천적 정신범주와 언어의 기본구조만을 드러낼 뿐 본질적으로 물리세계를 기술하는 것이 아니라고 보는 베를린 논리실증주의학파를 창시했다. 또한 확률이론, 귀납이론, 과학의 철학적 기초에 관한 논리학적 해석 등에 크게 이바지했다.

파라핀과 소독약으로 쓰이는 크레오소트를 개발한 화학자 라이헨바흐는 메스머의 연구 결과에 관심이 끌려 미지의 에너지에 대해 연구하게 되었다고 한다. 라이헨바흐는 그것을 게르만 민족의 주신(主神)인 오딘(Odin)에서 따서 '오드 힘'(Od force)이라 불렀고, 동적이며, 모든 물체에 미세하게 스며들고, 불가항력적인 힘을 지니고 흐르는 힘이라고 보았다. 이 힘은 전기나 자기와는 항상 같이 존재하지만, 이들이 없는 상태에서도 관찰되었다. 그리고 두 손을 서로 비비기만 하여도 오드 힘이 생기며 화학 반응에서도 오드 힘이 감지되었다. 이 결과를 근거로 그는 음식물의 소화과정 역시 화학 반응이므로 소화는 결국 생체에너지를 흡수하는 과정이라고 보았다. 18세기에 이루어진 메스머와 라이헨바흐의 연구 결과는 오늘날 알려지고 있는 기의 특성과 유사한 면을 많이 발견할 수 있다.[410]

하지만 이들을 뒤이은 라이히야말로 참다운 기(氣)의 과학자라고 일컬어질 정도로 미지의 에너지에 대한 체계적이고도 과학적인 실험연구를 최초로 실천한 선구자이다. 라이히는 프로이트의 생리적, 심리적 본능에너지인 리비도 혹은 이드를 실제적인 에너지에서 찾았고 이윽고 성에너지의 실체를 밝히게 된다. 라이히는 충만한 오르가즘을 통해 성에너지를 원활하게 흐르게 해야 심신의 건강을 얻을 수 있다고 보았다. 라이히는 성에너지와 오르가즘 정식에서 원형질(아메바) 운동으로 나아가 생명에너지에 도달하고, 급기야는 대기 중에 충만한 우주에너지인 오르곤에너지에 도달하게 된다. 라이히에게 리비도, 이

---

410) 방건웅, 『氣가 세상을 움직인다 1부』(예인, 2005), pp.447~454.

드, 원현(圓現), 성에너지, 생의 비약, 생명에너지, 오르곤에너지, 우주에너지는 하나의 실체로서 볼 수 있고, 측정할 수 있고, 적용할 수 있는 우주 자연의 에너지이다.[411]

라이히가 미국에 도착한 후 출판한 책들에서 처음으로 오르곤에너지라는 용어를 사용하기 시작했지만, 오르곤에너지를 발견하는 단초는 노르웨이에서 행한 바이온(bion)에 대한 연구에서 시작되었다. 강렬한 햇볕을 받은 뜨거운 바다 모래를 가열한 다음에 살균 처리한 유기물과 섞어서 일정기간 보관한 다음 현미경으로 관찰하면 작은 올챙이 같은 발광체가 보이는데, 라이히는 이것을 SAPA-바이온이라고 불렀다.

라이히는 바이온이 보관되어 있는 어두운 지하실 방에서 회색빛이 감도는 푸른빛을 관찰할 수 있었다. 가열하고 물에 불릴 때 바이온을 발생시키는 모래는 결국은 견고해진 태양에너지라고 보았다. 또 검전기에 반응하지 않는 것이 확인된 고무와 솜뭉치를 내리쬐는 태양빛에 노출시키자 바이온 배양균과 동일한 방식으로 고무와 면을 자극하는 에너지를 발산한다는 사실을 확인할 수 있었다. 그리고 이 고무와 솜뭉치를 15~20분 정도 신체에 접촉시켜도 검전기에 반응을 일으킨다. 이처럼 유기적 물질에서 나온 비전도체를 충전시킬 수 있는 이러한 에너지를 라이히는 오르곤이라 불렀다.[412] 부도체를 장시간 햇빛에 노출시키면 오르곤에너지가 축적되고 이 물체를 물로 씻거나 그늘의 습도가 높은 곳에 두면 축적된 에너지가 없어진다는 점은 라이헨바흐의 실

---

411) 빌헬름 라이히, 『프로이트와의 대화』, pp.119~120.
412) 빌헬름 라이히, 『오르가즘의 기능』, pp.430~432.

험 결과와 유사하다.

미국으로 건너간 직후 라이히는 SAPA-바이온 방출에 대한 가설을 더 조사하는 일에 착수했다. 그는 오르곤에너지를 시각적 관찰, 온도 측정, 그리고 검전기 효과의 세 부분으로 증명했다.

SAPA-바이온에서 방출되는 에너지를 정밀하게 관찰하기 위해 라이히는 방출된 에너지를 담을 수 있는 기구를 만들려고 시도했다. 주변의 대기 속으로 방출이 빠르게 흩어지는 것을 막을 수 있는 밀폐된 공간을 고안하다가 나중에는 대기오르곤을 축적하는 오르곤 축적기를 발명해내기에 이른다. 렌즈를 통해 SAPA-바이온이 담긴 밀폐된 어두운 공간을 관찰하기 시작했을 때 라이히는 이전에 보았던 것보다 훨씬 더 강렬한 형태의 빛을 보게 되었다. 푸른 회색의 안개 같은 증기, 짙은 푸른 보라색을 띤 팽창하거나 수축하는 광점들, 그리고 희고 노란색의 빨리 움직이는 점과 선 모양의 광선들이었다. 이런 관점에 비추어 보면 일부 물리학자들이 지상자기 때문이라고 하는 하늘의 깜박거림, 그리고 맑고 건조한 날 밤 별들의 반짝거림은 대기오르곤 운동의 직접적 표현이다. 태양 흑점 활동이 강화될 때 전기장비들에 장애를 일으키는 대기의 '전기폭풍' 역시 대기오르곤 에너지의 효과이다.

라이히는 기계가 아닌 인간 자신의 시각적 관찰이 가장 훌륭하고 정확한 물리적 도구라고 믿었지만, 이에 안주하지 않고 증명 가능하고 반복 가능한 실험으로 향하게 된다. 라이히는 손이나 피부 표면이 축적기 벽에서 약간 떨어져 있을 때 열이 느껴지거나 조금 따끔거린다는 것을 알고, 축적기 내부와 외부의 온도 차이를 실험해 보았다. 평균 온도차가 섭씨 0.5도였으며 축적기가 주변 공기보다 항상 더 따뜻했다. 나무나 마분지로 만든 똑같은 상자를 이용하면 방안과 상자 안의 온도가 즉시 같아졌다.

세 번째 측정은 전압과 대기 중의 전기를 측정하는 데 사용하는 검전기로 이루어졌다. 오르곤의 집적된 정도나 밀도는 방전 속도의 차이를 만들어내는데, 검전기는 축적기 외부보다 내부에서 더 느린 방출 비율을 나타냈다.[413]

라이히는 이러한 오르곤에너지를 관찰하는 과정에서 중요한 진리를 발견하게 된다. 집적기 내 SAPA-바이온을 제거하고 기구를 환기시키면 빛의 현상이 사라질 것이라고 예상했다. 하지만 SAPA-바이온이 없는 빈 상자 속에서도 이전만큼 강렬하진 않지만 똑같은 빛의 현상을 발견했다. 항상 존재하는 빛의 현상에 직면해서 라이히는 자신이 연구하고 있는 에너지가 '사방에' 존재한다는 결론에 이르렀다. 오르곤에너지는 식물과 동물 유기체에서, 그리고 토양과 대기에 두루 존재한다. 이제 오르곤에너지는 우주에너지의 개념으로까지 확장되었다. 이는 "우리 주위의 공간에는 보이지 않는 기(氣)로 가득 차 있다."라는 동양 전통의 사고와 "우리 주위의 공간에는 측정할 수는 없지만 실제로 존재하는 미지의 에너지로 가득 차 있다."라는 최근의 서구 과학기술의 사고와 정확하게 일치한다.

라이히는 오르곤에너지에 대한 객관적 자료를 얻었다고 확신하고 뉴저지의 프린스턴에서 아인슈타인과 만나 다섯 시간 동안 토론했다. 그는 에너지와 물질에 대한 아인슈타인의 연구를 자신이 계승하고 있

---

413) 마이런 새라프, 『빌헬름 라이히:세상에 대한 분노』, pp.429~439.

다고 생각했고, 아인슈타인의 지지를 얻어내 전쟁에 휩싸인 인류에 지대한 공헌을 할 수 있으리라고 생각했다. 이후 라이히는 아인슈타인과 수차례 서신을 주고받으며 토론을 거듭했지만, 그의 관심을 이끌어내지는 못했다. 또한 축적기에 대한 FDA의 조사과정에서 부정적인 모방실험을 통해 라이히의 실험결과가 훼손되었고 결국은 오르곤에너지에 대한 그의 연구는 제지당했다.

하지만 라이히의 계승자들에 의해 반복 실험되었을 뿐 아니라 더욱 발전된 연구들이 전개되었고, 현재도 미국에서 오르곤 생물리연구소 소장으로 활발하게 활동하고 있는 드미오 박사(Dr. James DeMeo)와 캐나다의 트레버 콘스타블(Trevor James Constable) 등에 의해 현대적으로 발전되고 있다.

무엇보다도 최근 공간에너지(Space Energy) 또는 진공에너지(Vacuum Energy), 영점에너지(Zero Point Energy), 프리에너지(Free Energy) 등으로 부르며 미지의 에너지를 활용 가능한 에너지로 탐구하는 공간에너지 신기술이 전 세계적으로 대규모로 전개되고 있다[414]는

414) 인체에서 발생하는 생체변화를 측정하는 현대과학의 전자기적인 방법으로서 EEG(Electro Encephalograph; 뇌파측정기), GSR(Galvanic Skin Resistance; 피부전기저항측정기), MRI(Magnetic Resonance Imaging; 자기공명영상장치), PET(Positron Emission Tomography; 양자방출촬영기), SQUID(Superconducting Quatum Interference Device; 초전도양자간섭장치), SPECT(Single Photon Emission Computeried Tomography; 단일광자방출컴퓨터촬영기) 등이 개발되어 흔히 사용되고 있다. 이 중에서 두뇌의 활동상황을 객관적으로 보여 주는 뇌파측정방법이 명상과 기공, 초능력 연구 등에 가장 광범위하게 사용되고 있다. 이밖에 현대의 기측정장치들로는 EVA(Electro-Acupuncture according to Voll), 키를리안(Kirlian) 촬영기, 라디오닉스(Radionics), MRA(Magnetic Resonance Analyzer; 자기공명분석장치), NMR(Nuclear Magnetic Resonator; 핵자

사실은 라이히의 선구자적 시도가 결코 헛된 것이 아니었음을 여실히 증명하고 있다.

제2절 오르곤에너지의 과학적 활용

라이히의 위대함은 오르곤에너지의 발견에 있다기보다 그것을 과학적 실험으로 증명하고 실제 일반인들도 활용 가능한 방법론을 모색

기공명기) 등 많은 방법들이 각기 나름대로 유용한 데이터를 제공하고 있다. 하지만 기는 비선형적이고, 나선형운동과 같은 형태의 운동을 하며, 전자기적 특성뿐 아니라 거의 모든 물리화학적인 특성을 나타내기 때문에 기존의 과학적 개념의 테두리 내에서 모두 설명하기는 어렵다. 지금까지 개발된 측정장치들로는 현재 과학기술의 한계 내에서 측정해야 하기 때문에 기존의 물리량을 사용할 수밖에 없어 그 객관성이나 정확도, 신뢰성, 재현성 등의 시비가 끊이지 않고 있다. 사실 실험대상 자체가 실험자의 주관에 따라 시시각각 변한다고 하는 현대 양자론이나 상대성이론에 비추어 보면 엄밀한 의미에서 객관성이나 재현성이 존재할 수 있을지 의문스럽다. 같은 조건에서 같은 결과가 나와야 한다는 재현성만 보더라도 그 정확한 재현 가능성이 현실적으로 없다고 볼 수 있다. 그리스의 철학자 헤라클레이토스가 "우리는 같은 강물에 두 번 들어갈 수 없다."고 언명했듯이, 어떤 엄밀한 실험에서도 같은 조건을 조성할 수가 없다면 같은 결과를 매번 기대하기가 힘들지 않은가? 이런 견지에서 기의 특성 중 일부를 잡아내고 그들 나름의 유용한 데이터들을 만들어내는 것만으로도 새로운 기 연구에 큰 기여를 하고 있다고 볼 수 있다.

이제 라이히의 오르곤 축적기와 비교하여 현대의 기활용 기술에 대해 잠깐 언급할까 한다. 현대에는 기장(氣場)을 형성하는 기물질을 이용해 기를 발생시키거나 기의 운동특성인 나선 회전운동을 통해 기를 발생시키거나, 고압 방전이나 자석을 이용하거나, 특수한 도형이나 구조를 이용해 기를 발생시키거나 하는 등의 방법들이 주로 사용되고 있다. 각 분야별로 많은 성과와 효능들이 보고되고 있지만, 아직 광범위하게 실용화되고 있는 단계는 아니다.

했다는 점에 있다. 동양 의학과 기공에서는 생체 내와 우주에 충만한 무한에너지, 기(氣)를 활용하는 의술과 수련법을 수천 년부터 발전시켜 왔다. 이를 라이히처럼 객관화하고 그것을 효율적으로 활용할 수 있는 장치로 성공적으로 고안한다면, 인류에게 무한한 혜택을 선사할 수 있을 것이다. 성에너지, 생체전기, 우주에너지의 활용은 전기와 자기의 발견으로 인류에게 빛을 밝히고 통신기술이 발달하여 지구촌이 이웃이 되는 현대 문명의 이기보다 더욱 혁명적 사건이 될 것이다.

허창욱 박사가 지은 『꿈의 신기술을 찾아서』(1999)와 『반중력의 과학』(1999)을 보면 우리 눈앞에 펼쳐지고 있는, 과거에는 상상도 못했던 신기술들을 만날 수 있다. 허창욱 박사가 「빌헬름 라이히와 오르곤 에너지」라는 제호로 한 신과학 잡지에 기고한 내용에서 오르곤에너지와 관련한 신기술에 대한 전망을 인용해 보자.

라이히의 오르곤에너지라든지 슈타이너의 에테르라는 용어 등 미지의 근원에너지로서의 공간에너지 개념은 바야흐로 21세기를 앞두고 다시금 최첨단 과학분야에서 활발히 거론되기 시작하고 있다. 현재 세계의 진보적인 과학자들 사이에서는 이러한 구시대의 용어들 대신에 그냥 광범위한 의미로서 공간에너지(Space Energy) 혹은 뉴 에너지(New Energy)라는 용어들이 정착되어 사용되고 있다. 이러한 공간에너지 개념을 수용한 새로운 과학 패러다임에서는 실로 신과학 혁명이라고 불릴 신기술들 즉 텔레포테이션, 반중력, 인공기상 조절기술 등을 포함하여 무한동력장치나 기타 초효율의 에너지 장치들, 상온핵융합 등이 이

론적으로도 가능한 것으로 받아들여지고 있다.[415]

라이히는 이미 1940년대에 오르곤에너지를 조절하고 활용하는 과학 장치를 다수 고안해냈다. 그 출발점은 역시 대기 중에 퍼져 있는 미지의 에너지를 축적하는 '오르곤 축적기'이다. 앞에서 언급했듯이 그는 SAPA-바이온에서 방출되는 에너지를 정밀하게 관찰하기 위해 밀폐된 공간을 고안하다가 대기오르곤을 축적하는 오르곤 축적기(Orgone Accumulator)를 발명하게 되었다.

이 장치의 원리는 유기물질은 오르곤에너지를 흡수하고 금속판은 반사한다는 성질을 이용한 것으로 이들을 교대로 겹겹이 쌓으면 오르곤에너지가 상자 안에 축적된다는 것이다. 이 상자의 기본적인 구조를 보면 바깥쪽은 목재 혹은 프레스 합판과 같은 유기물 재료를 사용하고, 가운데는 면이나 글래스울과 같은 단열재를 대고, 가장 안쪽으로는 철과 같은 금속판을 사용하되 이러한 배열을 여러 겹 이상으로 겹겹이 쌓은 것이다.[416] [그림 23]

이 오르곤 축적기는 앞서 소개한 시각적 관찰, 온도 측정, 그리고 검전기 효과를 통해 오르곤에너지를 강하게 집적시키는 것으로 나타났다. 라이히는 이 장치를 통해 오르곤에너지에 대한 더욱 다양한 실험들을 전개해 나간다. 노르웨이 시절 라이히는 암에 걸린 실험용 쥐에

415) 허창욱, 「빌헬름 라이히와 오르곤에너지」, 『지금여기』(18호, 미내사, 2006), p.90.

416) James De Mio, The Orgone Accumulator Handbook:Construction Plans, Experimental Use and Protection Against Toxic Energy, Natural Energy Works(1989)

유기물질과 금속판을 겹겹이 쌓아 만들었다.

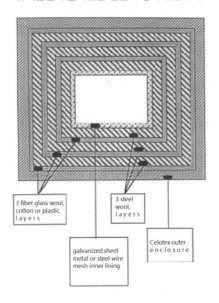

<그림 23> 오르곤 축적기의 간략한 모형[417]

SAPA-바이온을 주입하여 치료받지 않은 대조표준 집단보다 훨씬 오
래 생존하는 것을 연구한 바가 있었다. 이제 그는 SAPA-바이온 주입
보다 더 간단한 오르곤 축적기를 사용했다. 먼저 1940년에 그는 암에

417) 위의 책, p.22. 몸 전체에 투사하기 위한 축적기를 고안한 후 얼마 지
나지 않아 라이히는 더 간단하고 특별한 목적을 지닌 두 종류의 축적기를 고
안했다. 오르곤 축적투사기와 오르곤 축적매트가 그것이다. 오르곤 축적투
사기는 상자 내로 케이블이 연결되어 밖으로 깔때기에 연결되어 신체의 손
상된 부위로 오르곤을 투사하도록 고안되었다. 신축성 있는 오르곤 축적매
트는 석면(유기체)과 철솜(금속) 몇 겹씩을 붙이고 겉을 플라스틱으로 감싼
철사 그물로 만들어 누워만 있는 환자용으로 사용되었다. 이 기기들도 오르
곤 축적기와 마찬가지로 환자들에게 치유 효과가 있다고 전해진다.

걸린 쥐를 매일 30분 동안 축적기 안에 넣어 두는 실험을 실시하여 괄목할 만한 치료효과를 보았다. 치료받지 않은 쥐의 평균수명은 4주였고 SAPA를 주입한 쥐의 평균수명은 9주였던 반면, 축적기 안에서 치료를 받은 쥐의 평균수명은 11주였다.

1941년 5월부터는 축적기를 암환자들의 치료에 사용하기 시작했다. 축적기 안에 30분 정도 들어가 있자 환자들은 땀을 흘리기 시작했고 피부가 빨개졌고 혈압이 떨어졌다. 그리고 환자의 혈액에서 헤모글로빈 수치가 수 주 만에 현저하게 증가했고 암의 통증도 줄어들었다. 암은 조직이 굳는 일종의 수축성 병인데, 오르곤 축적기는 부교감신경의 분포를 자극하는 팽창성 치료법을 제공했다. 1941년부터 1943년 사이에 그가 치료한 15명의 말기 암환자들 중 6명이 의사들의 추정보다 더 오래 살았고 6명은 1943년 결과를 발표할 당시 여전히 살아 있었다. 이런 결과를 토대로 라이히는 암 예방 조치로서 축적기를 널리 사용할 것을 바랐다.[418]

오르곤 축적기는 미주신경(부교감신경)의 흥분을 일으키고 혈액에 오르곤에너지를 충전함으로써 병에 대한 유기체의 저항력을 증가시킨다. 그러므로 오르곤 축적기는 유기체의 방어기능 감소와 생명 기관의 수축으로 생긴 병을 물리치는 필수적인 무기가 될 것이다. …… 암의 예방은 T-세균이나 암 세포가 자라기 훨씬 이전에 유기체 내에 오르곤에너지의 잠재력을 키우는 것에 크게 좌우된다.[419]

418) 마이런 새라프, 『빌헬름 라이히:세상에 대한 분노』, pp.464~472.
419) Wilhelm Reich, *Discovery of the Orgone2:The Cancer*

라이히는 축적기가 널리 보급되면 누구나 원할 때마다 축적기를 사용할 수 있고, 치료의 수동적인 입장이 아니라 능동적인 입장이 될 수 있다고 보았다. 라이히는 축적기 치료가 암뿐 아니라 감기 발병률을 극적으로 줄일 수 있고, 상처와 화상 치료를 촉진시키는 데 매우 유용하다고도 보고했다. 1940년대와 1950년대 초반에 다른 의사들도 후두염, 심장병, 고혈압, 폐결핵, 피부병 같은 여러 질병들을 치료하기 위해 축적기를 사용했다.

그 이후에 여러 연구자들이 축적기의 효과를 확증하는 실험을 수행하기도 했지만, 1954년 FDA의 축적기 금지명령의 영향으로 활발한 성과물이 나오지는 않고 있다. 비록 축적기와 같은 형태는 아닐지라도 축적기의 오르곤에너지 활용 원리와 비슷한 근거로 오늘날에도 수많은 미지의 에너지 활용 장치들이 고안되고 있다.

1948년 경 라이히는 오르곤에너지 모터의 개발을 시도하기도 했었다. 모터 연구의 조수였던 윌리엄 워싱턴(William Washington)이 연구 도중 사라져 모터의 개발이 충분한 진전을 이루지는 못한 것 같지만,[420] 그 발상만으로도 라이히의 비범함이 느껴지는 대목이다. 현재에 들어와서야 미지의 공간에너지를 이용 가능한 형태로 응집시키는 영구동력장치(Perpetual Machine), 초효율성 동력장치(Overunity Machine) 등이 활발하게 개발되고 있지 않은가?

1950년에 오르고논으로 완전히 이사하면서 라이히는 오르곤에너지와 원자력의 관계에 대한 오라누르(Oranur:Orgone-Anti-Nuclear) 실험

Biopathy(New York:Farrar, Straus&Giroux, 1973), pp.422~423.
420) 마이런 새라프, 『빌헬름 라이히:세상에 대한 분노』, p.543.

에 몰두했다. 이 오라누르 실험의 결과 대기의 오르곤에너지를 제어하여 기상을 조절하는 '구름대포(Cloud Buster)'를 발명하기에 이른다. 놀랍게도 라이히는 기우제 등의 형태로 기상의 변화를 꾀한 것을 과학적 장치로 조절할 수 있게 만들었다.

1945년 히로시마에 최초의 원자폭탄이 투하된 이래 인류는 새로운 원자력 에너지와 그 가공할 파괴력에 노출되는 상황을 맞게 된다. 이때부터 라이히는 핵 방사능이 생체에 미치는 끔직한 결과들에 주목하기 시작했으며, 방사능물질을 오르곤에너지가 중화시키는 데 도움이 되기를 바랐다. 이내 1950년 12월에 라이히는 1밀리그램 단위의 순수 라듐 두 개를 구입하여 실험하기에 이른다. 20겹으로 만들어진 강력한 오르곤 집적기 안에 1밀리그램의 방사성 물질 라듐 하나를 넣어두고 나머지 하나는 대조표준으로 삼았다. 이런 식으로 축적기가 라듐의 효과를 중화시킬 수 있는지 대조표준과 비교해서 알아보려 시도한 것이다.

그런데 전혀 예상하지 못했던 현상이 일어났다. 라듐을 축적기 안에 넣고 다섯 시간이 지난 후 실험실을 확인한 결과 방안의 공기가 긴장되고 답답해져 있었다. 축적기 속의 실험용 라듐을 꺼내 150피트 떨어진 창고로 옮겨도 주관적인 느낌은 계속되었고, 심지어는 날이 지나면서 더욱 강렬해졌다.

오라누르 실험에 가담했던 참가자 전원이 실험기간 내내 원인불명의 강한 두통과 어지럼증, 메스꺼움, 무기력함, 창백감에 시달렸으며, 부정적인 감정에 휘말리곤 하는 기이한 현상이 발생하였다. 그리고 각자 신체적으로 가장 허약한 곳을 공격받았고, 모든 사람들에게서 이전에 가진 증상들이 재발했다.

라이히는 오르곤에너지가 핵에너지를 중화시킬 것이라는 가정에서 출발했지만, 전혀 예상치 못한 다른 결과가 나오자 대기와 유기체의 오르곤에너지에 미치는 핵에너지의 효과를 가정하는 쪽으로 옮겨 갔다. 즉 핵 방사능이 생명에너지인 오르곤에너지를 파괴적으로 변화시켰다. 라이히는 이것을 DOR(Deadly Orgone; 치명적인 오르곤에너지)이라고 명명하였는데, 생기(生氣)인 오르곤에너지가 핵 방사능과 결합하여 정반대 성격을 지닌 사기(死氣)인 DOR에너지로 변환되었다고 보았다.[421] 생명에너지의 흐름이 막히거나 어느 한 부위로 편중되면 오히려 그 생명에너지가 파괴적으로 작용한다는 것은 동양의 기(氣) 이론과 일치한다. 라이히는 DOR에너지가 우세한 상황에서 오르곤에너지를 새롭게 충분히 공급받으면 핵 방사능을 극복하고 결국 건강을 회복할 수 있다는 사실도 경험했다.[422]

이 실험은 2개월 만에 중지되었다. 그러나 이후 일 년이 넘도록 그러한 상황은 지속되었다. 대부분의 사람들이 연구소 주변 풍경이 적막해지고 황량해졌다고 느꼈고, 연구소 일대 하늘에 항상 기분 나쁜 먹구름이 떠 있다는 것과 무언가 사악한 기운이 연구소와 그 주변을 감싸고 있는 듯한 느낌을 받았다. 라이히가 'DOR-구름'이라 부른 이 현상

---

421) 오라누르 실험을 시작한 후 라이히는 핵 방사능의 위험뿐 아니라 화학 오염과 전자기 방출에도 관심을 가졌다. 그는 화학 오염과 비핵적인 형태의 전자기 방출 역시 양이 많아지면 오르곤에너지를 유해하게 자극할 수 있다는 것을 알고 매우 큰 우려를 표명했다. 1950년대에 이미 화학 찌꺼기와 전자기 공해의 치명적 유해성을 인식한 것은 대단한 선견지명이 아닐 수 없다.
422) 위의 책, pp.565~576.

은 오늘날 대기오염 혹은 스모그라고 부르는 것과 유사했다. 이 DOR-구름이 존재하면 동물들의 움직임이 줄어들고 공기가 숨 막히게 느껴졌으며, 하늘이 빛을 잃은 것처럼 보였다.

이제 라이히의 시급한 과제는 어떻게 이 무겁고 기분 나쁜 기운을 속히 제거해 버리느냐 하는 문제였다. 그는 구름에서 에너지를 제거하는 방법을 고안하게 되는데, 이로부터 바로 인공기상 제어장치가 탄생되었다. 그 원리는 물이 오르곤에너지를 흡수한다는 생각에서 비롯되었다. 마찬가지로 DOR도 물과 더욱 큰 친화성을 갖는다는 사실을 알았다. 그는 대포 모양의 좁은 금속 파이프를 수도관과 연결하여 먹구름을 향하도록 설치하고는 수도관은 깊은 우물에 연결시켜 담가 놓았다. 파이프를 먹구름 쪽으로 향하게 설치해 두자 실제로 먹구름이 분산되기 시작했고 무거운 공기가 조금 완화되었다. 라이히는 구름 대포의 작용을 피뢰침의 예를 들어 설명한다. 번개는 구름 속의 정전기가 매우 좁은 공간으로 한순간에 집중되는 방전현상이다. 대기 중으로 뻗어나간 뾰족한 피뢰침은 번개 방전을 끌어당겨서 그것을 두꺼운 철사를 통해 대지로 끌어들인다.[423]

이 실험을 통해 라이히는 대기 중의 오르곤 혹은 DOR를 조절함으로써 먹구름을 소멸시키거나 역으로 비구름을 발생시킬 수 있다고 주

---

423) 이런 기상제어 원리는 인체 내에서도 그대로 적용된다. 열(DOR)이 가슴이나 머리로 지나치게 상기되었을 때, 기공수련자들은 의식을 수(水)기운이 강한 명문혈이나 용천혈에 집중하도록 조처한다. 이는 물에 접지하여 DOR-구름이나 번개를 퇴치하는 원리와 흡사하다. 이는 바로 동양에서 말하는 천인상응(天人相應)의 원리와 같다. 라이히가 인체의 원리를 외부 대기의 기상 조절에 적용했다는 사실은 참으로 놀라운 발상이 아닐 수 없다.

장했다. 이후 더욱 정밀한 구름대포(Cloud Buster)를 고안하여 본격적인 인공기상 제어실험들을 실시한다. 1953년 7월 6일 그는 가뭄 지역에서 인공강우 실험을 여러 차례 공개적으로 행하여 성공적으로 비를 오게 했고, 1954년까지 몇 번의 구름 퇴치를 시도하여 다수 성공하곤 했다. 그리고 1954년 10월부터 1955년 4월에 걸쳐 애리조나 주의 카슨 사막지대에 원정까지 가서 인공강우 실험을 통하여 사막을 녹지화하는 작업을 시도하기도 했다. 그러나 이러한 소중하고 획기적 작업들은 그다지 오래가지 못하였다. 라이히가 사막에서 인공강우 실험을 실행하고 있던 시기는 이미 FDA와의 법정투쟁이 진행되고 있는 상황이었기 때문이다.[424]

이후 다른 연구자들이 라이히의 원칙과 기술을 따라서 날씨 조절을 실시했고 좋은 결과를 얻었다. 라이히의 연구를 이어받아 현재도 활발히 오르곤에너지에 대한 연구를 수행하고 있는 과학자들이 상당수 존재하는데, 그중에서도 미국의 오리건 주에서 오르곤 생물리연구소(Orgone Biophysical Research Laboratory)를 운영하고 있는 제임스 드미오 박사(Dr. James DeMeo)를 가장 대표적인 사람으로 들 수 있다. 드미오 박사의 연구는 크게 두 가지로 대별된다. 한 가지는 라이히가 개발했던 오르곤에너지 집적장치를 이용하여 생명체 활성화에 응용한다든지 환자를 치료하는 등의 대체의료 기술로서 활용하는 연구이고, 두 번째가 라이히의 물대포 장치를 그대로 이용하여 인공기상 조절기술을 실용화하는 연구이다.

---

424) 위의 책, pp.577~579.

드미오 박사 외에 가장 정열적으로 이 연구에 몰두했던 사람은 캐나다의 트레버 콘스타블(Trevor James Constable)이다. 콘스타블은 1950년대부터 라이히와 그의 측근들이 실행한 인공강우 실험들에 조수로서 직접 참여하였는데, 라이히의 사후에는 라이히의 물대포 장치를 개량시키는 연구를 수행해 나갔다. 그러던 중에 콘스타블은 물대포 형태의 라이히 장치에서 탈피하여 물을 전혀 사용하지 않고 오히려 아주 단순한 기하학적 구조의 파이프 장치만을 이용해 인공기상 조절을 성공시키게 된다. 1980년대에 콘스타블은 실제로 13년간에 걸쳐서 컨테이너 선박에 자신의 장치를 싣고서 북태평양 해상 위를 오가면서 실시한 인공강우 실험들을 '에테르 기상조절공학'(Etheric Weather Engineering)이라는 제목의 비디오로 촬영해 두었다.[425]

라이히는 구름 퇴치 도구를 개발하고 난 뒤 약 1년이 지난 시점에서 같은 원리와 같은 장치를 이용해 사람들을 치료하기 시작했다. 물에 연결시켰던 파이프를 사람의 몸에 적용한 것이다.

이러한 라이히의 치료 발상은 너무나 터무니없게 들릴지 모르지만, 그의 사고방식은 유기체와 대기, 우주를 관통하는 하나의 원리에 대한 깨달음에서 비롯되었다. 그리고 그 창조적 힘들을 물질 세계에 걸맞게 통합하고 활용하려는 과학적 시도는 탁월하면서도 의미있는 노력으로 평가해야 마땅하다.

---

425) 허창욱, 「빌헬름 라이히와 오르곤에너지」, 『지금여기』(18호, 미내사, 2006), p.89~90. 콘스타블의 인공기상 제어연구에 대해서는 Thomas J. Brown, *Loom of the Future:The Weather Engineering Work of Trevor James Constable*(Borderland Sciences Research Foundation, 1994)에 자세히 소개되어 있다.

제3절 오르곤에너지 의학과 전일적 의학

라이히는 이미 본격적인 생물학적 탐구를 시작했던 노르웨이 시절, 정신과 신체는 하나라는 관점 하에 '성격분석적 생장요법'을 통해 성격갑옷과 근육갑옷을 동시에 해소해야 함을 역설했다. 이러한 몸과 마음의 전일적 사상은 생명에너지인 오르곤에너지의 발견 이후 더욱 명확해진다. 이때 그의 치료법을 생장요법이란 용어 대신에 오르곤요법으로 칭하게 된다.

오르곤요법에는 '신체적 오르곤요법'과 '정신의학적 오르곤요법'이 있다. 신체적 오르곤요법은 병에 대항해 유기체의 자연적인 생체에너지의 저항력을 증대시키기 위해서 오르곤에너지 축적기에 집적된 오르곤에너지를 충전하는 방법이다. 정신의학적 오르곤요법은 유기체 안의 오르곤에너지를 활성화하는 것으로, 오르가즘 능력을 이끌어내기 위해서 성격무장과 근육무장에 갇힌 생체물리적 감정을 해방하는 것을 말한다. 물론 이 두 가지는 서로 관련되어 있으며, 라이히는 환자의 상태와 반응에 따라 이 두 가지를 적절하게 바꿔 가면서 또는 동시에 사용하였다.

라이히는 1930~40년대에 이미 몸과 마음을 물질과 정신으로서 완전히 별개의 것으로 생각하는 서구 이원론적 사고체계에 토대를 둔 현대의학과 정신분석학에 대하여 신랄하게 비판했다. 현대의학은 인간의 감정과 생명을 배제한 채 인간을 기계처럼 다루고 있다는 것이다. 그는 서구의학이 토대로 삼고 있는 기계론적이고 물질주의적인 개념들의 대안으로서 '기능적(functional) 개념'을 강조했다.

모든 살아 있는 유기체들은 단순히 그 유기체를 구성하고 있는 각각의 세포와 조직들을 기계적으로 합쳐 놓은 것 이상이며 기능적으로 전일하다고 보았다. 우리의 몸이 각 신체 세포와 조직들이 전일적으로 연결되어 하나의 생명유기체로서 전체적으로 작동되고 있는 이유는, 소위 생명에너지인 오르곤에너지의 흐름이 끊임없이 자연스럽게 이어지고 있기 때문이다. 그러므로 육체적인 질병은 세포나 장기 차원의 손상만 살피는 것으로는 파악될 수 없으며, 그 육체가 지닌 감성적 상태와 사회적 환경을 함께 고려해야 한다. 또한 오르곤요법의 개념에 따르면, 대부분의 비전염성 만성질병과 암과 같은 질병들은 몸과 마음을 하나로 관통하고 있는 생명에너지의 자연스러운 흐름이 방해받거나 또 뒤틀려져서 생기는 증상이다.

1940년에 오르곤에너지를 발견한 것과 동시에 라이히는 갑옷 차단으로 움직이는 못하는 오르곤에너지의 개념을 정식화했다. 1952년에는 대기 중의 DOR(치명적 오르곤)을 관찰함으로써 갑옷 속에 갇힌 고정된 에너지에 대해 다시 생각하기 시작했다. 갑옷이 에너지의 자유로운 흐름을 방해하면 사람의 건강한 에너지가 차단된다. 갑옷이나 근육경련에 갇힐 때 오르곤에너지는 DOR로 변형되고 대기 중의 영향력에서 벗어난다. 여기서 다시 라이히는 검은 DOR-구름과 인간 유기체 내의 검은 DOR을 동일한 것으로 보고 광범위한 연관관계를 수립하고 있다.[426)

라이히는 오르곤에너지를 발견한 이후 1944년까지 특히 암 연구

---

426) 마이런 새라프, 『빌헬름 라이히:세상에 대한 분노』, p.581.

에 집중했는데, 그의 암 연구는 정신의학과 생물학, 물리학, 사회학에 대한 그의 연구가 어떻게 얽혀 있는지를 가장 명확하게 보여 준다. 그의 암에 대한 연구는 노르웨이의 오슬로 시절로 거슬러 올라가는데, 1937년에 PA-바이온[427]이 T-세균(동물의 조직이 분해되면서 생겨나는 세균의 일종)의 움직임을 멈추게 하는 것을 관찰했다. 라이히는 1937년과 1939년 사이에 178마리의 건강한 쥐에 PA-바이온 혹은 T-세균을 주사하는 실험을 실시했다. 그가 예상한 바와 같이 T-세균을 주사 맞은 집단이 PA-바이온을 주사 맞은 집단보다 현저하게 사망률이 높다는 결과가 나왔다. 또 30마리의 쥐에게 T-세균을 주입한 다음 사인을 조사했더니 13마리의 쥐에게서 암세포 형성이 발견되었고 다른 7마리의 쥐에게서는 여러 조직에서 성숙한 암세포가 발견되었다.[428]

쥐에게 암 종양을 실험적으로 만들어냈을 때 처음 라이히는 그가 주입한 T-세균이 종양의 특정 원인이라고 생각했다. 하지만 T-세균이 매우 건강한 사람들에서도 발견되는 것을 관찰하고는, 그는 병의 원인에서 숙주 자체의 조건, 즉 병에 대한 저항의 문제로 초점을 옮겼다.

---

427) 바이온이란 소낭(小囊) 형태로 무생물과 생물의 중간단계를 나타낸다고 라이히는 주장했다. 라이히는 무생물로부터 전기가 맥동하는 미립자가 발전하며, 무생물에서 원생동물문(가장 원시적인 형태의 동물인 단세포 미생물)이 발생한다고 보았다. 그는 가장 최소단위의 생명체라고 말할 수 있는 아메바와 같은 소위 원생체(protozoa)를 현미경으로 관찰하는 과정에서 다발 형태의 파란 아메바 소낭을 찾아내고는 이를 'PA-바이온'이라 명명했다. 나중에 바다 모래를 가열하여 달걀 배양기와 세균 배양기에 접붙여 놓자 새로운 배양조직이 생겨 현미경으로 관찰하니, 크고 약간 움직이는 파란색 소낭으로 이루어져 있었다. 라이히는 이것을 SAPA-바이온이라고 불렀다.
428) Wilhelm Reich, *Discovery of the Orgone2:The Cancer Biopathy*, 7장.

면역은 유기체의 자연적인 반응이며, 세균이나 바이러스 등 병의 외부 원인에만 집중하는 것은 유기체가 지닌 면역의 본질에 접근하는 것을 막는다고 주장했다. 병의 원인에서 숙주의 방어력으로 관심을 옮긴 것은 1940년대 당시에는 혁명적 발상이었다. 아주 최근에 들어서야 서구의학에서도 이러한 전일적 개념을 일부 수용하여 마음의 상태와 신체 면역체계의 중요성을 강조하지만, 라이히의 가장 핵심적인 생명에너지 개념은 아직도 널리 접근하지 못하고 있다.

암환자의 경우에는 T-세균이 빠르고 쉽게 형성되었으나 건강한 유기체에서는 T-세균이 백혈구에 의해 파괴되었다. 그러나 유기체에 T-세균이 많아지면 T-세균에 대한 이차적, 병리학적 방어체계가 만들어졌다. T-세균에 맞서 싸우다가 약해진 조직과 혈액은 좀 더 빠르게 소낭인 PA-바이온과 T-세균으로 퇴화했다. 라이히는 PA-바이온의 충전이 약할수록 현존하는 T-세균을 제거하기 위해 더 많은 PA-바이온이 만들어진다고 추론하고 다음과 같이 결론지었다. "암세포는 사실 국부적인 자기 감염에 대한 방어로서 T-세균과 싸우기 위해 혈액이나 조직으로부터 만들어진 PA-바이온의 산물이다."[429]

라이히는 동물 조직에서 암세포가 발생하는 것과 분해되고 있는 풀잎에서 원생동물이 발생하는 것이 유사하다는 것을 알고는 깜짝 놀랐다. 봄에 난 신선한 풀잎 혼합물에서 원생동물을 얻기가 매우 어렵거나 거의 불가능한 반면, 가을 풀잎에서는 수많은 원생동물을 얻을 수 있었다. 이와 마찬가지로 암세포는 더 죽어 있고 활기 없는 혈액과 조

---

429) 마이런 새라프, 『빌헬름 라이히:세상에 대한 분노』, pp.454~456.

직에서 발생했다. 원생동물과 암세포 두 가지 모두는 생물학적으로 손상되어 분해된 물질 속의 PA-바이온에서 발생했다. 라이히는 살아 있는 조직 속의 살아 있는 암세포를 관찰함으로써 암세포의 본질에 다가갈 수 있었다.

바로 라이히에게 암세포는 외부에서 침입한 이물질이 아니라 유기체가 변형된 존재이거나 그 변형에 대한 방어기제로 스스로 만들어낸 존재였던 것이다. 라이히는 백혈구가 이질적인 적을 적절하게 물리치지 못해 암이 유발된다고 보는 현대의 면역학에서 한발 더 나아갔다. 라이히는 에너지가 약화된 적혈구와 T-세균 사이에 싸움이 일어난 결과, 세포가 분해되어 PA-바이온과 T-세균으로 해체되는 과정을 강조했다.

건강과 질병, 백혈구와 세균, 건강한 세포와 암세포 사이의 생물학적 대립과 통일에 대한 사고는 앞에서 소개한 라이히의 에너지 차원의 사유과정을 통해 더욱 쉽게 이해할 수 있다. 사실 신체적 과정은 에너지나 정신의 과정과 동일한 현상이다.

앞에서 오르곤에너지와 핵에너지의 관계에 대해 탐구한 라이히의 오라누르 실험을 소개한 바 있다. 생기(生氣)인 오르곤에너지가 핵 방사능과 결합하여 정반대 성격을 지닌 사기(死氣)인 DOR(Deadly Orgone; 치명적인 오르곤에너지)로 변환되었다. 이때 사기(死氣)인 DOR은 에너지의 흐름이 막히거나 어느 한 부위로 편중되어 유발된 생명에너지의 다른 모습일 뿐이다. 오르곤에너지와 DOR은 마치 낮과 밤, 삶과 죽음과 같이 나타나는 양상만 다를 뿐 본질은 하나인 것이다.

1951년에 라이히는 오르곤에너지가 유해한 핵 방사능을 줄일 수 있는 지 알아보기 위해서 간단한 실험을 시작했다. 이후의 과정에서 그는 인간과 환경을 파괴하는 힘에 대해 포괄적인 견해를 얻었다고 믿었다. 라이히가 생각하기에 DOR이 유해한 질병의 형태로 반전하는 것은 대기와 유기체의 오르곤에너지가 자극을 받거나 차단될 때이다. 그러나 정상적인 상태에서는 DOR은 삶의 일부였다. 라이히는 이제 DOR을 죽음의 과정 일부로 개념화하기 시작했다. 라이히가 생각하기에 다양한 종류의 죽음에서 공통된 작동의 원리는 차단된 삶의 에너지였다.[430]

오르곤에너지가 막힐 때 DOR이 되고 DOR이 다시 흐르면 오르곤에너지가 된다. 이는 마치 낮과 밤이 끊임없이 대립과 조화를 반복하며 순환하는 이치와 같다. 라이히는 다음과 같은 비유를 했다.

흐르는 시냇물에서 물은 끊임없이 움직이며 물의 자체 정화를 가능하게 한다. …… 반면에 고인 물에서는 부패 작용이 제거되지 않고 오히려 더 증가한다. 아메바와 원생동물은 흐르는 물에서는 잘 자라지 못하거나 거의 자라지 못하지만 고여 있는 물에서는 풍부하게 자란다. 우리는 고인 물이나 유기체 속의 정체된 에너지 속에서 어떻게 이런 질식이 이루어지는지 아직 모른다. 그러나 그런 과정과 상태가 존재한다고 가정할 수 있는 근거는 충분하다.[431]

---

430) 위의 책, p.582.
431) Wilhelm Reich, *Discovery of the Orgone2:The Cancer Biopathy*, p.208.

물이 고여 있으면 부패가 일어난다. 부패는 죽음으로 보이지만 또 다른 삶의 과정이요 새로운 삶으로 거듭나는 순환 과정일 뿐이다. 사실 부패하지 않고 죽지 않는 존재야말로 세상에 더욱 해악을 끼친다. 못쓰게 된 폐플라스틱이나 방사능처럼 해로운 물질이 분해되지 않는다면 이 세상은 어떻게 될까?

이처럼 건강과 질병은 서로 대립하면서도 하나이다. 질병은 생체를 더욱 건강하게 만들어 주기도 하고, 건강한 생체는 언젠가는 질병을 통해 영원한 순환 과정으로 되돌아간다. 라이히가 파악한 것처럼 암 종양 역시 얼핏 보기엔 치명적인 병인 것 같지만 동시에 유기체의 문제를 해소하고 극복하기 위한 몸부림인 것이다. 라이히는 동양의 음양철학을 유기체의 생물학적 관찰을 통해 발견하고 증명한 것으로 보인다.[432] 하지만 생명력이 충분히 다하지 않은 개체의 입장에서 보면 암

---

432) 동양의 음양철학에 의하면, 대립하는 두 양상은 동전의 양면으로 둘은 상대적으로 의존하고 있다. 낮과 밤이 지구 흐름의 한 과정이듯이 삶과 죽음은 크나큰 생명 흐름의 한 과정이다. 암세포는 외부에서 침입한 이물질이 아니라 유기체가 변형된 존재이거나 그 변형에 대한 방어기제로 스스로 만들어낸 존재라고 본 라이히의 질병관은 증상이 곧 요법이라는 현대 일본의 니시의학과 일반적인 자연의학의 관점과 비슷하다. 유기체는 스스로의 이상과 문제를 극복하기 위해 자연치유력(내면의 의사)을 발동하는, 각종 질병으로 보이는 증상을 발현시킨다는 것이다.
이를테면 통증은 세포의 손상을 복구하는 과정에서 생기는 신경전류(『생명과 전기』(정신세계사, 1994)의 저자 로버트 베커는 이를 '재생전류'라고 함)의 작용이며, 열은 세균과 백혈구가 싸우는 과정에서 나타나는 증상이다. 암세포 역시 유기체의 변형이나 독소물질에 대항하는 과정에서 만들어진 최후의 방어기제일지 모른다. 증상은 생체의 방어과정이자 파괴과정인 셈이다. 증상의 방어 작용이 성공하면 새로운 건강으로 거듭나지만, 실패하면 생명의 전체적 순환에 기여하게 된다. 이런 견지에서 보면 암은 거의 최후의 방어수단이자 생명 순환에 기여하는 요소이다. 지구 생명 사회에서 버틸 수 없

세포는 확실히 문제 상황이고 극복해야 할 질병이다. 그렇다면 여기서 라이히가 말한 생명에너지인 오르곤에너지가 왜 적절하게 흐르지 못하고 막히는지 탐구해 보아야 한다.

라이히가 암세포의 생물학에 푹 빠졌을 때 '저주받은 성문제'에서 벗어나 유기체의 병리학에 집중하게 된 것에 은밀한 안도감을 느꼈다고 털어놓았다. 그러나 환자의 생활방식을 연구하기 시작했을 때 라이히는 다시 훨씬 더 깊은 차원에서 성문제에 직면했다. 라이히는 암 종양은 병의 한 증상에 불과하며 유기체의 생물학적 흐름을 막는 다양한 정서적 원인과 성문제가 있다고 보았다. 이렇게 생명에너지가 만성적으로 뒤틀려서 유발되는 암이나 심장병, 정신분열증과 같은 퇴행성 질환 혹은 만성질병을 라이히는 감염이나 외상에 의해 생긴 질병과 구분하기 위해 바이오패시(Biopathy), 즉 생체 증상이라고 호칭하였다.[433]

라이히는 예전에 성격분석을 통해 신체와 성격이 감정을 표현하거나 숨기는 방식에 엄밀한 주의를 기울였듯이 암환자들의 성격무장과 근육무장들을 날카롭게 관찰했다. 많은 경우 성울혈이 암과 연관되어 있었다. 왼쪽 가슴에 암이 걸려 뼈로 전이되어 더 이상 살 수 없다는 진단을 받은 여성에 대한 관찰을 소개한다.

을 정도의 약자 혹은 쓸모없는 사람에게는 암이 전체의 건강한 순환을 위해 역할 하는 것이다. 암은 개인에게는 비극일지 몰라도 전체 사회의 입장에서 보면 나약한 구성원을 처리해 주는 유용한 수단이다. 모든 가치는 상대적일 뿐 절대적인 선과 악은 없다.

433) 위의 책, pp.151~153.

2년 동안 불행한 결혼생활을 하던 중에 남편이 세상을 떠났다. 그녀는 남편의 성교 불능 때문에 처음에는 성적인 욕구 불만에 빠졌지만 나중에는 '그 생활에 익숙해졌다.' 남편이 죽은 후 그녀는 아이를 키우는 데만 전념하며 남성들과 어떤 접촉도 거부했다. 점차 그녀의 성적 흥분이 감퇴했다. 대신 그녀에게는 불안 상태가 생겼다. 그녀는 여러 가지 공포 기제를 통해 이런 불안 상태에 맞섰다. 내가 처음 그녀를 만났을 때 그녀는 더 이상 불안해 보이진 않았다. 그녀는 감정적으로 안정되어 보였고 그녀의 운명 전반에 대해 어느 정도 타협을 했다.[434]

라이히는 많은 암환자들을 관찰한 결과 성적인 생체-정서적 요인이 암의 주요한 원인이라고 파악했고, 암의 예방은 생체-정서적 요인을 억제하는 것으로 신경증의 예방과 동일하다고 보았다.

암환자들은 내가 지난 28년 동안 본 것, 즉 성적 장애의 폐해를 내 의식 속에 다시 또렷하게 되살려 주었다. 내가 아무리 벗어나려 애를 써도 암이란 유기체의 쾌감 결핍 때문에 조직이 산 채로 부패하는 증상이라는 사실에서 벗어날 수 없다. 지금까지 간과되었던 매우 간단한 이 사실은 단순히 부적절한 연구 방법이나 생물학의 치료 실수 때문에 일어난 것이 아니었다. 그 사실을 접하게 된 것은 내가 성경제학자로서 일관성을 지켜야 했기 때문이다. 이런 관점을 간과한 것은 삶에 대한 지배적인 생각, 즉 도덕주의, 아동과 청소년들의 성적 무력, 의학과 교육에서의 도

---

434) 위의 책, pp.160~164.

덕주의적 편견 때문이었다. 한 마디로, 삶에 대한 두려움으로 삶에 눈 감고 살아 왔으며, 수천 년 동안 조상들에게서 물려받은 태도만을 견지 했기 때문이다. 우리는 가장 중요한 삶의 기능을 금지시키고 그것에 죄 의식과 범죄의 낙인을 찍어서 사회적으로 보호해 주지 않았다. …… 우 리는 삶의 자연적인 법칙에 신뢰감을 잃어버렸으며, 이제 그 대가를 치 르고 있다.[435)]

암환자들은 성격적으로 매우 온화한 감정과 체념을 보여 주었다. 고 질적인 감정상의 평온함은 오랜 체념 끝에 반드시 세포와 혈장 내 에 너지의 고갈을 초래한다. 성격적인 면에서 체념은 심신상관적으로 세 포 기능의 수축으로 이어진다.

생물학적, 생리적, 심리적 기능들을 중심이 있는 넓은 원으로 생각해 보자. 원둘레가 줄어드는 것은 성격적, 감정적 체념에 상응하여 일어난 다. 원의 중심(핵)은 아직 손상되지 않은 상태이다. 그러나 수축과정이 점점 생물학적인 핵심을 향해 다가온다. 이런 생물학적 핵심은 모든 혈 장 세포 기능의 총합에 불과하다. 수축과정이 이 핵심에 도달하면 혈장 자체도 움츠러들기 시작한다.[436)]

라이히는 유기체의 핵심에서 수축이라는 변수가 작용해서 결국에 는 흥분과 정서의 감소, 즉 그가 '정체'라 부른 감정에 도달한다고 가

---

435) 위의 책, pp.402~403.
436) 위의 책, pp.210~211.

정했다. 그는 암환자의 여러 부위에서 근육경련이 일어나고, 특히 가슴과 골반 같은 성감대에서 종양이 발생하는 것을 발견했다. 또 암환자는 고질적으로 호흡이 부족한 것으로 드러났다. 근육경직과 호흡 위축은 종양에 이르는 사멸 과정의 일부였다. 확장과 수축, 이완과 긴장이라는 삶과 오르가즘의 정식에서 암은 심신상관적으로 과도한 수축 과정으로 이해할 수 있다.

라이히는 환자의 정서와 감정을 해소하기 위해서는 '정신의학적 오르곤요법'을 사용하였고, 신체적 에너지 흐름을 증진시키기 위해서 오르곤 축적기를 이용하는 '신체적 오르곤요법'을 실시했다. 이와 같이 정신과 신체를 상호 영향을 미치는 하나로 보고 심신을 동시에 치료하는 오르곤에너지 의학은 현대의 전일적 심신의학의 효시라 할 수 있다. 또한 오르곤에너지 의학은 동양의 기의학과 기치료 접근법과 방법론은 달라도 동일한 개념과 원리에 근거하고 있다고 볼 수 있다.

라이히는 심신상관적인 전일적 건강과 인체의 자연치유력에 근거하여, 약물이나 외부의 도움보다는 인체 스스로의 자연치유력에 의존할 것을 권장했다. 동물들조차도 자신의 몸이 아플 때는 본능적으로 그것을 어떻게 치료해야 하는지에 대한 감각을 가지고 있는데, 사람들은 몸이 던져 주는 자연의 목소리에 전혀 귀 기울이지 않고 조금만 아프면 오로지 약물과 주사에 의존하는 것이 오랜 습관이 되어버렸다고 라이히는 심각하게 우려했다. 많은 약물들이 치료효과를 보이고 있다는 것은 반대로 미생물을 살상하는 능력이 그토록 탁월하다는 것인데, 이 약물들이 우리 몸의 전일적인 기능을 약화시키지 않을 수는 없다는 것이다. 우리 몸의 정상 기능들은 전혀 손상시키지 않으면서 오로지 병원균만 살상하는 약이 개발된다는 것은 불가능한 일이며, 결국 멀지 않은 장래에 화학약물에 의존하는 치료법은 심각한 위기에 처하게 될 것이라고 라이히는 경고했다.

현대의학의 위험성에 대한 경고와 전일적 의학에 대한 예견은 그의 선지자적 혜안을 다시 한 번 섬뜩하게 느끼게 해준다.

제4절 전일적 사회와 자연주의적인 종교

최근 들어 각 학문 간의 경계를 뛰어넘어 대화와 통섭을 통해 학문의 대통합을 이루어야 함을 역설하는 조류가 일고 있다. 라이히는 인문·사회과학과 자연과학을 통합해 새로운 것을 만들어내는 범학문적 연구의 선구자이기도 하다. 정신분석의사에서 성혁명과 사회혁명 실천가로, 그리고 자연과학자와 자연의학자를 거쳐 우주적 오르곤에너지를 새롭게 탐구해 나간 빌헬름 라이히의 끊임없는 사상적 변천사를 보면, 그의 삶 자체가 모든 학문을 관통해서 달려간 듯한 인상을 받는다.

종국에 라이히는 우주 오르곤에너지를 발견함으로써 그때까지 추구해 온 사상적 궤적을 하나로 명확하게 꿰뚫게 되었다. 1946년 이후 라이히는 『에테르, 신과 악마(Ether, God and Devel)』를 쓰면서 전일적 사유에 대한 더욱 명확한 통찰을 얻게 된다.

그에 의하면 원시적인 우주에너지를 꿰뚫어볼 수 없었기 때문에 인간은 '신비주의'와 '기계주의'라는 두 가지 사상 체계를 나누어 세웠다는 것이다. 이 두 체계는 본질적으로 '신'과 '에테르'라는 개념을 중심으로 만들어졌다. 신은 정신적이고 영적이고 형이상학적이며 신비주의적이고 종교적인 모든 현상 배후에 존재하는 반면, 에테르는 에너지적이고 물질적이고 기계주의적이며 과학적이고 객관적인 과정 배후에 존재한다. 우주 오르곤에너지는 신과 에테르의 우주적 근원으로 신과 에테르처럼 사방에 존재하고 모든 것에 스며든다. 우주 오르곤에너지는 자연의 물리적 과정과 인간 유기체의 인식과정 모두의 배후에 존재하며, 정신적 신과 물리적 에테르 모두를 관통하고 있다.[437][그림 24]

또 라이히는 오라누르 실험을 하던 1951년 늦봄에 그림 그리기에 흥미를 갖게 되었다. 그는 그림을 통해 그 자신을 더 날카롭게 인식함과 더불어 전체적으로는 예술과 과학 사이의 조화를 인식하게 되었다. 예술과 과학은 별개의 것이 아니라 하나로 어우러질 수 있다는 통찰을 하기에 이르렀다.

각자 세계에 대한 그림을 가지고 있었던 뉴턴과 괴테는 정반대의 인물들이 아니다. 그들의 시점은 타협될 수 있고 타협될 것이다. 과학자와 예술가는 겉보기처럼 서로 섞일 수 없는 완전히 다른 두 세계가 아니다. 사실, 기초 자연과학 연구에서 그 둘이 정반대였던 적은 한 번도 없었다.[438]

437) Wilhelm Reich, *Ether, God and Devel*(New York:Orgone Institute Press, 1949), pp.13~51.
438) Wilhelm Reich, *"Oranur Project:The Orgonomic Anti-Nuclear Radiation Project"*(Rangeley, Me.:Orgone Institute Press, 1950), 328.

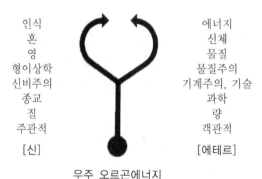

인식　　　　　　　　　　　에너지
혼　　　　　　　　　　　　신체
영　　　　　　　　　　　　물질
형이상학　　　　　　　　　물질주의
신비주의　　　　　　　　　기계주의, 기술
종교　　　　　　　　　　　과학
질　　　　　　　　　　　　량
주관적　　　　　　　　　　객관적

[신]　　　　　　　　　　　[에테르]

우주 오르곤에너지

원초적 에너지
우주적으로 존재
모든 것을 관통하고 있음
모든 에너지(운동)의 기원
생물체 내의 생물학적 에너지
우주에서 은하계의 기원

〈그림 24〉 신, 에테르, 그리고 오르곤에너지 사이의 기능적 관계[439]

사실 문명이나 과학이 자연과 대립하거나 경쟁하지 않고 자연과 조화를 이루며 발전하는 게 바람직하다는 그의 생각은 자연스런 욕망을 긍정하는 그의 성이론에서 이미 시작되었다. 성충동인 리비도를 억압하거나 승화시킴으로써 무질서를 극복하고 문명을 발전시킬 수 있다는 프로이트의 문화이론을 라이히는 애초부터 거부했다. 자연과의 대립 속에서 탄생한 문명은 신경증적이고 병적인 문화로 전락할 수밖에 없다는 것이다.

라이히의 예견을 증명이라도 하듯이 자연에 맞서며 발전한 현대 물

마이런 새라프, 『빌헬름 라이히:세상에 대한 분노』, p.597에서 재인용.
439) Wilhelm Reich, *Ether, God and Devel*, p.51.

질문명의 폐해와 위험성은 최근 들어 더욱 심각한 양상을 보이고 있다. 한국정신과학학회 논문집인 『氣와 21세기』에서 자연과 어우러지는 미래의 새로운 '정신과학'에 대한 전망을 다음과 같이 예견하고 있다.

> 정신과학 연구가 중요한 이유는 지금까지 물질과학에 기반을 둔 대부분의 연구 결과들이 자연과 조화를 이루지 못하고 있기 때문이다. 말하자면 현대과학은 자연과 동떨어진 인간만의 기술이요 창조인 것이다. 다시 말해 자연의 입장에서는 파괴인 것이다. 정신과학은 자연과의 전체적인 조화, 기와 의식과 물질의 합일에 의한 완전한 과학을 지향하고 있다. 따라서 이 정신과학은 새로운 시대를 위한 새로운 과학기술이라 할 수 있다.[440]

처음에 라이히는 본능을 억압하고 금지하는 자아의 속성은 절대적으로 환경의 영향에 의해 형성된 것으로 보았었다. 하지만 1952년 자연현상에 대한 애정 어린 관찰이 덧보이는 『우주의 겹침(Cosmic Superimposition)』을 출판한 이후 그의 사고방식에 약간의 변화가 일어났다. 그 책의 마지막 장인 '자연에서 이성의 정착(The Rooting of Reason in Nature)'에서 라이히는 오랫동안 관심을 기울였던 인간의 갑옷 형성이 어떻게 이뤄졌는가 하는 기원의 문제를 자세하게 다루었다.[441]

---

440) 박병운, 정재서 외, 『氣와 21세기』, p.39.
441) Wilhelm Reich, *Cosmic superimposition*(New York:Orgone Institute Press, 1951), 8장.

이전에 라이히는 인간의 초기 역사에서 모계사회가 가부장적 형태로 옮겨가면서 자연적인 본능이 억압당하게 되었다고 보았다. 즉, 인간의 갑옷 형성이 사회적, 경제적 영향력보다 부차적이었다고 간주했었다. 이제 그는 순서를 바꾸어 갑옷 형성의 과정이 먼저 있었다고 가정했다. 그리고 오늘날 역사 시대 내내 갑옷을 입은 인간을 재생산했던 사회적, 경제적 과정은 이미 최초의 생물학적 탈선 때문에 생겨났다는 것이다.

인간은 언제부터 생각하게 되었는지 알지 못하지만, 점차적으로 자연과의 강한 오르곤적 접촉과 조화를 넘어 사고하기 시작했다. 라이히는 바로 자아의식, 특히 자기 인식의 형태로 나타나는 인간의 이성 자체가 이런 갑옷의 형성을 유발한다고 서술했다.

> 인간은 자신의 존재와 작용에 대해 생각하게 되면서 무의식중에 스스로를 거역하게 되었다. 그것은 파괴적인 방식이 아니라 갑옷 형성의 기원점이 되어 줄 수 있는 방식으로 이루어졌다. …… 인간은 겁이 났고 인류 역사상 처음으로 내적 공포와 놀라움에 맞서기 위한 갑옷을 입기 시작했다. 노래기는 어느 발을 먼저 내밀고 어느 발을 다음에 내밀까 고민하기 시작하면서부터 얼어붙은 듯이 한 발도 움직일 수가 없었다. 이 유명한 우화에서처럼 자기 자신에 대해 사유하기 시작하면서 인간에게 첫 번째 감정적 차단이 생겼을 것이다. 무엇으로 인해 이렇게 감정적 차단이 일어나게 되었는지, 유기체의 통일성과 천국을 영원히 잃어버리

게 되었는지 말하기는 불가능하다.[442]

여기서 라이히는 자아의식이 생겨나면서 스스로를 거역하는 속성이 함께 일어났다고 하며, 놀랍게도 이드(본능)와 자아 사이의 '무언의 적대감'을 가정했던 프로이트적인 사고와 가까워진다. 자아는 이드에게 압도당할 것을 두려워하게 되고, 사유와 자기 자신의 임무를 수행하기 위해 이드에 대항하려 한다는 것이다.

하지만 라이히는 이드와 자아의 분열을 불가피한 것으로 간주하지 않고, 위대한 예술가와 과학자들처럼 감각과 이성의 통일성을 유지할 수 있다고 주장했다. 오르곤에너지에 대한 지식을 통찰하면 인간은 이성을 이용해서 자신의 깊은 마음과 감정, 쾌감의 흐름과 가까워질 수 있고, 인간이 자기 자신을 인식하면서 생긴 분열은 극복될 수 있다고 보았다.[443]

인간의 역사에서 인간이 기울인 가장 격렬한 노력에 의해 많은 사람들이 자연의 흐름에 적응하는 것이 가능해졌다. 갑옷의 차단에 대한 우리의 설명이 맞는다면, 인간은 고향인 자연으로 되돌아갈 수 있을 것이다. 그리고 오늘날 극소수의 사람들에게만 예외적으로 일어나는 일이 모든 사람들에게 일어나게 될 것이다.[444]

---

442) Wilhelm Reich, *Cosmic superimposition*, pp.293~294.
443) 마이런 새라프, 『빌헬름 라이히:세상에 대한 분노』, pp.609~610.
444) Wilhelm Reich, *Cosmic superimposition*, p.295.

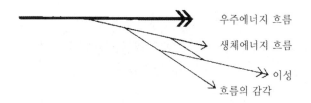

자연에 뿌리내린 인간; 자연과 문화의 조화

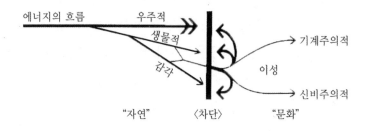

자연에서 분리된 인간; 자연과 문화의 대립

〈그림 25〉 자연에 조화롭게 뿌리내린 인간과 자연에서 분리된 인간[445]

　본능과 이성, 자연과 문명, 예술과 과학의 조화와 통합은 그들 모두
의 근원인 우주 오르곤에너지에 대한 인식에서만 자연스럽고도 온전
히 이루어질 것이다. 라이히의 이런 전체적 사고 태도는 종교적 혹은
영적인 영역에까지 확장되어 '자연적인 종교'를 주창하기에 이른다.
그는 "신을 자연법칙이 인격화된 것으로, 인간을 자연과정 속에 포
함되어 있는 것으로 이해할 때에만, 종교는 자연과학과 화해할 수 있

---

445) 위의 책, p.296.

다."[446]고 보았다. 그는 '신'이라 불리는 것과 '오르곤에너지'는 동일한 속성을 지닌 동일한 것이라고 주장했다. 우주 오르곤에너지는 정신적 신과 물질적 에테르로 각기 다르게 표현될 뿐 동일한 존재이다.[447]

사실 초기부터 라이히는 프로이트와 사회주의자들처럼 신비주의나 조직화된 종교를 신랄하게 반대했다. 프로이트의 정신분석학에서는 모든 종교적 체험들은 본질적으로 정신적인 환상에 기초하고 있는 것으로 분석했다.[448] 또한 프로이트의 견해에 따르면, 종교에 쉽사리 빠져드는 사람들은 감정적으로 미성숙한 상태에 놓여 있는 경우가 대부분이라는 것이다. 즉 유아기에 자신의 아버지를 전지전능한 존재로서 의지하는 그러한 감성적 상태가 그대로 연장되어 절대권능의 신적인 존재에게 의지하고자 하는 심리상태를 보인다는 것이다.

더 나아가서 프로이트는 소위 초월적인 정신체험이나 영적 체험 그 자체가 체험자 개인의 정신적인 불안정이나 신경병의 발현이라고 주장한다. 세상에 갓 태어난 신생아는 자신의 주위 환경과 자신을 명확

---

446) 빌헬름 라이히, 『오르가즘의 기능』 p.401.

447) 『Ether, God and Devel』의 2장 '인간 사고의 두 근본기둥: 신과 에테르', 그리고 6장 '우주 오르곤에너지와 에테르'에서 이들 속성의 유사성을 자세히 비교하고 있다.

448) 프로이트의 저서들 중에서, 『환상의 미래(The Future of an Illusion)』, 『문명 속의 불만(Civilization and Its Discontents)』에 이러한 관점이 구체적으로 서술되어 있다. 문명 속의 불만(Civilization and Its Discontents)에서 프로이트는 정신분석학을 현대과학의 한 분과로 주장하면서 환상인 종교적 세계관과 구분하고자 했으며, 정신분석학으로 종교를 대체하고자 했다. 또한 그의 가장 후기 저작 중의 하나인 『모세와 일신교(Moses and Monotheism)』에서 프로이트는 종교 체험을 다음과 같이 묘사하기도 했다. "나는 소위 종교적인 체험들이 오히려 그 체험자들의 개인적인 정신병리학적 증세에 바탕을 둔 것이라는 사실을 결코 의심해 본 적이 없다……"

히 구별하지 못하는 몽롱한 의식 상태에 놓여 있는데, 신비체험이란 일종의 이러한 유아기 때의 심리상태로 퇴행하는 것[449]이라고 프로이트는 결론짓는다.

초기 라이히가 지닌 종교적 관점은 이러한 프로이트의 사고를 계승하였으며, 구조적으로 더욱 심층적인 분석을 더하여 권위주의적 가족과 국가(특히 파시즘)의 이데올로기와 종교를 연관시켜 파악하였다. 권위주의적 가족, 독재적 국가, 신비주의적 종교의 연결고리에 대한 심층적 분석은 라이히의 저서 『파시즘과 대중심리』에 자세히 묘사되어 있다.

한마디로 가부장적 가족 태도는 자녀들에게 권위주의적 신에 의존적인 종교심을 주입하고, 이는 파시즘과 민족주의에 기여하는 대중심리의 기본요소라는 것이다. '아버지 하나님'과 같은 표현에서 잘 나타나듯이, 신에 대한 표상이 아버지에 대한 이미지와 동일하며, 따라서 종교의 심리적 내용은 유년기의 가족관계에서 유래되었다는 것이다.

그렇다면 종교적 믿음과 체험은 대중에게 참다운 만족을 줄까? 라이히는 종교가 실제적 충족에 대한 '환상적인 대체충족'이라고 확신한다. 이는 종교가 외부세계로부터 자유와 구원을 구한다는 것에서 확인된다. 이것은 "종교는 민중의 아편이다."라는 맑스의 테제와도 완전히 일치한다.

실제로 종교의 신비체험은 흥분제와 동일하게 자율적인 생체기관

---

449) 영적 체험이나 신비체험이 무분별한 유아기 상태로의 퇴행에서 일어나기도 하지만, 자아를 초월한 초월의식 상태에서도 일어난다는 사실을 간과해서는 안 된다. 하지만 정신적 추구나 종교적 맹신의 경우, 많은 부분 정신적 성숙이 아닌 유아적 의존심에서 이뤄지는 게 사실이다.

속에서 흥분을 일으킨다. 이러한 종교적인 신비주의의 기능은, 인민들이 그들의 현실적인 비참함이 원래 어디에서 근원하고 있는가 하는 사회적인 본질을 꿰뚫어보지 못하게 만들고, 이 사회적 모순에 대항하는 의식 자각을 갖지 못하도록 막는 역할을 담당해 왔다는 것이다.

> 많은 가부장적 종교들의 오르가즘적 성격은 많은 사회학자들이 오래전에 입증했다. 동시에 가부장적 종교들은 정치적으로 항상 반동적인 속성을 갖는다는 점도 분명해졌다. 모든 계급사회에서 가부장적 종교들은 항상 권력을 가진 계층의 이해에 봉사하며, 대중들의 비참함을 신의 의지로 돌리고 내세에 관한 멋진 말로 행복에 대한 요구를 연기시킴으로써 대중들의 비참함을 제거하는 것을 실제로 방해하고 있다.[450]

확실히 단순한 경건한 신앙심에서 완전한 종교적 황홀감에 이르기까지 모든 종교적 흥분은 어떤 특정한 점에서 성기관의 흥분과정, 즉 오르가즘적 흥분현상과 조우한다. 하지만 모든 가부장적 종교의 근본 이념은 성적 욕망의 부정, 즉 금욕에 바탕을 두고 있다. 왜 종교는 종교적 황홀감과 비슷한 성질의 성기적 오르가즘을 흔쾌히 용인하지 않고 죄악시할까? 그 의도는 진정 속된 쾌락을 버리고 지고의 체험으로 대중을 인도하려는 신적인 사랑에서 나왔을까? 이에 대한 라이히의 분석은 잔인할 정도로 날카롭다.

---

450) 빌헬름 라이히, 『파시즘의 대중심리』, p.218.

종교적 인간은 실제로는 완전한 무력감에 빠져든다. 성적 에너지가 억압되기 때문에 그는 생활의 어려움을 처리하는 데 필요한 공격성뿐 아니라 행복을 위한 능력도 상실했다. 그는 무력해질수록 자신을 보호해주고 도와주는 초자연적인 힘의 존재를 더욱더 믿게 된다. 따라서 그가 몇몇 상황들에서 신념에 대한 믿을 수 없을 정도의 힘, 즉 수동적이지만 결사적인 용기를 발전시킨다는 것은 이해할 만한 일이다. 그는 이러한 힘을 대단히 즐거운 육체적 흥분에 의하여 생겨나는 종교적 신념에 대한 애정으로부터 창출한다. 그렇기 때문에 그는 그러한 힘이 '신'에게서 나온다는 것을 자연스럽게 믿게 된다. 그러므로 신에 대한 그의 열망은 사실 성적 사전-쾌락(전前성기적 쾌락)의 흥분에서 유래하여 발현해 줄 것을 호소하고 있는 열망이다. 구원은 단지 신과의 환상적인 합일, 즉 충족과 긴장완화의 환상적인 합일 속으로 육체적 긴장이 사라져버릴 때만 쾌락적일 수 있는 육체적 긴장으로부터의 구원일 뿐, 그 이상의 어떤 것이 아니다.[451]

이 인용문에서 라이히는 종교의 성적 부정은 신도들로 하여금 무력감에 빠뜨려 종교 그 자신에게 복종하도록 하는 의도를 지닌 것으로 간파했다. 사실 종교적 계율은 강제적 결혼제도, 성을 억압하는 윤리적 도덕과 법률을 내세워 스스로를 옹호하고 유지시키는 가부장적 가족 체제와 권위주의적 국가에서 유래되었다고 볼 수 있다.

또 라이히에 의하면 신에 대한 열망, 종교적 황홀감은 성기에 의한

---

451) 위의 책, p.218.

완전한 오르가즘에 도달하기 이전의 쾌락, 즉 전(前)성기적 쾌락의 형태이며, 환상 속의 행복을 추구하는 것이라고 보았다. 하지만 종교적 인간이 종교적 상상의 도움으로 강력한 흥분 속으로 빠지게 되면, 만족에 거의 도달하지만 실제의 육체적 긴장완화는 가져오지 않는 생장적으로 짜증스러운 상태도 육체적 흥분과 함께 증가한다.

사실 긴장완화가 이루어지지 않는다면 성적 흥분은 매우 파괴적이고 고통스러운 것이 된다. 종교적 황홀상태는 결코 방출될 수 없는 자율신경체계의 성적 흥분일 뿐이다. 종교적 흥분은 반(反)성적일 뿐 아니라, 그 자체로 대단히 성적인 것이기도 하다. 그것은 또한 도덕적인 동시에 완전히 반자연적이다. 성경제학적 관점에서 볼 때 종교적 흥분은 비위생적이다. 따라서 금욕적인 종교집단만큼 히스테리와 도착이 많이 발생하는 사회 계층은 없다. 그리고 지금까지 인류의 큰 전쟁들이 많은 경우 종교라는 이름으로 자행되었으며, 대량살육들이 종교에 의해 저질러졌다.

원래 원시 종교는 종교적인 것과 성적인 것을 하나의 통일체로 인식했다. 자연법칙에 근거한 모계사회에서 성적 쾌락은 인간을 일반적인 자연과 결합시켜 주는 좋고 아름답고 행복한 것이었다. 그러나 가부장적 계급사회로 이행하면서 성적 감정과 종교적 감정이 분리되었고, 성적인 것은 나쁜 것, 지옥 같은 것, 악마적인 것이 되었다. 종교 예식은 성적 예식과 분리되었고, 성적 예식은 매음굴, 포르노그래피, 은밀한 성 등과 같은 야만상태에 자리를 내주었으며 더 이상 존재할 수 없게 되었다.

하지만 라이히가 종교적 감정과 체험 모두를 환상이라든가 오르가즘의 대체물로 부정한 것은 아니다. 인간이 자연과 대우주의 한 부분으로서 일반적인 자연과정과 연관된 감정으로 신과의 결합을 체험할 때, 그들이 경험하는 육체의 자율신경적 흐름과 그러한 흐름이 만들어내는 황홀상태는 진실이라고 보았다. 그리고 라이히는 성기적 성격의 건강한 종교 체험과 성을 배제하는 신비적 체험의 차이점을 다음과 같이 비교하기도 했다.

> 건강한 욕구와 욕구를 만족시킬 수 있는 능력은 자연스러운 자존심을 만들어낸다. 하지만 신비주의적 인간은 방어를 형성함으로써 발작적이고 내적으로 도덕적인 자존심을 갖게 된다. 민족주의적 정서와 마찬가지로 신비주의적 인간의 자존심 역시 방어적 태도에서 창출된다. 신비주의적 인간의 자존심은 겉으로 보기에도 자연스러운 성기적 만족에서 도출되는 자존심과 다르다. 신비주의적 인간은 과장되고 자연스럽지 못한 행동을 보이며, 성적 열등감을 그 특징으로 갖는다. 이 점이 '도덕' 교육을 받은 인간들이 왜 '명예', '순수성' 등과 같은 정치적 반동의 표어에 쉽게 감동하는지 잘 설명해 준다. 그런 사람들은 자신이 명예롭고 순수하다는 것을 스스로에게 부단히 일깨워야 한다. 성기적 성격은 자발적으로 순수하며 명예롭기 때문에 스스로를 일깨울 필요가 없다.[452]

라이히에게 신비체험의 본질은 종교가 주장하듯이 형이상학적 초

---

452) 위의 책, pp.250~251.

월상태만이 아니라 지극히 현실적이며 생물학적인 체험과도 연관되어 있다. 생물적인 과정으로서 성행위와 성행위가 가져다주는 오르가즘 체험은 분명히 환상이 아니며, 지극히 실제적인 체험이다. 따라서 궁극의 신비체험인 '우주적 합일'의 무아 경지는 역시 환상이 아니며, 오히려 오르가즘이라는 원초적인 체험의 확장된 형태에 속하는 것이라고 라이히는 통찰하였다.

　성적인 오르가즘이라는 관점에서 신비체험을 바라보는 그의 독특한 관점은 나중에 우주 오르곤에너지의 존재를 인식하게 되면서부터 더욱 포괄적이고 심오한 개념으로 발전하게 된다. 우주 오르곤에너지라는 하나의 원리 안에서 종교와 섹슈얼리티는 더 이상 대립적인 존재가 아니라 하나로 만난다.[453] 더 나아가 인간의 원초적 본능인 섹슈얼리티가 우주적 오르가즘이라는 차원으로 고양되는 길이 활짝 열린다.

---

453) 『Ether, God and Devel』의 4장 '애니미즘, 신비주의, 그리고 기계주의'에서 종교와 섹슈얼리티의 분리와 통합에 대해 자세히 다루고 있다.

제6장
나오는 말

독일 문학의 최고봉인 괴테는 일찍이 "사랑과 욕망은 위대한 행위를 위한 영혼의 날개이다."라고 하며 인간 삶의 근본적 추동력을 간파한 바 있다. 라이히는 바로 인간의 가장 근원적인 욕망인 성과 사랑의 문제에 대해 적나라하게 깊이 파고들었고, 성에너지를 생명에너지를 넘어 우주 오르곤에너지로 확장해 나감으로써 삶의 본능에너지를 영혼의 날개로 펼쳐나가는 과정을 몸소 보여 주었다. 그의 치열한 삶은 본능과 이성, 자연과 문명, 신체와 정신, 성과 종교, 과학과 예술, 기계주의와 신비주의 등의 이원론에 의해 분열된 인류의 불행과 병리에 맞서 싸워 온 지난한 역정이었다.

의사로서 활동하였던 20대에 라이히는 이미 프로이트의 수제자 중한 사람으로 손꼽혔으나, 프로이트에 안주하지 않고 성격분석 이론으로 프로이트의 정신분석을 발전시키면서 생물학적 토대를 갖춘 오르가즘론으로 리비도 이론을 한층 심화했다. 여기에 그치지 않고 사회의계급 해방을 추구한 맑스주의를 결합하여 인간 주체의 욕망 해방과 함께 그것을 방해하는 사회 환경을 동시에 변혁하려 했다.

1920~1930년대에 라이히는 이미 개인 심신의 병리뿐 아니라 사회적 병리가 성문제와 깊이 연관되어 있다는 사실을 간파하였고, 성과 결혼 그리고 가족관계 등에서 사회적으로 커다란 변화의 물결이 일 것이라고 예견하였다. 또 삶의 에너지가 억압되지 않는 성에너지로 꽃피워 나야 하듯이 강제되지 않는 즐거운 노동으로 표현되어야 한다는 그의 노동민주주의 사상은 노동의 윤리가 붕괴되고 물신주의로 숨 막히는 현대 사회에 시사한 바가 크다.

라이히는 1930년대 중반부터는 프로이트에서 비롯된 정신분석을 통한 심리치료라는 접근법에서 완전히 벗어나 신체적 생체에너지(life energy)를 회복시킴으로써 환자를 전일적으로 치료하는 전혀 새로운 심리치료법으로 나아갔다. 1934년부터 1939년까지 노르웨이에 머물고 있던 시절 동안 라이히는 일련의 자연과학 실험을 통해 이러한 치료법을 거의 체계화시켰고, 이것을 '생장요법(vegetotherapy)'이라고 불렀다. 생장요법의 본질과 목적은 성격갑옷과 근육갑옷에 갇힌 오르가즘의 잠재적인 힘을 해방시켜 생체물리학적인 균형을 회복함으로써 무의식적인 요소를 의식하게 하는 한편 생장력을 해방시키는 데 있다. 이런 신체-정신의 통일적 치료에 대한 라이히의 기법은 이후 '신체심리치료'(body psychotherapy)라 불리는 새로운 치료분야의 등장에 지대한 영향을 끼쳤고, 이러한 몸과 마음의 전일적 의학은 현대에 들어서야 비로소 대두되고 강조되고 있을 정도로 라이히의 선구적 면모를 유감없이 보여 주고 있다.

라이히는 1930~40년대에 이미 몸과 마음을 물질과 정신으로서 완전히 별개의 것으로 생각하는 서구 이원론적 사고체계에 토대를 둔 현대의학과 정신분석학에 대하여 신랄하게 비판했다. 몸과 마음을 통합하는 그의 전일적 사상은 생명에너지인 오르곤에너지의 발견 이후 더욱 명확해지고, 그의 치료법은 생장요법이란 용어 대신에 오르곤요법으로 칭해지게 되었다.

바로 1930년대 후반부터 우주적 생명에너지인 오르곤에너지를 발견하게 됨으로써 그의 성이론과 생명사상, 전일적 의학은 더욱 포괄적이고 심오한 개념으로 발전하게 되었다. 오르곤에너지는 현재에도 여전히 논란의 쟁점이 되고 있는 미지의 우주에너지로 동양에서 말하는 기(氣)나 프라나(Prana)와 동일한 개념이다.

라이히는 참다운 기(氣)의 과학자라고 일컬어질 정도로 미지의 에너지에 대한 체계적이고도 과학적인 실험연구를 최초로 실천한 선구자이다. 라이히는 프로이트의 생리적, 심리적 본능에너지인 리비도 혹은 이드를 실제적인 에너지에서 찾았고 이윽고 성에너지의 실체를 밝히게 된다. 그리고 라이히는 성에너지와 오르가즘 정식에서 원형질(아메바) 운동으로 나아가 생명에너지에 도달하고, 급기야는 대기 중에 충만한 우주에너지인 오르곤에너지에 도달하게 된다.

라이히에게 리비도, 이드, 성에너지, 생의 비약, 생명에너지, 오르곤에너지, 우주에너지는 하나의 실체로서 볼 수 있고, 측정할 수 있고, 적용할 수 있는 우주 자연의 에너지이다. 1930년대에 이미 라이히가 이 미지의 에너지를 오르곤에너지라 명명하고 그에 대한 과학적 탐구를 시작했으며, 그것을 활용하는 장치까지 만들었으니 놀라운 일이 아닐 수 없다.

라이히는 우주 오르곤에너지를 발견함으로써 그때까지 추구해 온 사상적 궤적을 하나로 명확하게 꿰뚫게 되었다. 우주 오르곤에너지는 정신적이고 형이상학적이며 신비주의적 신(God)과 에너지적이고 물질적이고 기계주의적 에테르(Ether)와 동일한 우주적 근원으로 신과 에테르처럼 사방에 존재하고 모든 것에 스며든다. 우주 오르곤에너지는 자연의 물리적 과정과 인간 유기체의 인식과정 모두의 배후에 존재하며, 정신적 신과 물리적 에테르 모두를 관통하고 있다. 이제 우주 오르곤에너지의 인식과 개념 안에서 본능과 이성, 자연과 문명, 예술과 과학, 신비주의와 기계주의, 신과 에테르, 성과 종교가 자연스럽게 하나로 녹아든다.

라이히에게 성적인 오르가즘은 종교에 반하는 죄악이 아니며, 형이상학적 초월상태만이 아니라 지극히 현실적이며 생물학적인 체험과도 연관되어 있다. 궁극의 신비체험인 '우주적 합일'의 무아 경지 역시 오르가즘이라는 원초적인 체험의 확장된 형태에 속하는 것일 뿐이다. 이로써 인간의 원초적 본능인 섹슈얼리티가 종교와 대립하지 않고 우주적 오르가즘이라는 차원으로 고양되는 길이 활짝 열린다.

정신분석의사에서 성혁명과 사회혁명 실천가로, 그리고 자연과학자와 심신의학자를 거쳐 우주적 오르곤에너지를 새롭게 탐구해 나간 빌헬름 라이히의 치열한 탐구과정의 중심에는 항상 성과 사랑의 수수께끼가 숨어 있다. 성 과정은 생명 과정과 동일하며, 긴장과 이완, 충전과 방전의 리듬을 춤추듯이 조화롭게 반복할 때 그 과정은 건강하고 아름답다. 이러한 인간과 모든 유기체, 그리고 자연과 우주에 내재된 법칙에 대한 발견은 동양의 음양 사상과 흡사한 것으로, 우리 인간이 어떻게 자연과 우주와 조화하며 건강하고도 행복하게 살아갈 수 있는지를 각성시켜 준다.

그런데 라이히에 대한 후대의 평가는 그의 주장이 혁명적인 만큼 극에서 극을 달릴 정도로 엇갈리고 있다. 초기 프로이트의 수제자로서 정신분석학에 기여한 성격분석 이론을 창안하고, 정신분석과 맑스주의를 결합하여 성욕망의 문제를 사회적 관계와 결부시킨 최초의 인물로 프로이트-맑스주의의 흐름을 만들어낸 사람으로 좋게 평가되는 경우도 있다. 하지만 많은 사람들은 성해방을 외친 초기 라이히를 프리섹스주의자나 오르가즘 전도사 정도로 폄하하고, 오르곤에너지에 대한 발견과 과학적 활용을 시도한 후기 라이히를 정신분열증이나 편집증에 걸려 황당무계한 사상에 사로잡힌 미치광이 정도로 치부해버리곤 한다.

라이히의 성해방과 성혁명 사상을 단순히 금욕주의에 반하는 '쾌락주의'에 편입시키는 것은 편협한 발상인 것으로 보인다. 라이히가 주장한 성경제학적 도덕은 어린이와 청소년에 대한 금욕, 절대적이고 영원한 정조, 강제적 결혼제도와 같은 외부적 규제나 강제적 억압이 아니라 유기체의 자율적 조절 능력에 근거하고 있다.

충동이론과 관련하여 라이히는 프로이트가 억압받은 반사회적 충동과 표면적 충동의 '이원적인 구조'로 본 것에 대해서, 자연스런 일차적 충동-반사회적인 이차적 충동-표면적 충동의 '3중 구조'를 제시했다.

프로이트는 무의식을 주로 반사회적인 충동으로 구성된 것으로 보고, 그 반사회적인 충동들이 인간의 내면에 있는 것으로 상정하였다.

이에 대해서 라이히는 '반사회적인 충동들'은 인간의 '생물학적인 자연스런 충동'이 사회에서 억압되어서 왜곡되어 나타난 것이라고 주장하였다. 여기서는 이미 왜곡된 '반사회적인 충동들'을 억압하는 문명론은 문제해결의 부차적인 방식이 되어버린다. '자연스런 일차적 충동'이 건강하고 유쾌하게 펼쳐져 나가게 하는 것이 문제해결의 핵심이 되는 것이다.

그러므로 라이히가 말하는 욕망 해방은 일반인들이 우려하는 바와는 달리, 무분별하게 욕망을 탐닉하는 것이 아니라 인간 본래의 자연스런 본능을 만족시켜 반사회적인 이차적 충동이 근본적으로 유발되지 않도록 하는 데 있다는 사실을 인식할 필요가 있다. 더불어 라이히는 반사회적인 이차적 충동에 대한 규제의 필요성도 간과하지 않고 있다. 라이히가 문제 삼는 것은 어디까지나 지배계급의 이익을 위한 과잉억압, 자연스런 본능에 대한 억압인 것이다.

자연스런 본능의 만족을 통한 오르가즘에 이르는 길이 라이히가 생각하는 성해방의 방식이다. 그런데 이러한 성해방으로 나아가는 데는 개인 내적인 장애물과 사회적인 장애물이 있다고 보았다. 라이히는 양자를 동시에 강조하였고 전자와 관련하여 성격분석을 통한 생장요법을, 후자와 관련하여 성정치를 통한 성해방을 강조하였다.

라이히가 긍정한 성충동의 자기조절 이론은 자기 절제의 기술을 통해 쾌락의 활용을 설파한 프랑스의 철학자 푸코(Michel Foucault)의 성이론과 비슷하게 보이지만 완전히 다른 개념 위에서 전개되었다. 푸코가 말하는 쾌락의 활용은 고대 그리스의 플라톤과 아리스토텔레스이래 전개된 서양 전통 철학의 욕망론과 다를 바 없는 입장에 서 있다.

즉, 이성과 욕망을 대립적 관계로 보면서 이성을 상위에 놓고 욕망은 정신과 훈련에 의해 적절히 통제되어야 한다는 견해이다. 쾌락의 활용은 고대 그리스에 있어 욕망에 대한 이성의 우위를 증명해야 할 헬라적·남성적·시민적 미덕으로 이해된다. 자유와 진리의 상징인 소크라테스는 '무절제한 자들이란 무지한 자들'이라고 단언하는데, 푸코는 이를 "스스로를 인식의 주체로 세우지 않고는 쾌락의 활용에 있어 스스로를 도덕적 주체로 세울 수 없다."고 정리한다.[454]

이들의 욕망관은 한마디로 욕망을 부정하거나 억압하고자 하는 입장이 아니라 이성의 능동적 절제로 통제하여 쾌락을 긍정적·생산적으로 활용해야 한다는 것이다. 이런 자기 절제에 의한 쾌락의 활용 관점은 확실히 욕망을 고통의 근원이나 죄악으로 규정하고 억압하거나 극복해야 한다고 하는 그리스의 스토아학파나 중세 기독교 도덕의 금욕주의와는 다르다. 또한 욕망을 긍정한다는 측면에서는 라이히의 견해와 동일하지만, 욕망에 대한 이성의 제어보다는 본능과 이성의 조화 혹은 본능 스스로의 자율적 발현을 강조한 라이히의 입장과는 차이가 있다고 볼 수 있다.

사실 라이히의 충동이론과 욕망 해방 관점은 욕망을 생산적 삶의 과정으로 긍정하고 그 욕망을 창조적으로 향유하고 실현하고자 한 스피노자(Benedict de Spinoza, 1632~1677)와 니체(Friedrich Wilhelm Nietzsche, 1844~ 1900)의 사상에 닿아 있으며, 들뢰즈와 가타리가 그

---

454) 미셸 푸코, 『성의 역사2-쾌락의 활용』, 『성의 역사3-자기에의 배려』 참조.

뒤를 계승하고 있다.[455] 비슷한 부류의 욕망의 계보학을 형성하고 있는 이들은 욕망 자체를 부정적인 것이나 결핍이 아닌 능동적이고 생산적인 힘으로 본다.

또한 이들에게는 본능과 이성 등의 이원론적 개념들은 대립적이기보다는 차이를 표시할 뿐이며, 그 둘 사이의 우위 개념보다는 조화와 통합이 중요한 과제이다. "자신을 압도하지 않는 본능적 충동들을 소유하고 있는 유쾌하고 무구하고 자유로운 인간존재"라고 정의한 니체의 '초인'은 바로 라이히가 말한, 자율적인 성경제학적 도덕으로 무장된 '성기적 성격의 소유자'와 동일하다고 볼 수 있다. 다만, 라이히는 욕망 해방의 실천에 있어 철학적이거나 심리학적 접근을 넘어서서 생물학적이고 과학적 접근을 시도했다는 점에서, 철학자들과는 다른 성향을 보이고 더욱 실질적인 실천법을 전개했다고 할 수 있다.

그렇다면 라이히의 성이론은 동양의 성의학이나 성수행 전통과 어떻게 비교할 수 있을까? 우선 라이히와 동양의 성의학은 욕망을 대단히 자연스런 힘으로 긍정하고 성에너지를 생명과 삶의 근원에너지로 본다는 측면에서 유사하다. 또한 성문제가 심신건강에 지대한 악영향을 끼치는 것으로 보고, 성충동에 대한 외부적 규제나 통제보다도 내

---

455) 이 욕망의 계보학에 프로이트를 중요한 인물로 위치시키는 경향이 있다.(예를 들면, 이진우, 「욕망의 계보학-니체와 들뢰즈를 중심으로」, 『니체연구 제6집』, pp.117~146.) 프로이트는 이성중심주의의 서구 사조에서 욕망과 무의식을 사유의 중심으로 대두시켰기 때문이다. 하지만 욕망의 억압이나 승화를 통해 문화가 발달한다는 프로이트의 문화이론을 비판한 라이히의 관점에 따라 필자는 프로이트를 '욕망의 계보학'에서 제외시켰다.

면의 자율적 조절 기능을 강조하는 관점도 유사하다.

하지만 동양의 성의학은 성에너지와 성욕에 대한 통제나 조절을 강조하며 세련된 '사랑의 기술들'을 다양하게 고안했다. 물론 이런 통제나 조절은 서양 전통과 같이 본능에 대한 이성의 대립 혹은 우위 개념에서 행해지는 것이 아니라 성에너지의 절제와 승화를 꾀하여 더욱 숭고하고 충만한 만족을 위한 행위이다.

라이히는 건강하고 충만한 오르가즘 체험은 '긴장→충전→방전→이완'의 정식에 따라 성에너지의 충전과 방출의 성경제학적 방식으로 이루어진다고 본다. 반면 동양의 성의학이나 성수행 전통은 되도록 사정을 적게 하거나 사정을 하지 않는 '접이불루(接而不漏)'와 '환정보뇌(還精補腦)'를 통해 장생을 추구하고 더욱 내적이고 전체적인 멀티 오르가즘(Multi-Orgasm)과 여기서 더 나아가 무아경의 지복(至福)의 체험까지 추구한다.

이런 동양의 성체험을 라이히의 오르가즘 정식에 비교하여 표현하면, '긴장→충전→순환→이완'의 과정으로 정식화할 수 있다. 여기서 각성된 성에너지는 사정이나 오르가즘의 폭발을 통해 방출되는 것이 아니라 신체 전체로 순환되어 더욱 깊은 심신의 이완으로 이끌며, 궁극적으로는 인간의 의식을 무아경의 황홀경 체험으로 인도하게 된다. 한마디로 동양에서 추구하는 사랑의 기술은 성에너지를 건강과 장수 에너지로 활용할 뿐 아니라 영적 각성으로 승화시킨다.

사실 라이히도 우주 오르곤에너지의 개념을 발견함으로써 성에너지가 우주에너지로 확장되면서 오르가즘 체험이 우주적 신비체험으로까지 확장되는 원리에 도달했다. 라이히는 궁극의 신비체험인 '우주적 합일'의 무아 경지가 오르가즘이라는 원초적인 체험의 확장된 형태에 속하는 것이라고 통찰함으로써 종교와 섹슈얼리티의 통합점을 찾았다.

하지만 그는 성을 통한 정신적 성장이나 깨달음을 강조하진 않았고, 그것을 위한 실제적인 기법도 동양의 성의학만큼 제시하지 못했다. 라이히는 동양적인 성에너지의 순환 개념이 없었기 때문에 오히려 사정의 연장이나 비사정(非射精)과 환정보뇌(還精補腦)를 '방해받은 성경제'에 의한 성울혈로 보고 전(前)성기적 쾌락의 유아적 성도착으로 규정하려 할 것이다.

라이히는 주로 성억압에 의해 생겨나는 심신의 병리와 사회의 병폐에 집중하고 성해방을 강조했다. 하지만 성억압 이상으로 성적 방종에 의한 성남용도 많은 문제를 일으킬 수 있다. 프로이트는 성억압에 의해 불안신경증이 생기고, 성남용에 의해 신경쇠약증이 걸린다고 보며 성문제의 양면을 모두 언급한 바 있다. 물론 동양의 성의학에서도 양자 모두를 문제로 인식하고 있지만, 성적 방종을 생명력인 정기(精氣)의 낭비를 초래하는 것으로 더욱 큰 문제로 보는 경향이 있다.

라이히가 성억압과 성해방 측면에 주로 집중한 것은 그 당시의 금욕 위주의 사회상황을 반영한 것으로 보인다. 과연 성해방과 욕망해방이 금욕적 고통을 치유하고 인간에게 참다운 건강과 행복을 가져다줄 수 있을까? 현대 사회는 여전히 억압적인 측면이 있긴 하지만, 과잉 자극과 과잉 쾌락으로 오히려 고통 받고 공허한 삶의 쳇바퀴에 빠지고 있다. 그렇다고 해서 성해방을 주장한 라이히의 성혁명이 박물관에나 전시될 뿐인 구시대의 유물일까?

아니다. 인간의 근원적인 욕망을 어떻게 하면 생산적으로 만들 수 있는지를 심리학적, 사회학적, 생물물리학적, 과학적, 우주학적 측면의 다방면에서 고민한 라이히의 탐구는 과잉 욕망으로 고통 받는 현대 사회에 더욱 의미 있는 시사점을 던져 준다. 라이히는 단순히 성혁명을 외친 오르가즘 전도사가 아니라 인간과 사회 혁명을 통해 인간의 자연적 본성을 회복하고, 근원적 욕망을 생산적으로 구현하는 방식을 과학적으로 탐구한 선구자로 평가되어야 마땅하다고 본다.

하지만 오늘날까지도 라이히는 성에 대한 혁신적인 개념을 정립하고 또 환자의 심리를 치료하는 데 신체적인 치료법을 사용했던 독특한 정신분석의사로 알려져 있는 정도이다. 그러나 실상 성에너지에서 생명에너지, 그리고 우주 오르곤에너지의 발견에까지 이르는 라이히의 업적은 어쩌면 맑스와 프로이트, 혹은 아인슈타인 등에 비견될 수 있을 정도로 탁월하다고 사료된다.

하지만 여전히 그의 성이론에서는 욕망해방의 관점만이 강조되고 있어, 욕망의 창조적 활용에 대한 의지를 불러일으키기엔 다소 부족한 점이 엿보인다. 이 부족한 점은 동양의 성의학과 성수행 전통을 참조하면 크게 보탬이 될 것으로 사료된다.

본 논문은 국내에는 아직 학술적 연구가 많이 이루어지지 않은 빌헬름 라이히를, 그의 성이론을 중심으로 그의 생애 전체의 궤적을 더듬으며 탐구한 것이다. 라이히의 학문적 궤적이 심리학, 생물학, 사회학, 자연과학, 우주에너지학 등 다방면으로 펼쳐져 있어, 어떤 한 분야로 심도있게 논의를 전개하지 못해 아쉬움이 남는다.

다만 이 책을 라이히가 추구하고자 한 성이론의 전모를 충실하게 밝히는 것으로 만족하고자 한다. 이 책을 계기로 앞으로 기공학이나 동양학, 혹은 인문과학이나 자연과학, 심리학 등 다방면의 관점에서 라이히의 성이론에 대한 더욱 전문적 연구가 나오길 기대해 본다. 또한 라이히의 성이론뿐만 아니라 그의 후기 사상인 오르곤에너지에 대한 연구도 동양의 기사상과 현대의 전일적 의학과 관련하여 연구해 볼 가치가 크다고 생각된다.

1. 빌헬름 라이히 기본자료

[번역서]

빌헬름 라이히, 박설호 역, 『문화적 투쟁으로서의 성(性)』(솔, 1996)

_____, 윤수종 역, 『성혁명』(새길, 2000)

_____, 윤수종 역, 『오르가즘의 기능』(그린비, 2005)

_____, 윤수종 역, 『성정치』(중원문화, 2012)

_____, 곽진희 역, 『작은 사람들아 들어라』(일월서각, 1991)

_____, 윤수종 역, 『그리스도의 살해』(전남대학교출판부, 2009)

_____, 황선길 역, 『파시즘의 대중심리』(그린비, 2010)

_____, 황재우 역, 『프로이트와의 대화』(종로서적, 1982)

마이런 새라프, 이미선 역, 『빌헬름 라이히:세상에 대한 분노』(양문, 2005)

[영어 원서]

Wilhelm Reich, *Discovery of the Orgone2:The Cancer Biopathy*(New York:Orgone Institute Press, 1948)

_____, *Ether, God and Devel*(New York:Orgone Institute Press, 1949)

_____, *Cosmic superimposition*(New York:Orgone Institute Press, 1951)

_____, *People in Trouble*(New York:Orgone Institute Press, 1953)

_____, *Character Analysis*(New York:Farrar, Straus&Giroux, 1972)

_____, *Children of the Future*(New York:Farrar, Straus&Giroux, 1978)

_____, *The Bion Experiments on the Origin of Life*(New York:Farrar, Straus&Giroux, 1979)

_____, *Genitality*(New York:Farrar, Straus&Giroux, 1980)

_____, *Record of a Friendship*(New York:Farrar, Straus&Giroux, 1981)

_____, *The Bioelectrical Investigation of Sexuality and Anxiety*(New York:Farrar, Straus&Giroux, 1982)

_____, *Passion of Youth*(New York:Farrar, Straus&Giroux, 1988)

_____, *Beyond Psychology*(New York:Farrar, Straus&Giroux, 1994)

_____, "*Oranur Project:The Orgonomic Anti-Nuclear Radiation Project*"(Rangeley, Me.:Orgone Institute Press, 1950)

_____, *The Invasion of Compulsory Sex-Morality*, Farrar, Straus and Giroux, 1971.(SEX-POLEssays 1929-1934에 실림)

_____, *SEX-POL Essays 1929-1934*, Vintage Books, 1972

Wilhelm Reich and Karl Teschitz, SEX-POL Essays 1934~1937, 1973

James De Mio, *The Orgone Accumulator Handbook: Construction Plans, Experimental Use and Protection Against Toxic Energy*(Natural Energy Works, 1989)

Research Report and Journal of the Orgone Biophysical Research Laboratory, *Pulse of the Planet #4: On Wilhelm Reich and Orgonomy*(Orgone Biophysical Research Laboratory, Inc., 1993)

Thomas J. Brown, *Loom of the Future: The Weather Engineering Work of Trevor James Constable*(Borderland Sciences Research Foundation, 1994)

W. Edward Mann, *Orgone, Reich & Eros*(New York:Simon And Schster, 1973)

2. 참고자료

가. 단행본

[한국어]

다니엘 게랭, 윤수종 역, 『성자유』(중원문화, 2013)

이희원, 『무감각은 범죄다』(이루, 2009)

앤소니 기든스, 배은경, 황정미 역, 『현대 사회의 성 사랑 에로티시즘』(새물결, 2001)

미셸 푸코, 이규현 역, 『성의 역사1– 앎의 의지』(나남, 2010)

_____, 문경자 · 신은영 역, 『성의 역사2–쾌락의 활용』(나남, 2010)

_____, 이혜숙 · 이영목 역, 『성의 역사3–자기에의 배려』(나남, 2010)

오쇼 라즈니쉬, 류시화 역, 『내가 사랑한 책들』(동광출판사, 1991)

_____, 손민규 역, 『남성』(지혜의 나무, 2006)

_____, 김성식 외 역, 『라즈니쉬의 명상건강』(정신세계사, 1996)

_____, 손민규 역, 『섹스란 무엇인가』(젠토피아, 2013)

지그문트 프로이트, 김정일 역, 『성욕에 관한 세 편의 에세이』(열린책들, 2000)

_____, 강석희 역, 『문명 속의 불만』(열린책들, 2013)

_____, 황보석 역, 『정신병리학의 문제들』(열린책들, 2004)

_____, 임홍빈 외 역, 『정신분석강의』(열린책들, 2005)

_____, 박찬부 역, 『쾌락원칙을 넘어서』(열린책들, 1997)

_____, 이윤기 역, 『종교의 기원』(열린책들, 2013)

박찬욱 기획, 김종욱 편집, 『욕망, 삶의 원동력인가 괴로움의 뿌리인가』(운주사, 2010)

대니얼 G.에이멘, 김승현 역, 『사랑할 때 당신의 뇌가 하는 일』(크리에디트, 2008)

마르코 라울란트, 정수정 역, 『호르몬은 왜?』(프로네시스, 2010)

앤 무어, 데이비드 제슬, 곽윤정 역, 『브레인 섹스(Brain Sex)』(북스넛, 2009)

말리노프스키, 한완상 역, 『미개사회의 성과 억압』(삼성출판사, 1990)

케이트 밀렛, 김전유경 역, 『성 정치학』(이후, 2009)

배리 R. 코미사룩 외, 오르가슴연구회 역, 『오르가슴의 과학』(어드북스, 2009)

롤프 데겐, 최상안 역, 『오르가슴』(한길사, 2007)

하재청 외, 『새 性의 과학』(월드사이언스, 2003)

윌리엄 야버 외, 박혜성 외 역, 『인간의 성』(경향신문, 2012)

신경희, 조상윤, 『스트레스의 통합치유』(영림미디어, 2014)

Richard S. Sharf, 천성문 외 역, 『심리치료와 상담이론 개념 및 사례 5판』, (Cengage Learning, 2013)

이강언, 『몸으로 마음 고치기』, (학지사, 2004)

이여명, 『복뇌력』(쌤앤파커스, 2013)

_____, 『뱃속다이어트 장기마사지』(타오월드, 2013)

_____, 『배마사지 30분』(넥서스, 2003)

스와미 사티야난다 사와스와티, 박광수 역, 『쿤달리니 탄트라』(서울:양문, 1998)

윤청, 『자율진동에 의한 장뇌혁명』(답게, 1998)

이승헌, 『뇌호흡3』(한문화, 2000)

박병운, 정재서 외, 『氣와 21세기』(양문, 1998)

허창욱, 『반중력의 과학』(모색, 1999)

_____, 『꿈의 신기술을 찾아서』(양문, 1999)

방건웅, 『氣가 세상을 움직인다 1부』(예인, 2005)

로버트 베커, 게리 셀든, 공동철 역, 『생체와 전기』(정신세계사, 1994)

가타리, 윤수종 역, 『분자혁명』(푸른숲, 1998)

김순렬, 『자율신경건강법』(들꽃누리, 2008)

샤를 푸리에, 변기찬 역, 『사랑이 넘치는 신세계 외』(책세상, 2007)

민용태, 『성의 문화사』(문학아카데미, 1997)

이태영, 『쿤달리니 요가』(여래, 2005)

게오르그 호이에르슈타인, 이태영 역, 『탄트라』(여래, 2006)

오경식 편역, 『하타쁘라디피카』(아까시, 2009)

폴 로빈슨, 박광호 역, 『프로이트 급진주의:빌헬름 라이히, 게자 로하임, 허버트 마르쿠제』(종로서적, 1981)

앙리 마스페로, 표정훈 역, 『불사의 추구』(동방미디어, 2000)

周一謨, 김남일. 인창식 共譯, 『고대 중국의학의 재발견』(법인문화사, 2000)

W.O.O'Flahorty, 기형준 역, 『인도인의 성』(예문서원, 1994)

江曉原, 예문서원 노장철학분과 역, 『중국인의 性』(예문서원, 1993)

만탁 치아, 이여명 역, 『치유에너지 일깨우기』(타오월드, 2012)

_____, 『장기 氣마사지』(타오월드, 2012)

_____, 『골수내공』(타오월드, 2012)

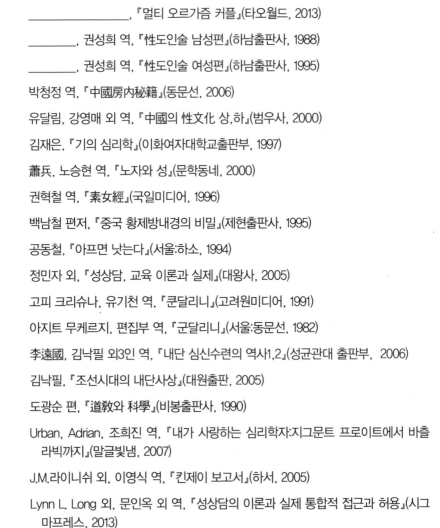

_____, 『멀티 오르가즘 맨』(타오월드, 2013)

_____, 『멀티 오르가즘 커플』(타오월드, 2013)

_____, 권성희 역, 『性도인술 남성편』(하남출판사, 1988)

_____, 권성희 역, 『性도인술 여성편』(하남출판사, 1995)

박청정 역, 『中國房內秘籍』(동문선, 2006)

유달림, 강영매 외 역, 『中國의 性文化 상,하』(범우사, 2000)

김재은, 『기의 심리학』(이화여자대학교출판부, 1997)

蕭兵, 노승현 역, 『노자와 성』(문학동네, 2000)

권혁철 역, 『素女經』(국일미디어, 1996)

백남철 편저, 『중국 황제방내경의 비밀』(제현출판사, 1995)

공동철, 『아프면 낫는다』(서울:하소, 1994)

정민자 외, 『성상담, 교육 이론과 실제』(대왕사, 2005)

고피 크리슈나, 유기천 역, 『쿤달리니』(고려원미디어, 1991)

아지트 무케르지, 편집부 역, 『군달리니』(서울:동문선, 1982)

李遠國, 김낙필 외3인 역, 『내단 심신수련의 역사1,2』(성균관대 출판부, 2006)

김낙필, 『조선시대의 내단사상』(대원출판, 2005)

도광순 편, 『道敎와 科學』(비봉출판사, 1990)

Urban, Adrian, 조희진 역, 『내가 사랑하는 심리학자:지그문트 프로이트에서 바츨라빅까지』(말글빛냄, 2007)

J.M.라이니쉬 외, 이영식 역, 『킨제이 보고서』(하서, 2005)

Lynn L. Long 외, 문인옥 외 역, 『성상담의 이론과 실제 통합적 접근과 허용』(시그마프레스, 2013)

김재기, 『철학, 섹슈얼리티에 말을 건네다』(향연, 2009)

조너선 개손 하디, 김승욱 역, 『킨제이와 20세기 성연구』(작가정신, 2010)

레이 탄나힐, 김광만 역, 『性의 역사』(김영사)

정태혁, 『밀교의 세계』(고려원, 1996)

R. H. 반 훌릭, 장원철 역, 『중국성풍속사』(까치, 2001)

왕일가, 노승현 역, 『性과 文明』(가람기획, 2001)

H. S. Kaplan, 이근후 외 역, 『새로운 성치료』(하나의학사, 1990)

마에바야시 기요카즈 외, 박문현 외 역, 『氣의 비교문화』(한울, 2006)

신동원 외 지음, 『한권으로 읽는 동의보감』(들녘, 2000)

酒井忠夫 외, 최준식 역, 『도교란 무엇인가』(민족사, 1990)

김승동, 『도교사상사전』(釜山大學校出版部, 1996)

洪元植 譯, 『黃帝内經素問解釋』(古文社, 2000)

洪元植 譯, 『黃帝内經靈樞解釋』(古文社, 2000)

유정식 譯, 『悟眞篇四註』(현관출판사, 2009)

[중국어]

段成功, 劉亞柱 主編, 『中國古代房中養生秘笈(一~十)』(中國古籍出版社, 2001)

畢煥洲, 『中國性醫學史』(中央編澤出版社, 2007)

周灌街, 『房中始祖彭祖』(團結出版社, 2005)

將榮明, 『從老庄哲學至晚淸方朮:中國神秘主義研究』(華東師范大學出版社, 2006)

李零, 『中國方术續考』(東方出版社, 2001)

蘭天石, 『道家養生學槪要』(自由出版社)

呂光榮 主編, 『中國氣功辭典』(北京:人民衛生出版社, 1994)

葉德輝, 『梅景閣叢書』

葛洪, 『抱朴子內篇全譯』(貴州人民出版社, 1995)

『悟眞篇』, 《中華道藏》本

『道德經』, 《中華道藏》本

『論語』

『孟子』

『禮記』

[영어]

A. Lowen, *The Spirituality of the Body*(Macmillan Publishing Co., 1990)

D. McNeil, *Bodywork Therapies for Women*(London:Women's Press Ltd., 2000)

A. Juhan, Open Floor:*Dance, Therapy, Transformation through the 5 Rhythms*(Doctoral Dissertation, The Union Institute and University Graduate School of Interdisciplinary Arts and Sciences, 2003)

Sigmunt Freud, "Sexuality in the Aetiology of the Neuroses," Collected Papers, I(London:The Hogarth Press, 1924)

Baker, E. & Nelson, A. "Orgone Therapy," In R.J. Corsini(Ed), *Handbook of Innovative Therapy* (pp.462~471)(New York:John Wiley & Sons Inc., 2001)

Michael D Gershon, *The Second Brain*(Harper Perennial, 1999)

Barbara Koopman, "The Orgasm as Electrophysiological Discharge," *The Impulsive Character and Other Writtings*

Anna Freud, *The Ego and the Mechanisms of Defense*(New York:International University Press, 1946)

Nik Douglas, Penny Slinger, *Sexual Secrets*(DESTINY BOOKS, 1979)

Margo Anand, *The Art of Sexual Ecstasy*(Penguin Putnam Inc., 1989)

Barbara Keesling, *How to Make Love All Night*(HarperCollins Publishers, 1995)

Stephen T. Chang, *The Tao of Sexology*(Tao Publishing, 1995)

Barbara Carrellas, *Urban Tantra*(Celestal Arts, 2007)

Dharam S. Khalsa 외, *Kundalini Yoga Experience*(Simon & Schster, 2002)

Mantak Chia 외, *The Multi-Orgasmin Woman*(Rodale Inc., 2005)

C. G. Kraft, *Eastern And Western Approaches for Mind-Body Integration*, Doctoral Dissertation(University of Northern Colorado, USA, 1978)

Caldwell, Christin,. *Getting Our Bodies Back, Healing, and Transformation through Body-Centerd Psychotherapy*(Boston, MA:Shambahala, 1996)

Damasio, A., *The Feeling What Happens:Body and Emotion in the Making Consciousness*(San Diego:Harcourt, 2000)

Aposhyan, S., *Body-Mind Psychotherapy:Principle, Technique, and Practical Applications*(New York, NY:W.W. Norton & Company, 2004)

Folensbee, R. W., *The Neuroscience of Psychological Therapies*(Cambridge University Press, 2007)

American Psychiatric Association. *Diagnostic and Statistical Manual of Mental Disorders(4th ed,)*(Washington DC:Author., 1994)

Levine, A. P., *In An Unspoken Voice:How the Body Releases Trauma and Restoes Goodness*(Berkeley, CA:North Atlantic Books, 2010)

나. 논문류

김나영, 「심리적 외상(Trauma)에 대한 신체심리치료 적용의 당위성」, 『대한무용학회논문집』(제 70권 3호, 2012)

윤수종, 「오르가즘과 성혁명:빌헬름 라이히의 논의를 중심으로」, 『진보평론』(제40호, 2009 여름호)

윤수종, 「성정치:빌헬름 라이히의 활동을 중심으로」, 『진보평론』(제36호, 2008 여름호)

박설호, 「지배 이데올로기, 혹은 해방으로서의 성」, 『문화과학』(문화과학사, 1995 봄호)

조옥경, 김채희, 김명권, 「차크라 체계와 라이히의 근육무장에 관한 고찰」, 『한국동서과학회지』(Vol.8, No.2, 2005)

허창욱, 「빌헬름 라이히와 오르곤 에너지」, 『지금여기』(18호, 미내사, 2006)

김나영, 「Wilhelm Reich의 근육갑옷에 관한 고찰」, 『한국심리치료학회지』(Vol.1 No.1, 2009)

오세철, 「빌헬름 라이히의 사회 사상과 정신 의학의 비판 이론」, 『현상과 인식』(Vol.7 No.1, 한국인문사회과학회, 1983.3)

에티엔 발리바르, 윤소영 역 및 해설, 「프로이트맑스주의의 교훈─빌헬름 라이히의 파시즘의 대중심리에 관하여」, 『문화과학』(3호, 문화과학사, 1993 봄호)

이효인, 「올드 보이와 파시즘─빌헬름 라이히의 "성경제학 이론"으로 본─」, 『한민족문화연구』(Vol.32 No.─, 한민족문화학회, 2010)

이동호, 「수련도교의 방중술에 관한 현대의학적 고찰」, 『도교와 한국문화』(한국도교사상연구총서, 1988)

이진우, 「욕망의 계보학―니체와 들뢰즈를 중심으로」, 『니체연구』(Vol.6 No.― ,한국니체연구, 2004)

김성민, 「성, 문명, 해방―라이히 마르쿠제의 프로이트마르크스주의와 푸코를 중심으로」, 『시대와 철학』(Vol.11 No.1, 한국철학사상연구회, 2000)

허경, 「'욕망의 억압'에서 '쾌락의 활용'으로―미셸 푸코의 성의 역사를 중심으로」, 『인문과학연구』(Vol.23 No.―, 강원대학교 인문과학연구소, 2009)

성해영, 「프로이트 정신분석학과 탄트라의 종교 사상 비교―욕망(desire)과 욕망의 승화(sublimation) 개념을 중심으로」, 『宗敎硏究』(Vol.54 No.―, 한국종교학회, 2009)

연효숙, 「헤겔, 스피노자, 들뢰즈의 욕망론에 대한 한 해석」, 『해석학연구』(Vol.17 No.―, 한국해석학회, 2006)

고희상, 『內丹學의 陰陽雙修丹法硏究』(원광대학교대학원 박사학위논문, 2012)

김채희, 『요가 자세법, 호흡법 및 신체심리치료의 치료적 요인에 관한 연구』(서울불교대학원대학교 석사학위논문, 2005)

이영주, 『장기氣마사지가 상기증 해소에 미치는 효과에 대한 연구』(원광대학교대학원 석사학위논문, 2004)